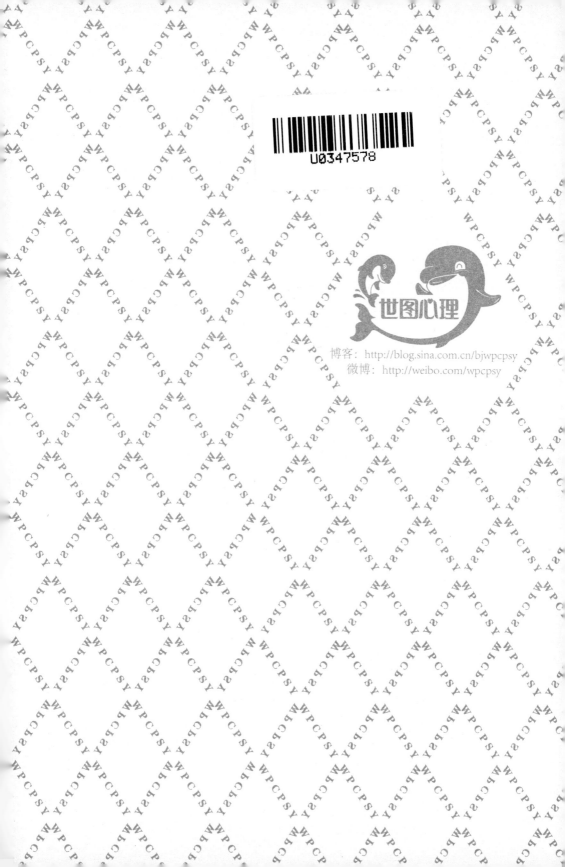

U0347578

世图心理

博客：http://blog.sina.com.cn/bjwpcpsy
微博：http://weibo.com/wpcpsy

抑郁症 的 正念认知疗法

Mindfulness-Based Cognitive Therapy for Depression

（第二版）

[加] 津德尔·西格尔　(Zindel V. Segal)

[英] 马克·威廉斯 (J. Mark G. Williams)　著

[英] 约翰·蒂斯代尔 (John D. Teasdale)

余红玉　译

世界图书出版公司

北京·广州·上海·西安

图书在版编目（CIP）数据

抑郁症的正念认知疗法 /（加）津德尔·西格尔（Zindel V.Segal），（英）马克·威廉斯（J. Mark G. Williams），（英）约翰·蒂斯代尔（John D. Teasdale）著；余红玉译.
—北京：世界图书出版公司北京公司，2016.7（2023.11重印）
书名原文：Mindfulness-Based Cognitive Therapy for Depression
ISBN 978-7-5100-7656-5

Ⅰ.①抑… Ⅱ.①津… ②马… ③约… ④余… Ⅲ.①抑郁症－治疗 Ⅳ.①R749.405

中国版本图书馆CIP数据核字（2016）第184583号

著　　者：[加]津德尔·西格尔（Zindel V. Segal）
　　　　　[英]马克·威廉斯（J. Mark G. Williams）
　　　　　[英]约翰·蒂斯代尔（John D. Teasdale）
译　　者：余红玉
策划编辑：于　彬
责任编辑：邢雨竹　于　彬
装帧设计：沈　佳
出版发行：世界图书出版公司北京公司
地　　址：北京市东城区朝内大街137号
邮　　编：100010
电　　话：010-64038355（发行）　64037380（客服）　64033507（总编室）
网　　址：http://www.wpcbj.com.cn
销　　售：新华书店
印　　刷：三河市国英印务有限公司
开　　本：787 mm × 1092 mm　1/16
印　　张：27
字　　数：398千
版　　次：2017年1月第1版　2023年11月第8次印刷
版权登记：01-2013-4920
定　　价：59.00元

如何使用这本书

为了让读者们成为使用正念认知疗法的指导者及参与者，这本书的第一版里面包括了许多表格和资料。在本版里，你将再次看到这些表格。

为了方便你的使用，我们还在网上（*www.guilford.com/MBCT_materials*）制作了可复制的表格，这样购买本书的人可以根据需要下载和打印它们。

在本版里，我们还制作了书中提到的正念练习的音频材料，这部分可以在网上直接听取或者下载。许多参与者发现这些音频对他们非常有帮助，特别是当他们开始进行正念练习的时候。这份音频可以在两个不同的地方被找到：（1）与那些可复制的表格在一起的网页（*www.guilford.com/MBCT_materials*）；（2）一个专门为课程参与者开发的网页（*www.guilford.com/MBCT_audio*）。

导　言

　　我们不曾预言事情最终会发展成这样。你手中握着的是这本书的第二版，而这本书的第一版是在十年前出版的。在许多方面，对于我们每个人来说，这本书是一个新起点。我们试图了解抑郁症复发的过程（然后在这些理解的基础上找出预防的实际意义），因为复发会给原有的抑郁症带来影响，但我们对此知之甚少。回溯过去，在第一版的前言中，我们可以看到Jon Kabat-Zinn是有先见之明的，他说正念在心理健康领域的运用将会改变这一领域。

　　在写第二版的时候，我们遇到了一些挑战。我们需要保持对最初的目标的信念，但是同时要诚实地对待我们犯下的任何错误。我们想将书中曾经不清晰和被误解的地方解释得更好。我们抱着极大的热情在理论和实践方面分享了一些新的成果，我们也描述了一些被丢弃的方面和一些新的元素。第二版需要说清楚什么东西发生了变化以及什么东西仍旧保持不变。

　　在第一版里，我们讲述了这样一个故事。在1992年，我们开始着手寻找一种认知治疗的维持形式，但是发现实验室研究和临床研究的结果以及我们自己的经验都将我们引向了新的方向。到2002年，经过十年的研究和临床实验，我们在第一版里对如何理解抑郁症的持续风险提供了最好的见解，并且提供了可以降低抑郁复发风险的8次课程项目。

　　现实的情况是，截止到2002年，对于一些过去支持该项目的想法，我们有了合理的、稳固的基础，但是对于其有效性，我们还是缺乏相关的证据。毕竟，将正念作为一种治疗抑郁症的方法对于我们每个人来说都是新颖的。最近，在抑郁症这一领域中，我们试图解决的问题也已经清晰地展现出来。直到

20世纪80年代末，临床医生才逐渐意识到，一旦一个人罹患过一次抑郁症，那么就很有可能复发。我们可以理解先前对于抑郁症的治疗都聚焦在如何治疗抑郁症的急性发作，如何缓解当前抑郁症带来的强烈痛苦。现在，我们希望做一些不一样的事情，即帮助人们在抑郁发作后继续保持良好的状态，从而降低复发的风险。开始的时候，我们并不知道如何去做。后来，我们认为这个被称为正念冥想的方法也许可以提供一个答案。

这本书重述并继续了这个故事，它开始于我们是如何基于学术文献和我们自己的研究结果逐渐相信这种治疗抑郁症的方法是值得继续追求的。第一步是获得关于抑郁症复发的更好的理论解释；第二步是将这些解释落到实处。但这不是一帆风顺的。这种广为人知的正念认知疗法并不是我们最初的设想，甚至当我们开始走上正念的道路时，也没有称它为正念认知疗法。

在第一版中，我们描述了这个历程中的一些细节，从有关抑郁症的挑战到出师不利得出的临时结论：正念对于许多发现自己容易复发抑郁症的人来说，极有可能成为控制局势的方法。现在我们需要走得更远，因为已经有更多揭示抑郁症本质的研究，有更多评估抗抑郁药与其他心理治疗方法的长期效果的研究，也有更多研究致力于考察正念的方法是否有效、对谁有效、如何起效的研究。在2002年的时候，很少有研究使用脑成像；而现在已经有一些重要的研究致力于考察当人们进行正念练习时，大脑会发生什么样的变化。

最让人吃惊的是，在健康及心理健康领域，进行正念练习的人数大大增加，这超出了我们的预期。为了理解为什么会发生这种情况，至少在我们工作的心理健康领域，我们需要再回到我们最开始的位置。在那个时候，我们完全没有打算向这个方向发展。所以究竟我们是如何从那里到这里的呢？

故事的开端要追溯到1989年的那个夏天。在那个时候，马克·威廉斯和约翰·蒂斯代尔两人都受到英国剑桥和津德尔·西格尔的邀请在医学研究理事会的应用心理学中心（现在被称作认知和大脑科学中心）工作。同年，认知治疗的国际会议在牛津召开。我们三个人有大量的共同之处，都在心理模型和抑郁症治疗领域工作了多年。我们每个人都将在大会上作报告。

大会前夕我们在剑桥讨论一些认知和情感方面的新近研究，我们在考虑这一领域的进步是否可以被应用于解释消极思维和情绪是如何与抑郁症结合，并给病人带来痛苦的结果的。尽管我们每个人采取的方法不同，但仍有大量的东西可以分享，因为我们正在考察相同的问题，即抑郁症如何通过某种方式改变人们的想法，进而导致人们刚开始陷入到困难中，然后事情就变得更糟糕了。

在那个时候，我们的思考主要集中在伴随抑郁的思维和情绪变化背后的机制。当时我们没有将注意力聚焦在抑郁症的治疗方面，因为到20世纪80年代末已经有许多心理治疗方法，而且其效果与抗抑郁药物的治疗效果是等价的。如何通过在这个领域增加一些东西去帮助当前抑郁的人，在那个时候看起来是不可能的。

相反，我们将兴趣聚焦到为什么许多已经从抑郁中康复的人会复发。学术文献里没有确定的原因。一些早期的研究似乎显示，如果人们在康复后继续保持特定的态度或者核心信念，那么他们很可能再次患上抑郁。这些信念如"如果我不做得和其他人一样好，那就意味着我是一个低劣的人"以及"我作为一个人的价值大都取决于别人对我的看法"。持有类似态度或者信念的人被认为更有可能患上抑郁症，主要是因为他们将一个人的自我价值与事件联系在一起，而这些事件或多或少地经常在他/她的控制之外。一个被称为"功能失调的态度量表（Dysfunctional Attitude Scale）"的问卷已经被开发用来测量人们持有这些信念的程度。

越来越多的研究者开始怀疑这些态度与抑郁复发之间的因果关系。他们指出，那些在治疗结束后仍然持有这些信念的患者可能并不一定完全康复了，这也就难怪他们更有可能复发抑郁症。实际上，这是正确的——治疗后的残余症状程度是对抑郁复发最好的预测源之一。

但是对于为什么抑郁症会复发的这个理论仍然存在其他问题。现在，有一些研究显示那些已经真正康复的患者的低落情绪已经回归到正常水平。事实上，尽管我们清楚这些人还是非常有可能复发抑郁症，但是他们的核心信念和态度的分值是正常的。那么我们通过什么方式可以证明这些人是易感人群呢？在牛津会议上，我们一直在讨论这个问题，有很多的话要说。会议结束时，我们承诺会保持联系，然而当回国后，我们又各自回到自己的学术领域内了。

两年以后，在1991年，我们又有了一次可以相聚在一起讨论这个问题的机会。戴维·库普弗（David Kupfer）作为基金会的领袖，要求津德尔·西格尔发展一种认知治疗的"维持"版本，用以帮助那些从急性抑郁期恢复的抑郁症病人保持良好的状态。津德尔是Clarke学院成瘾与心理健康中心的领导，他联系了马克·威廉斯和约翰·蒂斯代尔来讨论一起进行这个项目的可能性。

我们的第一次会议是在1992年的4月举行的。那次会议讨论了维持性认知治疗方法大概是个什么样子。这种治疗方法与我们最终发展出来的方法没有任何相似之处。在接下来的几年里，我们将完全背离我们每个人曾经接受过的任何一个认知疗法的版本。

正如这本书所解释的，我们首先将一个注意力训练添加到认知治疗中。但我们发现这样做是不够的。于是抛开"治疗"框架，更加充分地考虑正念的方法，这种方法强调觉知你所持有的想法和情绪，而不是试图改变它们。我们最终走向了将核心认知治疗原则与维持正念练习进行整合的道路，并在第一版的书中详细地陈述了这个过程。

当本书第一版出版发行后，它在治疗界的影响震惊到了我们。在发展正念认知疗法的过程中，我们经常考虑它会收到什么样的效果。我们也曾预想，即使这种疗法被证明对一些人有帮助，但它仍然只会在治疗实践的边缘中占据一个小小的角落。最终的结果证明我们的判断完全错误。这种正念的方法确实抓住了时代的情绪，随着接受度的逐渐增长，治疗师们开始对这种新方法提出一些重要的问题。比如，为什么要选择正念认知疗法？它到底是什么？它有效吗？它是如何起作用的？谁可以教授这个方法？

　　为什么选择正念认知疗法？它到底是什么？在2002年，正念认知疗法刚刚兴起。十年过去了，我们需要知道都发生了什么，所以在这本书里更新了理论和研究，是它们促进了正念方法在抑制抑郁症复发中的运用。我们表明了对这个项目我们做出了哪些改变，我们现在了解的哪些方面还并没有足够清楚地表达出来，以及这样造成了哪些误解，我们将尝试讲得更清楚一些。最后，我们尝试回答一些经常被问到的问题。

　　正念认知疗法有效吗？在发行本书第一版的时候，只有一个单一的实验表明这个干预方法在降低抑郁复发风险方面的效果。虽然我们为了等这个实验的结果推迟了本书的写作，但在那个阶段这个数据是一个初步的结果。它们可以被复制吗？十年后，我们知道了问题的答案。我们还回顾了这个方法在已经被评估过的五个新的研究试验中是如何表现的，其中有两个研究比较了正念认知疗法与最常用的可以降低抑郁复发风险的治疗方法——持续的抗抑郁药物治疗。结果是高度一致的：这个方法对于那些具有最长抑郁史和最多次抑郁复发病史的抑郁症病人来说，在降低复发风险方面非常有效。

　　为什么它会起作用？在第一版时期，我们有很多猜测。但是没有什么研究检测到在为期八周的项目里到底是什么变量影响了项目的结果，或者在这些变量中哪些是在阻止抑郁复发和再发的关键变量。

　　那么临床医生需要做什么来训练和准备教授正念认知疗法呢？在2002年，我们对此还不确定。现在，十年过去了，我们已经训练了来自全世界的数百名有前途的正念认知疗法教师。我们给予教师当下最好的关于背景的想法，但经验似乎是成为一个教师最需要的东西。逐渐地，我们意识到这些因素的重要性：第一，我们不伤害那些来向我们寻求帮助的人们；第二，我们可以确保患者是被邀请参加到一个项目中，这是一个会远离痛苦、带来深远意义和持久自由的项目。我们现在的思路甚至比2002年的思路更加清晰，当我们使用"基于正念"这个术语时，我们不仅想说明我们在班上要教什么，还要说明在他/她作为教师时在自己每天的正念练习中需要哪些"基本"技能。准确地说，使用这个方法的教师们在他们自己的领域中需要有合格的技能和可信的专业度，而且他们还需要获得来自于内部的观点——什么是正念练习，什么又不是正念练习。这就意味着正念教师在日常生活当中也是正念练习者。一个没有进行持续正念练习的教师，不管他教的是什么，那都不是正念认知疗法。

　　我们首先给出了抑郁症本身的一些背景，并回顾了这个项目启动以来的二十年。有一点毋庸置疑，即抑郁症在心理健康领域中仍然是最紧迫的问题之一。在20世纪80年代末它会是什么样的情况？又有什么新的观点会出现呢？从研究者将抑郁症看作单一问题到将抑郁症看作慢性的、周期性的障碍，我们见证了关于抑郁症的观点的变化。抑郁症将一直是21世纪最主要的"疾病"之一，我们亟需新的答案出现。

Contents 目录

Part III ｜ 评估和传播

Part Ⅰ

抑郁症的挑战

第一章

抑郁症投射出一条长长的影子

抑郁症是一种情绪障碍，它会影响人的思维清晰度，削弱人行动的意志，改变人内部的生理机能（如睡眠和饮食），使人受困于精神的折磨，感到自己无能。每个人都会感到孤独，但是当我们探讨到底有多少人饱受抑郁症之苦时，这个数字着实令人吃惊。基于医院和社区的研究数据，这种心理疾病是最常见的精神疾病之一，这个结论在全世界范围内都是高度一致的。近期对14000个来自欧洲6个国家的人进行的流行病学调查的结果显示，17%的人报告在过去的6个月内有过抑郁的体验。进一步分析发现，重度抑郁的人占6.9%，轻度抑郁的人占1.8%[1]。另有8.3%的参与者说他们有抑郁的体验，但是并没有严重干扰到他们的工作或社交。这些数据与加拿大[2]和美国[3]的样本患病率是一致的。以这样的患病率来看，家庭医生在每天的临床实践中至少会接诊一位患有重度抑郁的人。无论何时，当问及人们在更长时间范围内的抑郁体验时，6.6%的美国人报告在过去的一年中体验到临床性抑郁[4]，18%~22%的女性和7%~11%的男性在一生中的某个阶段会受到临床性抑郁的困扰[5]。

什么是抑郁症？通常这个术语表示一个人"感到情绪低落"或"沮丧"，但是这样的描述无法准确地描述临床病人症状的"综合性"这一基本特性。也就是说，它是由一系列症状组合而成的，而非一个单一的症状。临床抑郁（有时也叫"重度抑郁症"）是指一种持久的情绪低落或兴趣丧失的状态，并且伴随着一些其他常见的身体和精神症状，如失眠，食欲低下，注意力不集中，无望感及无价值感等。只有当上述这些症状中的几个症状同时出现，维持至少两周，且这些症状干扰到个体日常生活的能力时，我们才能做出抑郁症的诊断。

患过抑郁症的人都知道，这个疾病并不是单一层面的，也没有任何一个单一的特征可以说明整个患病过程。通过对诸如情绪低落和注意力不集中等症状的观察，有些抑郁症很容易被识别出来。但有些却很难被识别，因为抑郁症给他们带来的主要影响是降低了他们与所爱的人或家人的互动能力，如精力不足以及专注于消极的问题和想法。抑郁症病人最明显的代价之一是自杀的风险加大。自杀的风险随着复发次数的增加而增加。抑郁症复发的病人，如果情况严重到需要入院治疗，那么他们最终自杀成功的比例为15%[6]。抑郁症患者很少只有抑郁症状，最常见的伴随症状是焦虑[7]，例如抑郁症患者患惊恐障碍的可能性要比正常人高出19倍[8, 9]，患恐怖症的概率是正常人的9倍，患强迫症的概率是正常人的11倍。

来自社区的调查数据显示，抑郁症及其他心理疾病存在一个最令人吃惊和担忧的现象，即心理健康服务的利用率很低。这是很奇怪的：最容易患心理疾病的人最不可能寻求治疗。而这些寻求治疗的人中，只有22%的人确实去找专家看了病并且得到了充分的治疗[5]。对于抑郁症这种具有有效治疗方法的疾病而言，患病不去寻求治疗已经发展成为一个重要的公共健康问题。针对这种情况，一个对策就是让公众了解抑郁症的症状以及可获得治疗的途径。目前，很多医院都有抑郁症筛查日。通过将抑郁症描述为一种临床常见的，具有明确的临床特征的医学/心理学疾病，有助于减少公众对抑郁症的不良印象。

人们对抑郁症的认识在过去的20年里发生了另一个变化，即人们开始关注该疾病带来的功能受损程度。抑郁症病人除了遭受情绪的折磨外，还有证据表明他们功能受损的程度与癌症和冠心病这类严重的临床疾病类似。自我们开展这项工作以来，Kenneth Wellse及其同事们的研究结果深刻地揭示了抑郁症导致了很多隐性的代价和社会成本。例如，如果我们按照"卧床天数"来衡量功能受损程度，许多人会惊讶地发现抑郁症患者的卧床时间（平均每月1.4天）比肺病患者（平均每月1.2天）、糖尿病患者（平均每月1.15天）、关节炎患者（平均每月0.75天）都要长。只有心脏病患者卧床时间（平均每月2.1天）更长一些[10]。正如人们可以想象的那样，卧床时间对工作效率产生的影响是相当大的。抑郁症患者的缺勤天数会比做同样工作的健康人高出五倍多[11]，抑郁症也是白领员工缺勤时间延长的最常见的原因之一[12]。

20世纪80年代末90年代初，受到这些研究结果的影响，许多人改变了他们关于抑郁症的观点。世界卫生组织预测2020年将证实这些早期的预警：在所有的疾病中，抑郁症将成为世界上第二大健康威胁[13]。当时，我们还一起探讨了治疗抑郁症的最佳方法，很快，抑郁症就将成为心理健康领域的重大挑战。

早期对抑郁症治疗的乐观态度

既然抑郁症是一种疾病，那我们在哪里可以找到治疗这种疾病的方法呢？事实上，到20世纪80年代末为止，有许多方法可以减轻抑郁。最早使用的方法是在20世纪50年代发现的抗抑郁药。这些药物经过多年的改进，其中一些药物已被证实具有良好的功效。这些药物大多是可以改善脑神经递质功能的（化学信使将神经冲动从一个神经纤维传递到另一个与之相连的神经纤维或突触）。这些药物通过增加脑细胞间的联结效率以及产生更多的神经递质来起作用，这些神经递质如突触中的去甲肾上腺素和5-羟色胺[14]。虽然我们至今仍不清楚这些药物究竟是如何起作用的，但是有证据表明，一些药物阻碍了其他细胞对神经递质的再吸收，而另一些药物实际上是通过刺激神经细胞释放更多的神经递质起作用的。到20世纪80年代末，抗抑郁药已经成为，并且至今仍然是临床治疗抑郁症的常用方法[15]。但是，对于轻度到中度抑郁的病人来说，在使用药物时应注意，抗抑郁药与惰性安慰剂的效果相当[16]，即使抗抑郁药对有些人有效（目前我们还不知道原因），但是在他们连续接受药物治疗1~2年后，药效也会丧失[17]。

到20世纪80年代末，对抑郁症的心理治疗也开始有所发展。至少有四种方法可以用来治疗抑郁症，而且这些方法都是结构化的且有时间限制的。每一种方法都得到了一定的研究支持。行为治疗鼓励抑郁症患者多参加那些可以得到强化或感到愉快的活动[18]，而社交技能训练则注重纠正抑郁症患者的行为缺陷，这些缺陷常常会让他们感到在社交中被孤立或被拒绝[19]。认知治疗[20]是将行为和认知技术结合到一起，这种结合的目的是改变一个人对事件的想法、想象以及解释的方式，而正是这些方式导致了抑郁症病人长期的情绪及行为困扰。最后，人际关系治疗[21]认为，学会处理人际冲突和转换角色可以减轻抑郁。认知和人际治疗被认为是心理治疗中的"黄金标准"，这主要是因为支持这两种干预方法的研究表现出三个重要特征：这种疗法在不同的研究中心所做的多个研究中都得到了验证；研究样本是符合抑郁症诊断标准的临床病人；它们的治疗效果与抗抑郁药的疗效是一致的[22]。

有了这些可以治疗抑郁症的方法，抑郁症这一难题确实已经解决了。不幸的是，虽然目前对抑郁症的治疗已经显示出疗效，但是研究发现，导致高抑郁症患病率的是已患抑郁症人群的再次复发。也就是说，对抑郁症的研究范围已经发生了变化。

抑郁症是一种慢性的、易复发的疾病

为什么在前面没有提及关于抑郁症复发方面的问题呢？首先，我们用来了解抑郁症的大部分研究数据都是来自20世纪早期。在那个时候，第一次出现严重的临床抑郁的病人都是中老年人，因此没有机会了解一段时间后的复发情况。数十年来，到20世纪中期，抑郁症的发病模式已经发生了变化，首发抑郁的病人越来越年轻，发病年龄降到了20~30岁，也就是说很多青年人都有了第一次的抑郁体验。发病年龄提前的一个悲剧的效应就是可以观察他们在首次发病以后的人生中的发病情况。新的研究开始讲述不同的且令人不安的故事。

其次，我们还不清楚抑郁症是如何复发的，因为没有研究定期对那些已经从抑郁症中康复的患者进行追踪和评估。只有具备了这些资料，我们才能完整地了解抑郁症如何周期性地产生症状的轻重变化，以及它的自然过程是如何发展的。这样的研究可以帮助我们评估抑郁症患者自发好转（患病后不用治疗也会好转）的可能性，以及衡量治疗的相对成本，即进行治疗可能面临的重大风险与产生的副作用与不进行治疗所付出的代价相比孰轻孰重。在20世纪80年代中期之前，很少有关于这些问题的数据。新的研究在确认抑郁症病人已经康复后，会每隔1~2年对其进行追踪调查。

第一批这类研究是由Martin Keller及其同事于1983年实施的[23]。他们对141名重度抑郁症病人进行了13年的追踪调查，结果发现自从抑郁好转至少八周之后，有43人（33%）再次复发。很明显，已经康复的抑郁症患者面临着保持健康和维持治疗效果的巨大挑战。随后出现的研究结果与Martin Keller等人的研究结果类似：首次罹患抑郁症并且已好转的患者中，至少有50%的人会有一次以上的复发经历[24]，而那些已经有两次及以上发病史患者在其以后的生活中再次复发的可能性是70%~80%[6]。关于这一点，心理健康专家将其区分为"急性"疾病（短期的）和"慢性"疾病（长期的，持续2年以上）。他们认为有些抑郁症可能表现出急性的症状，但是从长期易感性的角度来看，许多已经好转的抑郁症病人都具有"慢性"的特点。在一篇被广泛引用的综述中，Judd提到"单极的抑郁症是一种慢性的、持续一生的疾病，复发的风险超过80%，他们在一生中平均会经历4次为期20周的重度抑郁发作"[25]。这类结果可以帮助我们形成当前较一致的结论，即抑郁症被成功治愈后，复发是很常见的不良后果（见图1.1[26]）。

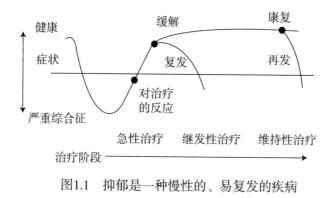

图1.1　抑郁是一种慢性的、易复发的疾病

以21世纪初的观点来看，我们很容易忽视一个问题，即此时强调抑郁症的复发是非常具有开创性的。直到20世纪60年代末至70年代初，当时关注的焦点是发展治疗急性抑郁症的有效方法。很少有人关注患者治疗结束后复发的风险。当我们在决定采取哪一种治疗抑郁的方法时，Keller等人的这个新的研究结果暗示着治疗师需要考虑恢复期可能存在的复发风险。

Keller的数据表明，没有抑郁病史的病人与那些至少有过三次病史的抑郁症病人相比，愈后差异较大。这两个群体复发的比率有显著的差异：首次发病的患者复发率为22%，有过至少三次病史的患者复发率为67%。抑郁症病人在第一次患病后的恢复情况对其抑郁发展的过程至关重要。抑郁症患者"迅速复发的可能性很大，而一旦复发，转变为慢性抑郁症的可能性大约为20%"[23]。随后一项对患有慢性和非慢性情感障碍的群体样本追踪了5年的数据报告显示[27]，那些康复后很快复发的患者，最终都会成为慢性抑郁症患者。

按照过去患病次数对患者进行区分，仍然是对其日后抑郁复发的可能性的最可靠预测源之一，这也证实了Keller等人早期的观察结果。虽然Keller的研究是以三次患病史作为起点进行研究的，但是现在更普遍的做法是以两次作为研究的起点。有一点很重要，即基于复发的风险来区分这两个群体仍然是被认可的。事实上，根据美国精神病学会制订的《精神障碍诊断和统计手册》对重度抑郁症的诊断标准[28]，当诊断那些至少有过两次抑郁病史的病人时，应该使用"再发"这一术语。

如何预防抑郁症的复发和再发呢？

我们可以清楚地看到，由于抑郁症给病人带来了沉重的负担，因此发展相应的治疗方法是相当迫切的。由于目前重度抑郁症被看作一种复发性的精神疾病，所以给患者提供相应的治疗方法是必要的。似乎有证据表明，如果一个人依赖于药物治疗，那么他就需要有一个长期的治疗方案。

虽然对于那些对长期服用药物感到不舒服的患者来说，这个结论并不是他们希望看到的，但是有证据表明，临床医生还是应该让那些在首次发病后通过治疗得到康复的抑郁症患者服用抗抑郁药。什么样的研究可以用来检测这种治疗的必要性呢？

答案在下面这个研究中。所有参与研究的抑郁症患者在康复之前都服用同样的抗抑郁药，然后将他们随机分配到两种条件下：一种是把有效药换成安慰剂（无药性的药片）；另一种是继续服用有效药物（患者事先同意参加这样的研究，但是不知道自己会被分到哪种条件下）。这就是Glen及其同事在20世纪80年代初所做的一项很有影响力的研究。一旦病人服用有效药物好转后，研究者就把所有的被试按照实验设计随机分配到继续用药组（实验组）和安慰剂组（控制组）。研究结果发现，当将有效药换成安慰剂之后，有50%的病人再次患上抑郁，而一直服用有效药的病人复发的比例只有20%[29]。

这个结果中有一点是非常重要的。Glen及其同事发现，如果是新一轮的发作，那抑郁复发的速度会比预期的快很多。这提示研究者：病人并不是在经历一个新的抑郁发作期（"再发"），而是先前已经得到控制，但还未结束的抑郁发作期加剧了（"复发"）。这个结果还有一个更一般性的含义：虽然遭受抑郁折磨的病人在服用抗抑郁药物后病情会有所好转，但是如果他们在某一发作期结束之前停止服用药物，那么抑郁症状就会迅速复发。

到20年纪80年代末期，很多临床医生都支持这样一种观点，即预防抑郁症日后复发的最好方法是预防性地为患者继续开抗抑郁药（这些药物不仅仅治疗现有的抑郁症，而且还可以预防日后新发作期的出现）。针对抑郁症治疗的不同阶段，临床医生开始区分急性使用、继发使用以及维持使用的抗抑郁药（见图1.1）。如果医生所开的抗抑郁药是以缓解疾病发作期的当前症状为目标的，就称作急性抑郁症治疗；如果抑郁症状恢复后，医生为患者开6个月的抗抑郁药，那么称作继发性抑郁治疗；如果抑郁症恢复后，医生为患者开3~5年的抗抑郁药，那么称作维持性治疗。美国精神病学会目前使用的通用实践指南就是以这个理论框架为基础的[30, 31]。

但是有一点需要指出的是，在这个指南背后，有一个非常重要的假设：抗抑郁药不具备长期的疗效。抗抑郁药只在服药期间有效，停药后就无效了。换句话说，抗抑郁药是通过抑制症状产生效果的；它们不是以疾病本身产生的原因为治疗目标的[32, 33]。然而，考虑到随着患病次数的增加，更快复发的风险也增加，并且两次复发的时间间隔也趋于更短[34]，找到一种可行的方法来预防抑郁症状的反复就显得非常重要了。基于这个研究以及类似的很多研究，后来的研究结论就更加清楚了：为了预防日后抑郁症的复发，应该继续使用那种能缓解抑郁症急性症状的治疗方法。

心理治疗作为一种维持性治疗的方法

到20世纪80年代末，大量的研究成果证实：当抑郁症病人从最初的抑郁症中恢复后，继续进行抗抑郁药物治疗能够产生效果，而且这种治疗确实十分重要。在恢复阶段，选择有效的抗抑郁药物仍是非常必要的。在任何时候，都有许多人不适合长期的药物治疗。比如，孕妇、哺乳期的妇女以及要进行一次大手术的人都是被禁止服用这类药物的。还有些人不能忍受抗抑郁药物带来的副作用，另外还有一些人拒绝服药。对155个门诊抑郁症病人所做的研究发现，有28%的人在治疗的第一个月内就停止了服用抗抑郁药，44%的人到治疗的第三个月停止了服药[35]。总体来说，不遵从医嘱服用抗抑郁药的病人比例大概在30%~40%左右[36]。由美国抑郁症和躁狂-抑郁症学会组织进行的在线调查发现，在美国接受维持性抗抑郁药物治疗的1400个患者，其中只有三分之一的人表示对治疗的效果感到满意[37]。

心理治疗有用吗？有证据显示，负性生活事件常常会导致抑郁症的复发。这样的负性生活事件一般包括丧失，发生争吵，遭到拒绝以及遭遇挫折等。的确，心理治疗在帮助患者处理这些负性生活事件带来的人际关系的后果方面，能够起到很重要的作用，这样可以降低复发的风险。这就是Ellen Frank及其同事进行的维持性人际心理治疗的开创性研究背后的基本原理[38]。

这个研究的新颖之处在于：它第一次将人际治疗和抗抑郁药——盐酸丙咪嗪结合起来治疗抑郁症发作的病人，并且即使这些患者已经康复了，也继续对他们进行为期三年的治疗。对于病人来说，一旦他们从抑郁状态恢复，这个研究的实验部分也就开始了。Frank及其同事的研究结果显示，维持性人际治疗显著地延长了恢复后的良好状态的持续时间。那些接受维持性人际治疗的患者抑郁再发作前的平均存活时间超过1年。与之相比，在维持期只接受安慰剂治疗的患者的存活时间仅为21周。

这些发现直接指向了这个领域的研究者最关心的问题。他们第一次发现心理治疗可以与抗抑郁药一样，也能降低抑郁症复发的可能性。有趣的是，与那些只接受维持性人际治疗的患者相比，接受药物治疗的患者两次发作的时间间隔确实更长一些。但是，接受维持性人际治疗的病人，比那些只接受安慰剂治疗的患者表现得要更好。这些发现为我们打开了一扇门，即应用心理治疗来预防抑郁症的复发，并且这些发现也向这个领域提出了新的挑战，心理治疗工作者可以发展相应的理论模型，来清楚地阐述抑郁症患者需要学习什么样的技巧以有效预防抑郁的复发。

发展对应于维持性人际治疗的维持性认知治疗方法的可能性激发了John
D.和Catherine T. MacArthur基金会成立的抑郁心理生物学和情感障碍研究网络
中心成员的兴趣。这个网络中心的主任，David Kupfer，邀请Zindel Segal探究
如何发展这种维持性治疗的方法。在我们的思路成形的过程中，Kupfer也起到
了很重要的作用，因为他允许我们放弃最初的想法，并听从于不断形成的感
觉，即这种维持性形式的认知疗法是一种太过狭隘的方法。但是这都是后话
了。他让我们发展一种认知疗法的维持性治疗版本，这就是我们开始着手研
究的内容。

第二章

为什么从抑郁中康复的人会复发？

发展认知疗法的维持性治疗版本

在1992年的四月，我们三个研究者以小组形式聚在了一起，共同讨论发展认知治疗的维持性治疗的可能性。我们非常乐观地认为我们能够改进现有的抑郁症认知疗法，使其可以被应用于治疗处于恢复期的病人。我们坚信这种治疗方法可以运用到那些在急性治疗阶段已经学会了技能的病人身上。为了帮助读者理解为什么说这种治疗方法是一个良好的开端，我们有必要简短地介绍一下相关的背景知识。

认知疗法是在20世纪60年代至70年代由Aaron T. Beck最先提出来的，它是一种结构化、耗时少的治疗抑郁症的方法。Beck注意到，有关丧失、失败、无价值感以及拒绝的主题常常会出现在抑郁症病人的思维中。在此之前，大多数的临床医生都认为负性思维只是抑郁症表面上的特点，它应该是由潜在的生理失调或者精神动力冲突引起的。根据这些观点，如果潜在的问题得到了解决，那么这些负性思维就会得到缓解。

Beck意识到这种因素反过来也是同样成立的。负性思维本身就可以导致抑郁症。而且，即使这种负性思维并不是导致抑郁症发作的首要原因，但是症状一旦开始，它确实也会维持抑郁状态。例如，如果一个人百分百相信"我一个朋友也没有"或者"没有人会喜欢或尊重我"，那么他/她很少会给朋友打电话来获得社会支持，也可能不会接受他人的邀请，从而导致他会更加的孤单。这一系列的事件会导致一个人更难从低落的情绪中恢复过来。这些想法和情绪会以一种有破坏性的、恶性螺旋式的方式相互作用。

Beck在他的治疗中非常重视这些想法。他鼓励病人在心境变化时"捕捉"出现在脑海中的任何想法。他们可以将这些想法写下来，并且带进治疗的会谈中，在这里他们可以对这些想法进行评估，找到支持或反对它们的证据。家庭作业被设计成日程表，这样病人在生活中可以收集到更多的证据或者逐渐拓宽他们的活动范围，在这些日常生活中恢复控制感和愉悦感。对于病人感到困难的情境可以在治疗会谈中进行认知预演，并且提出和讨论可行的解决方案。治疗师会教病人对其可能持有的长期信念、态度和假设保持警觉，让他们留意那些可能引发抑郁情绪的情境。

回想一下认知疗法如此成功的原因是非常有意思的。认知疗法之所以成功的部分原因是因为Beck结合了临床和实验室的证据来证实他的观点，这一点吸引了大量的临床医生和科学家们。另外，他也整合了许多行为技术，这些技术与被广泛用来治疗焦虑问题的行为疗法有着共同的特点。但是成功的另一个原因在于，Beck坚持采用有效且可信的测量方法来认真评估治疗过程和治疗结果，他坚持将认知疗法应用于解决一个重要的临床问题，而这个问题被结构化的治疗师所忽视，并且他坚持评估疗效，反对当时通用的标准治疗（抗抑郁药治疗）。以上的任何一个因素都可能使认知疗法在专业领域取得卓越的成功，但是若这些因素都考虑到了，那使用这种方法治疗抑郁症病人就占有绝对的优势了。在我们聚在一起的时候，认知疗法已经成为一种（如果不是唯一的话）代替药物治疗的重要心理疗法。

如果我们计划发展认知疗法的维持治疗方法，那么很显然，对病人而言，这是很有意义的，他们可以使用许多这样的技术来预防日后抑郁的复发。例如：活动日程表、评定控制感及愉快感、想法监控和挑战、认知练习、提出多种可行的选择，以及注意并处理功能不良的态度。维持治疗计划可能包括每月一次的会谈，目标是更新、加深和练习这些技术。在治疗中，治疗师告知以及训练病人去注意抑郁复发或再发的早期征兆也是很有意义的。

关于认知疗法维持治疗阶段的手册应该包括哪些内容这一点，我们之间达成了共识：认知疗法之所以可以预防抑郁症的复发/再发，主要是因为抑郁康复后继续使用了急性治疗期间被证实有效的认知技术。

然而，没过多久，我们就开始讨论是否应该考虑其他的方法。首先，与心理治疗的匮乏资源相比，我们意识到抑郁症问题的严重性（参见第一章），受过训练的认知治疗师的数量显然并不能满足现在的需要。如果要求这些治疗师在他们已经很繁忙的日常接诊工作中再加入维持治疗，那就相当于要求他们停止接待前来求助的新病人。因此，我们需要一种更高效、代价更低的解决方法，而不能继续指望一对一的心理治疗。第二个问题是，我们相信维持性认知疗法可以解决抑郁症复发的问题。截止到1992年，越来越多的证据表明，使用"标准化"的认知疗法已经可以成功地预防很多抑郁症病人的复发。

认知治疗的长期效果

到那个时候为止，有四项研究比较了认知治疗与抗抑郁药物治疗对急性抑郁的治疗效果，而且追踪了病人在首次康复后12~24个月中的状况[39—42]。这四个研究都发现认知治疗可以预防抑郁复发，这一结论在2005年Hollon和其同事的研究中进一步得到了证实[32]。正如他们预期的那样，那些在康复期没有继续服药的病人复发/再发的比例相对较高（大约在50%~78%之间浮动），详见图2.1[43]。

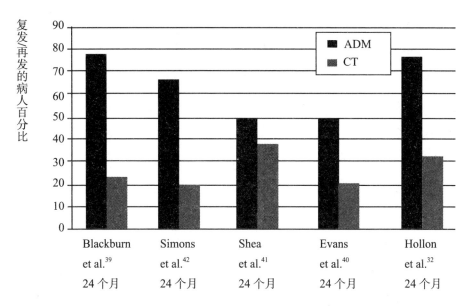

图2.1　接受认知治疗（CT）和抗抑郁药治疗（ADM）的抑郁症病人复发率比较

　　但是，图2.1同时也显示，如果只采用认知疗法来治疗抑郁症，那么复发或需要继续治疗的病人的比例会显著下降。在这个案例中，复发率会降低至20%~36%。这些研究似乎都提供了比较令人信服的证据：即使只在抑郁症的急性发作期使用认知疗法，也可以降低日后复发的风险。如果同时考虑维持人际治疗也可以降低复发/再发率的证据，毫无疑问，在处理由于抑郁症导致的病人对个人和社会不断增加的负担方面，心理治疗起到了重要作用。正如图2.1所示的复发率一样，认知治疗的研究证据对发展维持治疗的版本具有两个重要的含义，一个是对该版本提出了质疑，另一个则更为积极。

　　首先，如果认知疗法被证实在康复期后复发率可下降到20%~36%的水平，那为什么还要发展一套维持治疗的版本呢？当然，如果我们对疗法做些调整，疗效还可能更好，复发率甚至可以降得更低，有可能降到10%~15%。然而，正如我们看到的，这更多的是对现有的认知疗法进行修正的问题，可能需要靠增加一些干预措施来处理残余症状，而不是真正为处于康复期的病人设计的一套干预措施。

其次，现有的数据明确表示，认知治疗的训练可以教会病人一些东西，这些东西一旦被病人学会，就可以保护病人将来不再受抑郁的困扰。这一点有着潜在的重要意义。回顾一下以前的治疗，无论是病理学方法还是心理学方法，都在一定程度上假定：一旦病人被治愈了，用来预防复发风险的最好办法是继续坚持接受他/她过去接受过的治疗。像"持续""维持"这类词就带有这种假定的含义。但是为什么我们还要对其他的方法加以限制呢？为什么不能在病人急性抑郁期使用某一种方法，而在康复期使用另一种方法来预防抑郁复发呢？

我们第一次开始以这种方式来看问题，这使治疗的顺序产生了很多新的可能性。如果我们能够理解认知疗法是如何起到保护作用的，我们就可以设计一种方法来教会那些刚从抑郁中康复的病人一些"东西"。即便是在抑郁时并没有接受认知治疗的病人，也可以采用这种方法来预防抑郁症的复发。特别是在急性抑郁期，病人都会先服用抗抑郁药（由于药物治疗仍是治疗抑郁最常用的方法，这似乎是一种合情合理的选择），然后再使用认知疗法的维持治疗来加以巩固。对于不能持续服用药物的病人，在康复期后可以学习认知技术，这些技术是急性抑郁期的病人在接受认知治疗时所需要学习的，这类病人也可以通过练习这些认知技术来保护自己。

这种方法还有一些好处，病人不再需要无限期地服用抗抑郁药物。此外，这种认知疗法的维持治疗版本若以小组的方式进行，会收到很好的效果（成本低，收效好）。这种方法与标准的个体认知疗法相比，可以有更多的病人参加并从中获益。

那这种疗法到底是怎样的呢？能够发展出来这种疗法吗？它的效果又如何呢？这些问题的答案在很大程度上取决于我们能否回答下面两个基本的问题：第一，抑郁症复发时所涉及的重要心理机制是什么？第二，在急性期的认知治疗中这些机制会有何变化？只有在回答了这两个问题之后，我们才能开始考虑向未接受过认知治疗的病人提供同种类型的保护。正如稍后我们会看到的那样，研究文献中的一些指标给出了第一个问题的答案，但是第二个问题仍然无法被解答,因为在那个时候,我们甚至不知道认知治疗是如何降低复发风险的。我们还需要回到一些最基本的问题上去。

复发/再发的认知易感性

正如我们已经看到的那样,在20世纪70年代至80年代,情感障碍的认知治疗模型最大的贡献就在于,它宣称我们对自身、对世界、对未来的思考方式会对我们的情绪和行为产生重要影响[44]。到目前为止,我们所描述的模型仅仅适用于抑郁症的开始阶段以及症状一旦开始后它会持续多长时间。负性的想法会引发并维持抑郁症状。但是一旦病人从症状中恢复后,持续存在的易感性,也就是再次罹患抑郁症风险有多大呢?有关这种易感性,Beck认为,在生命的早期,易感的个体形成了一些特定的假设或态度,这些假设或态度会持续到成年期并成为贯穿其一生的个人特质[45]。当一个人以这样的视角(即早期形成的假设或态度)来看待这个世界,那么他/她罹患抑郁症的风险就较高。因为一旦有负性事件发生,潜在的信念就会像放大镜一样将该事件放大,使病人感到悲伤,而这种感受实际上已经远远超出了事件本身。在导言部分,我们已经简单提到了Weissman和Beck[46]所编制的量表,即功能不良的态度量表,可以用来测量这些功能不良的态度。现在,我们有必要详尽地阐述一下这种对易感性的测量的发展过程,即由令人失望的结果引发的对抑郁症复发本质的重要且全新的思考。

持续功能不良的态度是复发的原因吗?

功能不良的态度量表中的项目描述了一些态度和假设,它们在某种程度上反映了个体维持自我价值的条件。只要这些条件得到满足,那这个人就会很好。比如,如果有人相信"我必须在我所做的每一件事上都取得成功才能感到快乐"，那倘若他/她在每件事上都确实万无一失，他/她的情绪就会很好。如果他/她在高考中失利或升职受挫，那结果就可能是"我不会快乐"或者"我无法忍受这种失败"。这样就不难看出这些被视为一种持久的个人特质的功能不良的态度是如何使一些人更容易罹患抑郁症的。

那么，临床的认知模型会对先前患过抑郁症的病人在功能不良的态度量表上的得分做出怎样的预测呢？因为我们知道这些病人在日后毫无疑问地会很容易复发抑郁症，而且他们比从未患过抑郁症的人具有更高的风险，所以预测是非常清楚的。一般情况下，即使抑郁病人现在已经不再抑郁，与从未患过抑郁症的人相比，他们在功能不良的态度量表上的得分也会更高。设计研究去比较患过抑郁症的人与从未患过抑郁症的人的功能不良的态度是相对容易的。Rick Ingram及其同事回顾了那时所做的40余项相关研究，结论非常清楚，这是我们没有预料到的。虽然功能不良的态度量表的得分是评估抑郁症发作期病人的，但是康复期病人在正常情绪上的得分与未患过抑郁病史的人的得分并没有什么显著的差异[47]。这个强有力的预测没有被证实，这在临床心理学研究中还是很少见的。持续功能不良的态度并非抑郁症复发的原因。

悲伤的情绪会重新唤起负性思维：
理解易感性的基础

如果没有足够好的证据表明功能不良的态度的持久特质，那如何从认知角度来解释抑郁症的易感性呢？在这一点上，我们有必要从有关功能不良的态度的研究退回到考虑另一项短暂的、平行的研究。这一项研究计划是由John Teasdale及其同事进行的，他们所关心的不是如何理解想法对情绪的影响，而是考察了（想法和情绪）恶性循环的另一面：情绪对思维的影响。他们进行了一项引发悲伤情绪的实验。实验中，参与者阅读一段悲伤的语句，或听一段哀伤的音乐5~10分钟。情绪诱发的效果是短暂而可逆的，但是却可以提供一个有价值的研究视角，让我们看到轻度抑郁症所带来的思维变化。

有几项研究都发现，如果没有罹患抑郁症的人在实验条件下被引发出轻度抑郁的情绪，那么他们也会表现出负性的记忆偏向。他们更不可能（或者需要花更长的时间）回忆出生活中愉快的事件，而更可能回忆起负性的事件。先前的研究在临床抑郁症中观察到这种负性想法，但是并不清楚它是如何产生的[48, 49]。抑郁的人可能会有更多的负性记忆偏向，这仅仅是因为他们经历了更多的负性事件，还是因为他们对自己整个生活的评价就是负性的？实验研究表明，抑郁症病人的负性记忆偏向效应并不仅仅是因为他们经历了更多的负性生活事件。毫无疑问，这些负性事件的发生无疑会让生活变得更为悲惨，抑郁症病人也一定会以一种负性的情绪来处理这类生活事件，他们会更多地聚焦于生活中的负性事件，而较少看到事件中积极的一面。

这表明，对易感性的理解可以有不同的方式。或许那些从抑郁症中恢复的个体和未患过抑郁症的个体之间最重要的区别，并不是当他们情绪好的时候是如何思考的，而是当他们感到悲伤的时候是如何思考的。是什么使得先前患过抑郁的人在日后更容易罹患抑郁症？这个问题的答案是否可以理解为与先前有过抑郁体验的负性思维模式有关呢？我们已经知道了抑郁症的一些核心症状：负罪感、自责以及负性的自我批评的思维。在抑郁发作期，人们会同时体验到抑郁的情绪和负性思维。在发病期间，如果大脑在抑郁情绪和负性思维之间形成联结又会怎么样呢？在将来，一种要素的发生（情绪）会带来另一种要素的产生（思维模式的变化）。对于那些过去患过抑郁症的人而言，即使是正常的，经常性的悲伤也可能会导致严重的后果。

Teasdale提出了"有差别的激活假设"[49]，这一观点的意思是，悲伤的情绪会激活与先前悲伤情绪有关的思维模式。这些模式在不同人之间会存在差异，这主要取决于个体过去的经历。Teasdale认为，不同的通道（过去的经历）可以帮助我们理解抑郁症的复发。尽管大多数人都可能会忽视偶尔出现的悲伤情绪，而对先前就饱受抑郁症之苦的人来说，情绪的稍微低落都会给其带来思维模式较大的而且是潜在的灾难性的改变。这些思维模式中的大多数都包括全面的、负性的自我评价，如"我没用"和"我很愚蠢"。

有人设计了实验来检验这些观点。在这些研究中，实验者将曾患过抑郁症但现在已经没有抑郁症状的人分为两组，其中一组人被诱发悲伤情绪，另一组人不被诱发悲伤情绪。这个研究的问题是：先前抑郁的病人在被激发了悲伤的情绪后会如何反应？与那些从来没有抑郁过的人相比，他们的情绪改变会如何影响思维？这类研究的结果（详见Segal和Ingram的综述[50]）表明，即使实验所诱发的悲伤情绪对抑郁的病人和没有抑郁病史的人而言是相同的，但是这种情绪对那些有过抑郁病史的人影响更大。曾经患过抑郁的人表现出更加夸大的负性认知偏向。

对于已经恢复的病人，负性思维的激活会维持和加剧其不良情绪，并形成恶性循环。如果是这样的话，对于有过重度抑郁症病史的人来说，轻微的悲伤状态也可能会发展为更加严重、持久的状态，并增加以后重度抑郁症复发的风险。这个观点很简单，但是却非常有力。它将注意力从对非抑郁心境的功能不良水平或负性思维水平的测量上转移开，转向聚焦于情绪是如何简单地激活这种负性思维的。

悲伤的情绪激活易感态度和信念

在20世纪80年代末期，Jeanne Miranda和Jacqueline Persons的研究增加了一些新的重要证据。在一些研究中，他们观察的是情绪对功能不良的态度测量的影响，这些态度会产生更早的令人失望的结果，而不是像Teasdale所研究的那样去观察情绪对记忆测量的影响。他们发现，当从未患过抑郁症的个体报告他们感到悲伤时，他们在这类态度上的信念改变相对较小。但是与之相反，当那些有过抑郁症病史的个体报告感到悲伤时，他们则比在情绪正常时，更容易出现功能不良的态度。例如，当患过抑郁症的人感到悲伤时，他们很可能认为如果想要快乐，就要成功地做好每一件事[51, 52]。

这些研究结果与Teasdale的研究结论一致：即使悲伤的情绪仅仅增加了一点点，也会导致那些曾经患过抑郁症的人恢复他们在抑郁时的思维模式。拿计算机来打个比方，那些康复期的"抑郁思维"的程序并未真正从硬盘上删除；情绪上小小的波动就会使其恢复，就好像它从未离开过一样。

在MacArthur计划的开始，我们的想法已达成一致，即人们表现出来的由情绪激活而导致的负性思维模式的恢复程度，很可能可以预测日后抑郁症复发/再发的情况。有两项后续的研究验证了这个假设。Zindel Segal[53, 54]及其同事在一项研究中诱发抑郁症病人短暂的悲伤情绪，这些病人都是刚在多伦多药物和精神卫生中心结束治疗的（药物治疗或者认知治疗）。他们的目的是考察治疗对功能不良的信念的干预效果。特别是，随着悲伤情绪的增加，治疗是否能改变功能不良的信念。Segal及其同事也很想了解与情绪相关的功能不良的态度量表的得分在多大程度上可以预测病人日后的复发情况。

从这些研究的结果可能看出，随着"情绪挑战"的进行，那些功能不良的信念增加最多的病人，在接下来的30个月里更容易复发[53, 54]。此外，那些接受过认知治疗的病人的反应性会比较弱：面对情绪挑战，他们的功能不良的态度的改变较少。这就进一步证实了我们快速形成的观点：这样的"认知反应性"，即情绪的微小变化带来较大的负性思维变化的倾向，是在预防抑郁症时应该予以重视的问题。而且，其他研究的数据也表明，认知反应性可能有累加效应，抑郁症的每一个阶段都很可能会增加下一阶段的认知反应性。

复发的通道随着时间的推移更容易被激活

在1992年，Robert Post[34]，一位杰出的生物精神病学家发表了一篇论文。他在文中提到，心理压力与抑郁症复发之间的关系是随着时间推移而发生改变的，而不是保持恒定的。他回顾了大量的数据，结果发现我们需要改变我们原来有关压力事件与抑郁症发作之间关系的观点。前期有关压力事件对抑郁症影响的讨论，在很大程度上仅仅局限于负性的生活事件是否足够引起抑郁症的发作，或者是否需要其他易感因素的综合作用（或交互作用）才会产生这些影响。Post的研究数据表明情况可能比我们想象的更为复杂。的确，在抑郁发作的早期阶段，症状经常是由重大负性事件引起的。但是，随着经历更多的抑郁发作期，压力性事件的重要性就逐渐下降了。Kendler[55]及其同事通过计算比值比来检测Post的假设，统计结果表明：与没有经历生活事件的人相比，经历生活事件的人患抑郁症的相对比值会升高。他们认为，虽然每增加一次抑郁症发作，日后患抑郁症的风险就会增加，但是生活事件对这种风险的贡献还是会随着每次抑郁症的治愈而下降。Post认为，每次新的抑郁发作都会对引发抑郁发作的神经生物阈值造成微小的变化。随着时间的推移，这个阈值会逐渐降低。抑郁症似乎是自发产生的，好像独立于个体的生活环境。虽然Kendler及其同事的数据表明，即使前期抑郁已发作40次，有压力的生活事件促成抑郁发作的比值仍然很高，但是总的模式是，随着时间的推移，新的抑郁期还是更容易被引发。虽然这些研究都是在神经生物学范围内去理解抑郁症，但是这些新的观点与我们的观点非常一致，即抑郁的反复发作使得以后引发新的抑郁这一心理过程变得更加自动化了[54]。

反刍思维

现在让我们来做一下小结。我们已经看到了，我们之前的观点——抑郁病人是用持续的"功能不良"的方式来看待这个世界，并不能解释为什么有些人仍会更容易复发抑郁症。当患抑郁症的病人恢复时，他们的世界观，从表面上看，已经趋于正常了。无论如何，他们的观点与从未有过抑郁症病史的个体的观点有很多相似之处。尽管存在这种明显的常态，但是抑郁症仍然留下了它的印记。当抑郁期结束后，抑郁给抑郁症病人留下的是，小小的情绪变化都会促使其产生负性想法。

需要注意的是，到目前为止，我们已经关注到情绪会引发某种特定类型的想法、记忆、信念等。我们在某种程度上，关注的是意识的内容。但是也有不断增加的证据表明，容易罹患抑郁症的人与普通人在处理抑郁情绪的方式上存在差异。

Susan Nolen-Hoeksema在20世纪90年代做了大量的研究，结果表明人们对抑郁情绪和情境的反应存在显著的差异。一些人在情绪低落时会将注意力转向自身，而另一些人却会做一些事情，将自己的注意力投向外部世界。Nolen-Hoeksema将第一种反应方式称为"反刍型反应风格"，并用自制的反应风格问卷评估以这种方式反应的个体。与之相反，关注外部世界的人则较少反刍，许多人都是投身于能使他们从悲伤感受中分离出来的活动。倾向于使用分心技术的人体验到抑郁情绪的时间可能更短。

Nolen-Hoeksema和Morrow做了一个研究，戏剧性地说明了反刍型反应风格的重要性[57]。这个研究的优势在于他们在1989年美国加利福尼亚州的洛马普列塔地震不久之后曾评估过人们的反刍型反应风格。他们发现，有反刍型反应倾向的人（地震发生前测得数据）在地震发生后抑郁得分最高。随后的研究也报告了类似的结果：特别是那些一旦陷入沉思就会去反复思考的人，通常抑郁时间会延长，而那些努力想办法摆脱抑郁症的人抑郁时间会缩短。

考察认知特点（如反刍型反应风格）与抑郁症关系的研究所存在的一个问题是，我们永远不确定抑郁症是不是由于与反刍倾向有关的第三方原因导致的（例如其他的人格特质，如神经质）。不过有一种方法可以解决这个问题。我们可以在实验室条件下模仿不同的认知风格，以此考察它们对情绪的影响。Nolen-Hoeksema及其同事在这种情况下以没有抑郁症病史的大学生为被试，设计实验诱导他们产生情绪，然后将他们随机分配到两种实验条件下。在第一种条件下，他们的指导语是反思自己，自己为什么是现在这个样子（"反刍"条件）。在第二种条件下，他们的指导语是思考与自己无关的事情（"分心"条件）。研究结果表明情绪诱导程序使得反刍组产生了更为持久而强烈的悲伤情绪。

这一类的实验也向人们指出了有关反刍的其他重要方面。例如，既然反刍有这么多的害处，为什么还会被沿用？当被问及为什么要选择反刍时，许多人说他们相信这会使自己更好地理解自己的情绪，并且可以帮助自己解决自己的问题[58]。Lyubomirsky和Nolen-Hoeksema发现事实恰恰相反[59]。研究人员让参与者对他们的悲伤情绪分别进行反刍或分心，然后通过手段-目标问题解决任务评估参与者解决问题的能力。这是一种被广泛使用的任务，首先给予参与者一个具有问题情境（如关系破裂）的开头和"愉快结局"的故事。参与者通过补全这个故事的中间部分来表明他是如何解决问题的。研究的结果戏剧性地提示了信念和现实之间的强烈对比。那些对自己的情绪进行反刍的参与者认为他们能够更好地理解自己的问题，但是事实上，他们解决问题的能力反而下降了。他们似乎陷入了一种感觉，认为自己正处于问题解决的边缘。因此，当他们发现实际上离自己寻找的正确解决方法还很遥远时，他们认为这是一种信号，这种信号使得他们加倍努力地进行反刍。

基于Nolen-Hoeksema的研究结果，还有对康复的抑郁症病人和从未有过抑郁症病史的人在诱发抑郁情绪后的负性思维上的比较研究，在关于解释什么因素会导致人们在心理上更容易产生抑郁症时，我们有两个重要观点：第一，当情绪低落时，负性材料（如想法、回忆和态度）的相对可获得性更高；第二，有些人通过反刍的方式处理负性情绪和负性材料。哪一种观点是正确的？还是说两者都扮演了重要的角色？最后，我们发现这两者并不是可以相互替换的。事实上，它们是抑郁带来的整个"变化包"中的两个方面。让我们举个特殊的例子来说明这一点。

想象一下下面这个场景：Mary刚刚下班回到家，她觉得很疲惫，想看一晚上电视来放松一下自己。就在这个时候，老公的电话留言告诉她他会晚一点回家。她感到失望、愤怒、烦躁不安。她想起了这个月的早些时候曾经发生过同样的事情。一种丈夫对她不忠的感觉油然而生。她企图摆脱这个念头，却想起了电话留言里似乎还有一些（女人的）笑声，这使得她脑海里的画面更加栩栩如生了。Mary感到恶心。但这一切并没有结束。她脑海里快速闪过关于将来的生活画面：分居、会见律师、离婚、买房子以及贫穷不堪的生活。当她由愤怒转为抑郁时，她感到自己越来越不安。她回忆起过去被人拒绝的经历和孤独的日子。她"知道"她和丈夫共同的朋友不再想了解有关她的事情了。泪水充盈了Mary的眼眶，她不停地思考着自己应该怎么办。坐在餐桌边，她问自己："为什么这种事情总是发生在我身上？"Mary试图找到她为什么总是以这样的方式来反应的原因。我们可以看到这种情感、想法及躯体感觉上的崩溃。但是我们也要注意到不仅仅是负性的事件使得Mary烦躁不安，重要的还有她处理这些负性事件的方式。似乎是整个的思维方式、结构或负性情绪-想法-想象-躯体感觉的模式使得她在这种情境下以这种方式反应。这种思维模式既包括负性的感受的易获得性，也包括处理问题的反刍倾向。但是这也涉及情绪对身体影响的反馈环路。这只会使得Mary的情况更加糟糕。她可能需要应用一些巧妙的方法来弄清楚她对老公的担忧，但是这种反刍式的追寻方式导致她很难想到这些巧妙的方法。

像Mary一样，抑郁易感的人会花大量的时间反复思考为什么他们会对自己的所作所为有这样的感受，并试图理解自己的问题和个人的不足。他们相信，以这种方式来思考可以帮助自己找到降低痛苦的方法。但是，他们用来达到目的的方法实际上起了反作用。事实上，在这种精神状态下，反复"思考"自身的消极方面，或者问题丛生的情境，只能使抑郁更持久，而不能解决问题。

我们在1995年写了一篇论文[60]，内容是对抑郁易感原因的"最好的猜测"。我们认为，对于认知易感的人来说，事情可能会是这样的：当他们心境低落时，习惯的旧有认知加工模式就会相对自动化地发生转变。这就造成了两个重要的结果：第一，这些想法会萦绕在病人头脑中，反复出现，就像过不去的"心里的坎"，无法找到摆脱抑郁的有效办法；第二，这种想法本身就会加重抑郁情绪，而加重的抑郁情绪又会导致更加负性的想法。这样，通过自我持续的恶性循环，原本轻微、短暂的情绪就会恶化，并发展成为抑郁状态。在第四章，我们还将详细阐述这个模型，以及这个模型对我们产生的影响，即如何采取一种完全不同的方法来降低抑郁复发的风险。正如我们看到的那样，预防复发的任务是：在病人感到悲伤的时候，或者在其抑郁可能复发的时候，帮助他们从反刍思维模型中摆脱出来。我们头脑中已经形成了易感性模型，现在我们可以回到认知治疗是如何达到治疗效果的这个老问题上。

认知治疗是如何降低抑郁的复发/再发风险的？

即使到20世纪80年代已经有许多研究表明认知治疗可以降低抑郁症的复发风险，但是仍没有人知道它到底是如何达到这个效果的。正如我们看到的那样，最初针对抑郁的认知疗法模型表明，对抑郁的易感性与某种潜在的功能不良的态度或假设有关。从这个观点出发，如果进行认知治疗后抑郁复发的风险有所下降，我们可以认为这是认知疗法的特殊影响所导致的，因为这种疗法的目的就在于降低功能不良的态度的水平。只是这个假设缺乏实证研究的支持[61]。研究发现，相对于药物治疗，认知治疗可以产生更好且更持久的疗效，这两种疗法在治疗后对功能不良的思维的测量上并没有显著差异（功能不良态度量表）[62]。这一重要的发现强调了这样的观点，即当人们不抑郁的时候，功能不良的态度的水平并不是问题的重点。

那么，认知治疗是通过怎样的认知过程来降低抑郁的复发/再发风险的呢？我们在考虑这个核心问题的时候一般会假定认知治疗的最初目标在于改变有关抑郁思维和功能不良的态度和信念，它通过改变抑郁思维的内容发挥作用。接下来，我们更为详尽的理论分析说明了另一种可能性[60]。尽管认知疗法非常强调不断变化的思维内容，但是我们意识到，当治疗成功时，很有可能会潜在地导致病人与其负性思维和感受之间关系的改变。特别是在负性思维被唤起的时候，对其进行反复的识别，并设法摆脱它们，评估其内容的准确性。这样做的结果就会使病人对负性思维和情绪的观点有着更为普遍的改变。他们不再将思维视为一定是真实的或自我的一个方面，病人们会改变他们的观点，他们会认为负性思维和情绪可以被视为过去事件在脑海中的重现。它们并不是现实的确凿反映，也不是自我的核心方面。这种"距离化"和"去中心化"的重要性在之前认知治疗的讨论中已经被人们认知到了[20]，但是通常作为一种改变思维内容的手段，而不是强调其重要性本身。

然而，其他人认为，去中心化有着更为核心的作用。Rick Ingram和Steven Hollon提到："认知治疗在很大程度上依赖于帮助个体从原有模式转换至一种受控制的信息处理模式，这种模式是一种元认知，并聚焦于与抑郁相关的认知……通常是指'距离化'……认知治疗的长期效果可能取决于教会病人在面对未来的压力时启动这一过程"[63]。

这个关于认知治疗是如何产生效果的另一种观点，代表了我们认识的根本性变化。之前，我们都将去中心化视为认知治疗过程中所发生的事情之一。我们的分析结果表明它是一个核心的问题。当我们认为去中心化意味着以更为广阔的视角去思考问题时，就可以将想法视为简单的"想法"，而不一定是对现实的真实反映。认知治疗的这一基本观点可以保护人们不再遭受抑郁复发之苦。如果这样的去中心化未能发生，病人可能会陷入自己与自己的争论之中：自己的想法是真实的还是错误的？从而搜集大量的证据来支持或反对负性想法，这样很容易就陷入思维模式的危险中去了。

这一观点的转变使得我们可以更自由地去思考预防抑郁复发的其他方法。这个任务就是寻找某种方法以教会人们从他们的负性思维中去中心化，最好是找到一种方法可以去挤占脑海中的认知"空间"，否则这些空间就会被反刍思维的内容填满（我们没有过多地阐述模型的这一方面，因为这样我们就会偏离重点。大多数的思维模型都假定信息加工的有意识的形式是以"容量有限通道"的方式占据空间。这暗示着如果有限通道被非反刍的内容占满，那么个体在这一时期就不会陷入反刍中。有关这一方面的详尽内容请参阅Teasdale及其同事的著作[60]）。

我们是否可以直接介入这些加工过程呢？也就是说，我们能否找到一种方法，这种方法可以导致个体的负性思维和其感受之间的关系发生改变，而且这种改变的方式并不直接针对改变的内容。

当我们考察这些问题的时候，我们想起John Teasdale曾在十年前提到过的一个可能性，那个时候他正在牛津大学的精神科工作。当时他已经对冥想感兴趣了。当他的一个同事知道这一点后，曾邀请他一起去参加由出生于美国的佛教徒Ajahn Sumedho举办的讨论会。在这个讨论会中，John被Sumedho描述的佛教中关于苦难的核心观点和认知治疗的基本假设之间的相似性深深地震撼到了。这两种方法都强调，并非经历的事件本身使我们不高兴，而是我们与经历（佛教的分析）或者对经历的解释（Beckian的分析）之间的关系使我们不高兴。还有一点也很清楚，佛教中正念冥想的核心方面包括学习将想法当作想法（例如，将其作为心理的事件，而不是将其当作"事实"或"自我"）。如果用这种方式，个体就可以将自己从无助的思维模式效应中解放出来，而正是这种无助的思维模式控制着他们的行为，或者产生不愉快的精神状态。

John被这次讨论会鼓舞了，他开始思考是否有可能通过教授抑郁症病人将负性想法仅仅作为想法的方式来帮助他们。也就是说，对负性想法去中心化。同事们带着相同的兴趣赞成John的观点，同时提出了一个很关键的但是又很难解决的问题："怎么做呢？"这个事情就这样搁置了。因为在那个时候，并没有一个明显的方法可以将佛教洞察冥想的精妙之处转化成为一种精简的、结构化的心理治疗形式提供给病人。

因此，虽然John一直继续在探索将冥想的其他形式应用到抑郁症病人身上（例如Teasdale[64]），但是应用冥想的方法帮助病人从他们的负性想法中去中心化这一观点还是被束之高阁了。它可能已经在那里呆很长时间了，但是，很幸运的是，我们的一位叫Marsha Linehan的同事有幸参与进来了。

1991年的大部分时间，Marsha是和John Teasdale，Mark Williams在剑桥的

应用心理医疗研究咨询中心度过的。她在发展其辩证行为疗法时使用了去中心化的概念[65]。她已经花了很多年的时间来发展这种心理治疗方法，这种方法主要是针对那些临床治疗师们最不愿意与之打交道的病人（他们的问题极具挑战性），即被诊断为"边缘型人格障碍"的病人。在她发展的治疗手册中，有许多训练病人去关注他们体验的练习。这样在事件发生的时候，病人可以认真观察这些事件。她在治疗中引入了一种叫作"正念"（mindfulness）的训练程序来帮助病人摆脱那些更为强大的思维和情绪，并告诉病人如何从这些思维和情绪中抽身出来，逐渐减少与其之间的联系。

在剑桥的时候，她除了给我们介绍她自己的工作以外，还提到了另一个叫Jon Kabat-Zinn的人。这个人发展了一套简单的、结构化的程序，这套程序是在健康护理中心使用正念的方法帮助遭受长期疼痛折磨的病人。现在，学术会议已经结束一年多了，当我们寻找如何训练抑郁康复期病人从抑郁思维中去中心化的方法时，关于会议的记忆以及讨论会中Ajahn Sumedho提出的观点进入了我们的脑海：现在Jon Kabat-Zinn的程序是否可以帮我们推进John在1984年寻找的但是一直未找到的方法？我们决定好好了解一下Kabat-Zinn的工作。

正念

Job Kabat-Zinn是这样描述正念的："正念是以一种特殊的方式去注意，有目的的，此时此刻的，并且不加任何评判的"[66]。这个定义是非常直接而简洁的。那正念是如何被应用到实践中的呢？Kabat-Zinn的减压治疗中心位于马萨诸塞州立大学（UMass）的医疗中心，该治疗中心特点鲜明。在这里，他教给病人一些古老的正念冥想练习，并对其进行修改，使其从仅作为内心的修炼，扩展到可以被应用于遭受多种慢性躯体疾病之苦的病人身上。他的目的是使病人学会用不同的方式去应对生活中的压力，这样他们就可以不再陷入对过去的反刍中，而正是那些反刍加重了他们的压力，并干扰了问题的有效解决。

我们对Kabat-Zinn的工作了解并不多。正当我们考虑两者之间是否有关系时，我们碰巧在多伦多相遇了。我们知道他写过一本关于减压程序的书，叫《灾难人生》（*Full Catastrophe Living*）。于是我们三个人抽空去克拉克附近的卡文迪什书店买了三本，接下来花了几个小时沉浸其中。

Jon Kabat-Zinn的病人走出困境的原因，与我们开始认识到的认知治疗中的核心变化过程非常相似。我们很快就清楚了Kabat-Zinn的正念是如何训练人们从更为广阔的视角看问题的，从而使得人们形成对思维内容的去中心化，目的就是为了让他们去观察事情发生过程中自己头脑里出现的某些想法。例如，《灾难人生》这本书中有一个故事[67]，这个故事是关于一个刚刚从心脏病恢复的病人。他发现自己晚上10点钟在行车道上洗车时，竟然使用泛光灯来照明！突然间，他意识到自己不需要这么做。他必须要洗车的观点仅仅是一种想法而已，只是他从来没有质疑过自己的想法是否需要付诸行动。Kabat-Zinn表达的方式并不能更为精确地总结当我们试图了解认知治疗是如何达到去中心化效应时心中的想法：

"需要注意的是，你的想法仅仅是想法而已，并不是'你自身'或者'现实'。如果你能够意识到这一点，你就会如释重负了。认识到你的想法仅仅是想法，这样简单的行为却能使你从自己创造出来的被扭曲的现实中走出来，并会对你的生活有更清晰的洞察和更多的掌控感。"[67]

在那个时候，这一重要的要素引起了我们的共鸣。

还有很多重要的理由让我们确信这种方法是适宜的。首先，Kabat-Zinn教给病人的正念练习涉及觉知上的练习。根据我们对这些因素的理解，这些因素可使想法-情绪循环保持自我永久存在，任何有目的的觉知训练都会在有限的信息加工通道中"占据容量"。而这会破坏维持恶性反刍循环的资源。

其次，这一类旨在让人们觉知想法、情绪、躯体感觉的练习，可能会满足我们的需要，即帮助病人在抑郁的早期阶段就认识到上述这些感受。正念练习可以为病人对迫在眉睫的抑郁发作提供早期预警系统，这就可以防止进一步的恶化。

再次，我们不能忽视在马萨诸塞大学中心的正念减压训练（mindfulness-based stress reduction， MBSR）计划中更深层次的东西：一次课程同时可以有30多个人参与。这个方法可以满足不断增多的抑郁症病人的更大需求。而且这种方法可以在不处理个体思维的特殊内容的情况下进行。

还有一种办法能达到与去中心化相同的效果。我们认为去中心化对用认知疗法来预防抑郁复发的效果至关重要。正念减压训练是一种已得到充分发展的、成本低而收效高的治疗计划，并得到了越来越多实证研究的支持，很多病人都可以使用这一疗法。我们是否可以以此为模板来发展我们自己预防抑郁复发的方法呢？虽然这些技术还未被用于临床抑郁症病人，但是有大量的鼓舞人心的证据表明，这些技术在处理与抑郁共病的障碍时效果非常好（比如长期慢性疼痛[68]、广泛性焦虑障碍[69]）。也有证据表明，有些形式的正念训练，在病人完成最初的训练后，疗效一般可以维持3年之久[70]。

总之，正念似乎提供了解决预防抑郁复发的许多可能性。我们认为其提供了以下可选的方法：教给病人去中心化技术，训练病人在情绪恶化时对其有所觉察，使用那些将会占据信息加工通道中的有限资源的技术，以使自己不再陷入反刍想法–情绪的循环中。

与马萨诸塞大学减压治疗中心的交流

那么，既然这样，为什么我们不马上去马萨诸塞州的伍斯特市，去真实地接触一下这些观点呢？我们讨论了与Kabat-Zinn接触的可能性，但是我们对于这是否是一个好主意的意见并不一致。有一些理由让我们必须要谨慎。一方面，这样一种对正念和觉知训练的探索会让我们远离发展认知疗法的维持治疗版本的初衷。另外，我们当中也只有一人曾经有过冥想训练的经历，而且他倾向于相信这会对抑郁症病人有帮助。的确，在1985年John Teasdale是带着明确的计划从牛津来到剑桥的，他想考察用冥想治疗抑郁状态可能带来的益处。

但是我们也必须认识到一个更值得怀疑的观点。有什么证据可以证明正念的方法比其他放松训练的方法更为有效呢？PcLean和Hakstian在1979年考察了心理治疗的疗效，在这些早期的研究中，不是也有研究并不能很明确地证明认知行为疗法治疗抑郁的效果好于放松训练的效果吗[71]？而且如果说我们是因为觉得这个方法与认知疗法的原则和实践相一致的话，那么为什么不坚持使用认知疗法做康复期的治疗呢？最后，我们必须承认的是，我们自己也不清楚这种转变将怎样影响我们的科学研究。正念看起来太像一种宗教形式，尽管我们中的每个人都或多或少有点儿宗教信仰，但是我们都认为这种个人问题最好远离实验室或者临床治疗中心。

因此，尽管有许多理由要求我们进一步探索正念的方法，但是我们仍持有保留意见。最后我们达成了一致，那就是至少也要进一步探讨一下正念的方法。于是我们联系上了Kabat-Zinn，并对一两个病人进行了正念的小规模试验。在这一阶段，我们也不清楚计划会往哪个方向发展。我们在同一天发出了两封信，信里的内容却表达了两种完全不同的选择。第一封信是由Zindel Segal写给John Teasdale的；第二封信是由John Teasdale写给Kabat-Zinn的。只有在整理档案准备写这本书的时候，我们才注意到这两封信表达出两种令人好奇的并列的态度。

Zindel Segal的信中流露出不屑的态度：

……我有一个机会来验证一下"仅将注意力集中在你的呼吸上"这一技术。这个病人是一个已经患抑郁症6个月的妇女。她的反应一般是接受性的，她同意练习一个月，"观察自己的注意力的转向，并转回到自己的思维"。另一方面，我的反应是我要教她冥想！这使我感到有点儿不舒服。我想在一月份交换笔记时将会很有趣……

John Teasdale在给Jon Kabat-Zinn的信中却表达了完全相反的态度。在信中他表达了对该主题的长久兴趣以及对探索这一领域的热情：

……考虑到负性思维在维持临床抑郁症时显著的作用，我对使用冥想有关的程序越来越感兴趣了……

以及：

你能够抓住佛教正念冥想的实质，并将其转化为美国大众都能使用的十分有效的形式，这一能力给我留下了非常深刻的印象。基于个人和职业的原因，我非常想将你的研究应用到对抑郁症的治疗中。

一方面我们对于这种方法既有热情又感到好奇，另一方面我们又缺乏自信，总是持警惕的态度，这可能是对其他行为疗法或认知疗法的典型反应。尽管我们有人持怀疑态度，有人存在异议，但是在阅读和倾听了正念减压训练计划中所用的录音之后，我们清楚地认识到其中至少有一些正念减压训练要素对于我们仍然希望有所发展的认知疗法的维持治疗版本非常有用。我们想看一看第一手的资料，在正念减压训练中病人学到了哪些技术，以及这些技术背后表达了什么样的哲学。

我们现在具有的理论模型，强调的是改变病人与其负性想法和感受之间关系的重要性。我们不再认为认知治疗的关键成分（也就是认知治疗具有长期疗效的原因）是它改变了一个人对自己变换态度的确信程度。相反，我们认为，关键是人们能否学会对自己的思维模式采取一种去中心化的角度。我们发现，在正念减压训练计划中，它所强调的重点是对我们可能所学的内容去中心化。我们在1993年10月拜访了Jon Kabat-Zinn，并且旁听了他的几节正念课程。

第三章

发展正念认知疗法

　　Jon Kabat-Zinn于1979年在马萨诸塞州伍斯特的马萨诸塞大学医疗中心建立了减压诊所（提供正念减压训练）。到我们联系上他时，他和他的很多同事已经帮助了1万多身患不同疾病的人，包括心脏病、癌症、艾滋病、慢性疼痛、压力过大造成的胃肠道问题、头痛、高血压、睡眠障碍、焦虑以及惊恐等。到1993年的时候，这个诊所已经评估了这种方法对焦虑障碍[65]和慢性疼痛[66]病人的效用。有证据表明，大多数的参与者不仅体验到了长期的身体和心理症状的缓解，而且这些病人在对待自己、他人及整个世界的态度和行为上都发生了积极的变化。

　　那么马萨诸塞州这个减压诊所到底是如何做到的呢？这个项目包括为期八周，每周2.5个小时的课程。在课程中，指导人员要同时和30个左右的病人进行会面。这个项目时不时就会涉及大量的任务。例如，每次的家庭作业练习（每天大约1小时）是计划中必不可少的部分。参与的人员会被告知这个减压项目可能会让人感觉到紧张。

　　这个项目的主要工作是对正念冥想进行强化训练。目的就是为了提高病人对当前，也就是此时此刻的体验的意识。为了将他们的注意力拉回到此时此刻，治疗师要对病人进行大量的训练，使用的方法是让病人将注意力集中到呼吸上，把呼吸作为一个"锚定点"，只要注意到自己的注意力已经转移到自己的想法、担忧上，或只是缺乏这种觉知时，就要通过这个注意训练方法将他们带到开放意识中来，让他们可以清楚地看到自己的感受，这些感受也包括那些他们很害怕的体验。

第一印象

当我们第一次参观减压诊所时，Jon Kabat-Zinn就邀请我们旁听了正念减压训练项目的第一节课。这个课程是在一间很宽敞的铺有地毯的会议室进行的。首先吸引我们的注意力的是参加这个课程的小组成员的构成。这与我们通常所熟悉的小组有所不同，这里的很多病人看起来都在承受着巨大的病痛折磨。另一方面，参与的大多数人都没有严重的心理健康问题，他们看起来很高兴，也比较愿意分享他们的经历。虽然我们知道建立这个诊所的目的就是为了帮助那些长期遭受严重医学病痛折磨的病人，或是能力丧失的人，但是，我们仍不清楚，这样的经历是否就像我们所认为的那样，它与抑郁症的复发有某种关系。抑郁症有其特别性，一旦抑郁发作，就像其他的心理健康问题一样，它会带来一定程度的"沉重感"，大多人都能明显感到持久的痛苦以及即将到来的危机感。加上反复的心理健康问题也会带来羞耻感和自我厌恶感，这一点与患有躯体疾病的人相比也是不同的，因为患有躯体疾病的人很少会感受到"羞耻"。

第一次正念减压训练课程的主题集中于教会病人逐渐觉知到我们大部分时间所不得不表现出来的一种自动趋势——我们如何完成一些日常生活中很平常的事件（如吃饭）——但是我们却没有真正意识到自己在做什么。随后，指导者通过一种练习来引导病人，这种练习就是教病人依次意识到身体的各个不同部分（"躯体扫描"）。指导者只是简单地引导病人集中注意力，逐渐觉知到身体的各个部分，而不会试图用任何方式去改变它们。

虽然课程的内容与我们的认知疗法有所不同，但是与我们所理解的认知疗法起效的基本过程是一致的。事实上，强调跳出自动运行状态，而更专注于事情本身，也是我们所使用的方法中的关键部分。因为我们认为处于抑郁中的病人需要觉知到自己情绪恶化时的早期征兆。这里的一些练习就是帮助他们去做到这一点。

这个项目是建立在对躯体扫描的最初体验上的，以后的课程会介绍对于呼吸、身体、场景以及声音的冥想。相对于大多数其他的心理治疗方法而言，这种治疗抑郁症的方法更注重对躯体的感觉和反应。但是，除此之外，正念减压训练的指导师还会教病人，不论何时、无论采用什么样的方法来集中自己的注意力，都要尽量使自己的想法、情绪和躯体感觉能够自由地来去于自己的头脑中。指导语是让病人注意到自己的思维是如何倾向于被积极的体验所吸引的，以及如何避免或逃避那些消极的体验。除了在日常训练中要注意到这一点外，整个过程中都要注意到的一点是，参与者还要做家庭作业，他们要在作业中记录下每天愉快的和（一周后）不愉快的事件。同时，也要求他们特别注意与这些记录下来的事件相联系的想法、情绪以及躯体感觉。

在第一次课之后，以后的课程都是以正念练习开始（例如，指导者带领小组成员进行练习：躯体扫描，或者将注意力集中于呼吸上的静坐冥想）。每次课程的后半部分内容综合了对话、进一步练习、诗歌、故事和觉知练习，所有这些活动的目的都是为了帮助参与者对"此时此刻"有更清楚的觉知（详细内容请参阅Kabat-Zinn的《灾难人生》[67]）。这个项目所表达的基本信息是，我们所有的人（无论是病人还是临床医生）都会发现自己现在的想法和感受被有关过去、现在或将来的意识流所席卷。我们经常迷迷糊糊，不知自己"身处何处"。当我们能意识到当下，对自己的生活有更清醒的认识，能意识到每时每刻的存在时，对于摆在我们面前的诸多选择就会做出更加明智的决定了。

虽然减压项目中使用的一些词汇与我们在认知治疗中经常使用的词汇有

所不同，但是从我们对该项目的初次访问中，以及我们对该项目相关的资料进行阅读后，还有对冥想的录音材料进行聆听后，我们能够比较容易地将这两种方法结合起来，同时又不用对我们原来的工作方式进行太大的改动。尤其吸引我们的是这样一个事实，即参与该计划的病人都学会了注意控制的一般技能。因为这些技能很普通，对这些技能的学习也不受存在的负性想法和情绪的影响。他们可以在日常生活中的任何时候练习这些技能。这一点看起来与我们的目的非常吻合，因为我们就是想要找到这样一个训练程序，当病人并没有处于抑郁中时，他们也可以运用这些方法来帮助自己。在这一点上，病人也一直在寻找可以用来提高自己的积极心理状态的某种东西，减少将来发生抑郁的风险，而不仅仅是寻找某种东西来缓解当前的抑郁症状。

基于我们的目的，正念减压训练项目还有一点优于传统治疗方法。因为我们计划做的项目是为康复期的病人服务的，所以，接受治疗的适宜时间点不能是病人正在寻找治疗的时候。正念减压训练所使用的减压技术，比如说将注意力集中于呼吸上或者基于瑜伽伸展术的正念运动，是很多病人在业余时间里经常使用的，这些方法可以增进身体及心理健康。这一点也预示着这种方法适合作为预防的方法被使用。

此外，参与正念减压训练的人要每天进行正念技能练习，并将其作为家庭作业的一部分。有证据表明，他们在完成正念减压训练项目之后，还能坚持这种练习很长一段时间（长达3年[70]）。这似乎是可以活学活用的一个好办法，因此，这种做法和处于康复期的抑郁症病人有很大关系，因为他们的任务就是要对将来几个月、几年或更长时间以后发生的事件做好准备。如果病人遇到了什么困难，这种日常的练习可以保证病人很容易回想起这些技能并加以应用。而且，在我们看来，这种增强当前觉知意识的训练更可能帮助病人在有任何复发迹象时，尽早地觉察到这种危险信号。这样，病人就更有可能在适当的时候进行干预，从而取得最好的治疗效果。我们开始思考如何将正念减压训练与认知疗法整合到一起，设计出一个新的认知疗法形式的方案，这种新的方法可以帮助维持已经康复的抑郁症病人的健康状态。

谨慎从事的原因：正念的个体实践和履行承诺

在第一次访问中，马萨诸塞州立大学的指导者就向我们传递了谨慎的信号。如果我们真的考虑将正念融入我们的方法中，那作为将来的指导者，我们自己就必须接受正念冥想的训练。坦白地说，我们对此并没有把握。毕竟我们的目的不是为了教授正念减压训练，而是将其中一些技术融入我们的认知疗法维持治疗版本当中来。我们的兴趣主要在于我们所看到的正念及认知治疗这两种方法之间在理论上和实践上的一致性：需要尽早发现预警信号；需要对负性想法去中心化；需要分散注意力，所采用的方法要能够使得自动维持的、与复发相关的想法-情绪的循环系统所需的认知加工资源耗竭。所有这些似乎都没有要求我们自己进行正念冥想的训练。所以我们仅仅"记下了"他们关于这个问题的观点：我们可以在以后想到这一点。

在第一次访问中，我们的所见已经足以证明我们的观点，即正念减压训练可能是学习去中心化原则和训练的一个有力工具，而且它可以降低抑郁复发的风险。当然，我们只是目睹了第一次课，但是，如果那时我们对于抑郁症病人发生何种改变才可以称为痊愈有了一个清晰的概念的话，那么我们很容易就可以想象，其余的课程内容（如果我们有时间旁观的话）也会进一步证实我们的观点。

根据目前的形势，我们决定将正念的方法融入"常规的"认知治疗模式中，这个模式包括我们所熟悉的问题解决的方法。这看起来像是一个很好的折中办法。它可以避免我们采纳所有和正念有关的准则和训练。正念减压训练项目中还有很多东西是值得我们借鉴的。

但是，还有一个原因也提醒我们要小心。我们并没有获得资助去完成认知疗法与其他不同方法（不管它们有多么相似）的融合。融合任何一个正念减压训练的技术都可能被认为对认知治疗进行了太多的改动，以至于它不再适合仅仅作为认知疗法的维持版本。此外，我们觉得需要一种方法，这种方法可以教给那些在抑郁症的急性发作期没有进行过认知治疗的病人。我们所提的建议代表了对标准的维持治疗的一种变化（如，一种治疗方法的使用范围包括从急性发作期到维持期），可能应用的范围更广，但这又不是当初我们答应MacArthur基金会所要发展的维持治疗版本。

我们还是不清楚应该如何操作才能更好地继续实施这个计划。最后，我们决定面对这些当前的问题，和David Kupfer讨论一下这个让我们进退维谷的困境，并弄清楚MacArthur基金会对这个新计划到底持何种态度。与David Kupfer的讨论是整个计划的重要转折点。他鼓励我们去发现任何我们认为最有效的方法。在他看来，"成功"的操作性定义是：我们可以去发展任何形式的预防治疗手册，只要在MacArthur项目结束后的评估中判定其理论和临床实践是可信的即可。这个治疗手册已经成为临床实验方法的重要方面[72]。我们要发展一种方法，这种方法不能被其他临床医生可靠地教授，但是又可以广泛地被应用到有需要的病人身上，这一点是非常必要的。在接下来几周和几个月内，我们起草了一个初级的治疗手册，其中的治疗方法融合了正念减压训练和一些认知治疗策略。

注意力控制训练

为了更好地反映注意力训练在预防干预中的核心作用，我们决定把我们的认知治疗版本称作"注意力控制训练"。注意力控制训练的目的就是把正念和认知的方法融合，以提高病人的觉知能力。这样做有三个好处：第一，觉知能力的提高可使病人注意到自己将要承受的危险情绪的波动；第二，觉知能力本身将会占用本来就很贫乏的认知加工资源，这些认知加工资源原来是用来进行反刍的，现在被觉知占用了，反刍就会减少；第三，病人能够从更为自动的与抑郁相关的思维模式中去中心化或摆脱出来，而这种思维模式是由于一些情绪习惯性地出现在脑海中造成的。在这一点上，认知疗法的技术可以帮助病人处理由任何悲伤情绪所引发的负性想法。

从理论上讲，这似乎很好。但是我们仍然需要检验这些观点的可行性。这种治疗方法真的对我们的病人有用吗？我们的学术同僚会信服这种理论吗？关于第一个问题，我们决定先分别进行一个小型的实验。关于第二个问题，我们将把我们的治疗手册的草稿寄给MacArthur研究中心，以听取他们的意见。

对于我们的试验性小组训练，我们使用了由马萨诸塞州立大学减压诊所发展形成的八周的结构，以注意控制训练的方法为基础，并对其进行了适当的修改，以使得它更适合预防抑郁症复发的问题（我们将每次课程的时间缩短到了2个小时）。我们通过让小组成员聆听20分钟的Kabat-Zinn的解说录音来学习正念的训练方法。出于我们的目的，在这里我们特意缩短了录音的时间。我们要求参与者将听录音作为每天的家庭作业。试验性小组还要观看一段节选自"康复从内心开始"（*Healing from Within*）的电视节目［这是Bill Moyers系列节目《康复和内心》（*Healing and the mind*）中的一个，由美国公共广播服务公司播出］，这个电视节目录制的是减压诊所实施的八周正念减压训练项目。

我们从这八周的试验性项目所得到的反馈有很强的启发作用。每个小组都有一些病人表现得很好。看起来他们好像已经完全掌握了这些技能，并且能运用它们来解决自己生活中遇到的问题。但是，有些病人却在运用注意力控制和观察自身情绪起伏的技能时遇到了很大的困难。坦白来说，这种结果可能反映出了我们的一些潜在假设。仔细考虑一下我们现在操作这些小组的方法，我们好像认为这种方法只是对程度较轻的负性想法和情绪有效，而对那些严重的、持久的想法和情绪不太适用。在我们的试验小组中，我们建议参与者要增强对困难问题的觉知，不过这个建议被礼貌地拒绝了。因此，我们很快就放弃了这个建议，因为我们还没有足够的信心运用这种方法来处理上述困难。

我们的目的是让参与者逐渐掌握去中心化的技能，这样他们在以后自己的想法和情绪存在失控风险时可运用这些技能。但是参与者的体验和行为与我们精心设计的计划并不相符。他们虽然可能已经从抑郁中恢复了，但是他们想讨论一下自己生活中的情绪波动。可问题是，病人在项目开始的初期就在寻找处理他们不想要的情绪的方法，而此时他们还没有学会去中心化以及思考回答我们看来很关键的问题的技能。

那我们应该如何应对这种情况呢？回想一下我们使用注意力控制训练的主要目的，我们是想教会病人去中心化的技能，因为去中心化可以让他们走出"自动运行"的思想状态或模式，这样可以将抑郁想法的自我维持模式的扩大扼杀在萌芽阶段。但是，当病人出现情绪波动却又无法单独用去中心化策略进行处理时该怎么办呢？当病人极力想摆脱负性情绪，却又发现这些负性情绪仍然挥之不去时该怎么办呢？我们原来认为，我们可以自然而然地进入到认知治疗模式中来处理这些问题。

但是，如果一个小组有10个人或以上，那么指导者就没有足够的时间来处理每个人的问题。如果想要像个体认知治疗那样深入地解决这些问题，需要先明确到底是哪些负性想法导致了令人不愉快的情绪，并考虑是否有证据支持或反对这样的想法，还要仔细考虑有没有其他的可能性，如进行行为实验等等诸如此类的做法。尽管一些治疗师发展出了以小组形式进行的认知疗法，但是我们希望在教给病人一些标准的认知策略的同时，还教给他们一些其他的技能，不过我们似乎没有足够的时间同时完成这两项任务。控制注意的技能是我们希望教给参与者的去中心化策略的关键所在，但这却似乎不能以我们预想的方式来进行。

似乎有一些地方不太对劲，但是到底是哪里出了问题呢？我们对于解决复发问题的理论观点在逻辑上是可行的。同样的，在将正念减压训练融入注意控制训练时，我们对正念减压训练项目所做的变动也是无关轻重的。例如，我们节选了20分钟的录音，因为我们不能完全确定，如果录音的时间再长一些的话，病人们是否有耐心听完。在马萨诸塞州立大学，录音的时间是40~45分钟。但是，这些程序上的变化似乎并不能解释我们遇到的所有困难。似乎是一些更为基础性的东西出了问题。

实施注意控制训练计划时所遇到的困难并不是我们面对的唯一问题。在1994年冬天的时候，我们已经把这个手册的草稿寄给了Kupfer，希望能得到他的指导。他在回信中给我们提出了一些建议。让我们感到很失望的是，他对我们的工作是否有价值提出了质疑。他所担心的是，我们现在把太多的精力放在了正念训练上，而忽视了病人真正需要的以认知疗法为基础的有价值的那部分内容。他在最后总结说："虽然强调间断的练习和以家庭作业为基础的练习可以提供有效的学习体验，但是我们仍然不清楚正念的技术是如何对控制抑郁症在日后的复发起作用的。"我们认为有创新的重要事情并没有给他留下深刻的印象，甚至在他看来似乎并无价值。

在这一点上，我们感觉又站在了十字路口。我们努力工作是为了引进新的观念来阐明抑郁症病人在康复过程中所遇到的挑战，以及可以更为直接地处理这些挑战的干预方法。然而，它们显然没有让这位评论者信服任何新事物都是必需的。他/她在我们的提议中所看到的只是对已接受的认知-行为原理和实践的弱化。回想起来，这个评论者是正确的。在我们起草的第一份手册中，我们可能用到的认知和行为的技术太少了。如果病人没有接受过认知疗法的技能训练，那么他们就可能面临处于"无人岛"的危险境地，使得他们在两种治疗方法中无所适从。其中一种方法已被证明对预防抑郁症复发非常有效，另一种方法则是一套全新的原理和训练方法，更可怕的是，这种新的方法对抑郁症的疗效还没有得到证实。我们不得不做出决定：或者回到原来的计划，拟定一个认知疗法的维持治疗版本，这个治疗版本在病人康复之后可以使用；或者想办法弄清楚正念疗法被应用于临床实践的潜力。

正念减压疗法中指导者在做什么?

在1995年的春天,我们带着几分困惑,再一次访问了位于马萨诸塞州立大学医疗中心的减压诊所。但是这一次与第一次的拜访有着重要的差异。在我们第一次拜访时,我们旁听某个训练的第一次课,而对于这个项目的其他部分我们只进行了讨论并阅读了相关资料。但是第二次拜访,我们有机会旁听了三个不同的训练计划的课程,这些课程正处于训练计划的中间阶段,此时参与者要解决生理和情绪问题。我们现在明白了注意力控制训练与正念减压训练两种方法之间的差异,而这一点我们原来并不清楚。特别是,我们有幸见到了经验丰富的正念指导者,如Saki Santorelli, Ferris Urbanowski, Elana Rosenbaum,了解了他们是如何处理参与者的痛苦情绪的。他们没有尝试解决问题或给出解决问题的办法。当病人说他们感到很悲伤或很害怕时,或者他们出现了评判的或无望的想法时,指导者教给他们一个完全不同的方法,这个方法就是鼓励他们"允许"不容易相处的想法和感受静静地待在那里,把它们带来觉知中来,将它们作为"更受欢迎"的想法和感受而接受,而不是以一种"需要解决"的态度。对我们来说,这不仅仅是一个改善注意控制训练的问题。为了深入了解,我们有必要理解这种差异的本质。否则,我们试图融合认知疗法与正念减压训练的意义也可能会中止在这里了。

我们并没有把在正念减压训练中看到的东西转换成认知疗法的内容,而是决定对正念减压训练进行更全方位的考察,而不仅仅是那些与我们原来已经存在的理论中相吻合的部分。我们再一次考虑到这样一个事实,即所有的正念减压训练指导者自身也在进行正念冥想的训练,以及他们似乎能够将同样温和的方法运用到病人的困难中,同时这也是病人本身被鼓励使用的方法。指导者本身也是一种"邀请"的姿态。此外,在指导者的体验和病人的体验之间总是被假定存在着"连续性"。如果班级成员中有人说,他们已经逐渐意识到自己是如何进行自我批评的,例如,处理自我批评想法的体验对于指导者和班里其他成员来说，都是一致的。这里的假设很简单：所有人的大脑思维方式都是类似的，在寻求帮助的想法和提供帮助的想法之间进行区分其实是没有必要的。

我们自己的正念训练?

当我们周密思考这一变化时，我们意识到了一个问题，即我们再也不能拖延了，我们必须开始进行自己的正念训练。回想起我们第一次参观减压诊所之后开始自己的试验性工作时，我们主要是将正念减压训练看作教参与者进行注意力控制训练的一个工具。我们觉得，通过在课堂上和课后的家庭作业中播放Kabat-Zinn的录音，就可以充分地传达出这种技术的训练方法。但是这种观点与我们从减压诊所员工那里所得到的信息是相互矛盾的。

减压诊所的员工一致强调指导者自己进行正念冥想训练的重要性，在刚看到我们的前几分钟，他们便询问我们对于正念训练的个人承诺。现在我们亲眼看见了他们的独特方式，即能够将不同关系具体体现在病人所体验到的最剧烈的精神紧张和情绪中。同时，我们还看到在小组情境中，正念减压训练指导者处理病人的负性情感时的效果比我们更加深入，而我们只是待在治疗师的角色里而已。现在我们更加清楚地认识到这两件事情是如何相互联系的：这些指导者对待负性情感时截然不同的方式源于他们自己所进行的正念训练，所以他们可以根据自己的体验来教授这种方法。正念减压训练指导者告诉我们，有一个关键部分就是他/她把自己的正念所得与班级里的其他成员互动分享。

这一点最终使我们认识到了这个建议的睿智之处，而这是我们在第一次拜访时完全没有注意到的。正念减压训练计划中的参与者通过两种途径来学习正念：一种是自己的练习，另一种是指导者在课堂上处理问题时，他/她自身所表现出来的运用这种方法的过程。我们原来以为，治疗师本人是否进行正念练习无关紧要，只要他能够将这种技能教授给病人就可以了。但事实却与我们的理解大相径庭。如果治疗师不能像他们自己所教授的那样进行正念训练，那么班里的成员对于正念的掌握程度也是非常有限的。正如在攀岩运动中，教练不仅仅要有高超的攀岩技术，而且还要有丰富的经验以应对将来可能会出现的困难情境。出于同样的道理，正念要求指导者和病人共同参与其中，而不只是给予指导，否则的话就像攀岩教练只是在岩石下面教队员一些方法，而不是和队员一起攀爬。作为临床医生和科学家，我们所面临的挑战就是参与到正念训练中来，并且从自身做起，从心底里真正去体验这种方法。我们下定决心要发展常规的正念冥想训练。

下决心去做是一回事，而真正去做却完全是另一回事。当我们自己去做这个"简单"的事情时遇到了很多困难，而这个"简单"的事情是我们之前要求病人必须去做的。从繁忙的日常事务中抽出时间，或者每天比平时早起45分钟，这是很难做到的。我们发现，在某一天，我们总能找到一大堆漂亮的借口，来解释为何我们不能完成规定的训练任务。于是，就出现了这样一个问题（最后发现是一个小问题；让我们感到吃惊的是，有很多同事也在做类似的训练，但是却没有告诉任何人），对于我们的专业同行，我们能够向他们透露多少这方面的信息呢？我们记得那些正念训练指导者曾经对病人说过的话：参加减压训练课程会给人带来很大的压力。现在我们明白他们的意思了。除去任何其他的事情，我们发现自己对病人抱有一种深深的歉意，尤其是对那些经过不断自我挣扎还会每个星期出现在课堂上的病人。

随着时间的流逝，我们已经能将自己的正念体验融入我们进一步的阅读以及彼此的讨论中，在后来的访问中，我们还将自己的体验与减压诊所的老师们一起讨论分享。我们在实施注意力训练时遇到的困难使我们明白了一些很重要的东西。它使我们意识到，我们先前发展的降低抑郁症复发的方法需要改进。现在我们需要再次审视哪里需要做出改动。我们对于病人在课堂上需要学习什么以及从家庭作业中学到什么的观点发生了巨大的变化。我们发现，我们更加确信病人本身已经拥有了在处理问题的方法上进一步前进所需的资源。那么这个问题就转化为：如何才能最有效地使他们做到这一点，这就需要我们同时在理论和实践上做出改变。

我们的方法的意义：去中心化的本质

现在我们可以看到，我们的理论分析只是部分地支持了我们的方法。在预防病人复发时，我们已经强调了认知疗法所引起的想法改变的重要性。这就是我们所谓的去中心化的意义。但是，我们现在能看到我们对"去中心化"的理解是确切的，但是又不是那么确切。

首先，我们的理解非常确切，因为它主要指的是想法。想到当初我们的出发点是试图理解去中心化在认知疗法改变想法过程中的作用，这一点就很容易理解了。但是，正念减压训练项目是教人们去探索自己如何才能将自己整体的精神-身体状况，如自己的想法、情绪、躯体感受以及行为冲动建立不同的联系。

其次，我们对去中心化的理解又是不确切的。"去中心化"是一个有歧义的术语：它可以采用各种不同的方式，也可以包含多种不同的态度。比如，去中心化可以被看作是"开小差"。但是，这可能意味着忽视问题，希望问题消失。或者它也可能意味着，试图通过压抑、抑制或者逃避来摆脱想法或者情绪。一个人对去中心化所采取的思维模式是关键。正念方法采取的是一种欢迎和接纳的态度。它鼓励病人对困难保持"开放"的态度，对所有的体验都采用一种温和的态度。

将去中心化的范围扩大到除思维以外的领域，我们就可以对所有的体验都采用这种接纳和欢迎的态度。如果我们只是将注意力集中在想法上，那么我们能向参与者提供的处理负性情绪和感觉的方法是很有限的。扩大范围可能会使参与者学习到他们如何更直接地处理和面对自己的情绪和躯体感觉，而不是（像我们计划的那样集中于注意力控制训练）通过识别和改变相关的负性思维来处理负性情绪。将去中心化这种方法扩展到情绪、冲动以及躯体感觉上，会给困难体验更多的"入口"。甚至当负性思维占主导地位时，这种可选择的方法允许参与者以"友好觉知"的方式来处理这些负性想法。这种"友好觉知"就是意识到自己受到思维-情感-行为循环系统影响的躯体部分。这些过程很难用语言来表达，这也进一步强调了从"内心深处"理解它们以及从正在进行的正念练习的角度来理解的重要性。

从治疗师到指导者：教给人们一种对待自己体验的新方法

现在我们来回顾一下，考虑到我们的理论渊源，我们就能理解，我们过去只是将正念看作一种与认知治疗框架非常契合的技术。在我们自己的训练中，我们学会了在临床上遇到困难时要与病人通力合作，通过了解病人的想法、解释以及假设来找到解决问题的最佳方式。因为正是这些想法、解释以及假设导致了问题的出现或者问题的进一步恶化。我们期待着能采用同样的方法来发展注意力控制训练，把正念的技术纳入到我们的基本治疗框架中。但是，在后来对减压诊所的参观访问中，我们渐渐清楚了，除非我们改变治疗的基本结构，否则，我们将会一直寻找更详尽的办法来处理最困难的问题并解决它们。现在看来，我们的治疗程序中最重要的结构似乎需要做出改变，即我们要从专家的模式转变为指导者的模式。这两者之间有什么区别呢？作为治疗师，像我们这样继承了认知-行为的传统，我们感到自己有责任帮助病人解决问题，解开他们思维和情感上的疙瘩，以减轻他们的压力感和紧张感，通过这种方式一直帮助病人直到把问题解决。与之相反，我们看到正念减压训练的指导者明确地让病人自己来承担这个责任，而他们的主要作用是教授病人每时每刻对自己当下的体验进行正念练习。

正念减压训练的指导者鼓励参与者摒弃这样的观点，即认为只要付出足够的努力，问题就能够被解决。如果成功解决了，那当然很好。但是，正念的方法毫不掩饰地指出了这样做的危险，因为试图去解决问题，只是强化了人们把问题当作"敌人"来对待的态度，似乎这些问题一旦被清除了，一切就都变好了。可问题是，这种方法可能会鼓励病人进一步绞尽脑汁地想办法解决问题，结果通常使人们陷入他们本来想逃脱的困境中而无法自拔。在这一点上，家庭治疗师已经指出过，并且已经被强调了好多年[73]；这也是Linehan的自我无效（self-invalidation）概念中的核心部分[74]，也有大量的实验结果支持了这一观点[75]。

当然，当一个人很痛苦时，他会想办法避免进一步的痛苦，这是可以理解的。但是，正念减压训练方法是一种非常专业的应对策略。首先，它让我们认识到我们是如何迅速地做出反应以及全身心投入到问题解决中的。它强调病人要放弃任何试图解决问题的努力，相反，要故意置之不理，观察不做任何反应的话会怎么样，同时，观察带着一种友好的觉知去面对困难会怎么样。

这种方法与我们平时所持的观点有些矛盾，人们一般错误地认为，正念就是一种清除思维或逃避、隔离不想要的想法和情绪的一种方式。正念减压训练的指导者没有帮助参与者隔离或逃避他们的负性体验。相反，他们鼓励病人去弄清楚，如果与这些不想要的想法、情绪、冲动和躯体感受抗争的话，自己的感受会怎样。这样做的话，有时候反倒会使人感觉更紧张，产生内部的焦虑。随着时间的推移，一些紧张感会自己减弱。与其投入到他们自己的思想或情感需要中，不断地让自己更加紧张，还不如寻找一个安静的地方来观察和探索它[67]。

我们可以更清楚地看到，为什么正念减压训练使用了集中于躯体的觉知训练，包括依次集中于身体的各个部分的躯体扫描练习，以及伸展运动、正念散步、瑜伽活动的练习。这些不是额外的补充计划，而是一个人在学习以不同的方式对待自己的体验时所使用的关键步骤。正念减压训练的方法允许参与者观察这些负性想法和情绪是如何通过身体表达出来的。这些感觉也能被意识控制和观察到，但是不能被推开。觉知到负性想法和情绪对身体造成的影响，可以给参与者另外一个立足点，这样他们可以从另一个角度来看待当前的情境。

对我们来说，通过身体来解决困难的学习给我们提供了一个核心的信息。这种
方法为回避困难或痛苦想法、情绪或躯体感受提供了另一种选择。相反，它表
明了一种可以"面对"和"考察"这些体验的可测量的、可信的方法。它还表
明，如果观察某个人体验的工作量巨大时，身体的呼吸和中立的关注可以被用
来作为一个基础或中心，从而我们可以使自己镇定下来。这些观点似乎都具有
创造均等机会的效果，所以，如果不考虑其价值或重要性，任何的体验都值得
人们注意。

　　基于我们所看到的东西，我们可以得出结论：班级成员不仅仅是学习了
一套技能或技术，这些技能或技术还可以在压力征兆刚刚出现时使用。他们实
际上学习的是一种更普遍的思维模式，这种模式对于困难的体验尤其有帮助。
参与者的常规冥想练习教会了他们理解其想法的本质，并且仅仅作为想法，还
教会了他们观察自己与这些想法之间的关系。除此之外，他们的冥想还培养了
他们对所有体验，包括感受、躯体感受及冲动行为的全新态度。

正念认知疗法

　　总之，我们深入地了解了正念减压训练计划的实际操作过程，而这与我
们最初尝试使用注意控制训练时所体验到的困难是息息相关的。最开始接触正
念减压训练时，我们认为，去中心化、发展负性想法的不同关系是认知疗法
预防抑郁复发的关键所在。我们发现在正念减压训练项目中，去中心化同样
重要。于是，我们尝试使用去中心化将低水平的负性思维和感受消灭在萌芽
阶段。但是，对于那些更为强烈的情绪感受，我们又回到了传统的认知治疗方
法上，只是因为发现在注意力控制训练的小组情境中，没有充足的时间来有效
地使用这种方法。我们看到正念减压训练指导者"去中心化"的姿态，即使
在面对最强烈的消极情绪时，他们对去中心化的运用都比我们更为广泛和深
入。最终，我们意识到为什么Kabat-Zinn把他的书名叫作《灾难人生》（*Full*

Catastrophe Living），因为他和同事不是帮助人们回避生活中的灾难性事件，而且教会他们如何去拥抱这些灾难并生活于其中。这种新的观点为我们提供了前进所需要的跳板。

有了这个跳板是一回事，而拥有能够使你运用跳板的资源则是另一回事。在我们所描述的整个发展阶段，我们已经起草并反复修改了送往两个基金会的申请，这两家基金会最终都同意了我们的申请，从而使得多中心的研究项目得到了进一步的发展。其中一个基金来自英国健康服务中心健康与社会关注研究与发展威尔士办公室，另一个基金来自华盛顿特区的全美心理健康学会，这些基金会允许我们继续从事我们为MacArthur基金会所做的工作，完成我们的手册，并评估我们对预防疾病所采取的干预措施。他们批准了我们投递的申请，这表明他们对正念的干预方法与我们的理论模型之间的关系很感兴趣。我们的理论模式在情绪低落时，持久存在的想法–情绪–躯体循环系统的再激活，这个循环系统类似于该个体在之前抑郁时的思维模式。我们可以很清楚地说明，对于抑郁症的复发而言，这是需要进行改变的风险因素。

根据我们对如何更好地掌握去中心化这一方法的最新理解，我们现在可以写出治疗手册的最终草稿了。我们认为去中心化是认知疗法中的一个关键因素。我们在正念这种方法的背景下也这样认为。正念方法利用对所有体验的觉知来预防抑郁日后的复发。我们现在的8次课程计划基本上依照正念减压训练，但是两者之间仍有一些重要的区别。我们在认知治疗和理论的要素中发现了这些差异，它们很容易被忽视，但是却非常重要。在认知治疗与理论中提到，一些特殊的易感因素和恶化因素会导致抑郁的复发，并且给患者及其家人带去更多的痛苦。

终于可以将我们的模型运用到科学测试中了，我们采用了首次随机临床实验的形式。这个实验的结果以及后续试验的结果，我们将在第19章中报告。简而言之，参加完这八周计划的参与者大大减少了在未来12个月之内复发抑郁的可能性。而且，我们很惊讶地发现，慢性病人从这个计划中的受益程度要大于病史短的抑郁症患者。结果表明，那些过去体验过较多次抑郁发作的病人，其复发或再发的风险也最大，但是这些人从该计划中得到的帮助比那些抑郁发作次数较少、复发风险更少的病人要多。

在实验完成后，我们开始对"注意控制训练"这个标题是否能真正表达出这种方法的本质感到怀疑。我们把认知疗法的原则和练习融入到正念的框架中。这就形成了正念的认知疗法。

Part II

正念认知疗法

第四章

行动和存在

在开始进入一个新的领域之前,拥有该领域的清晰"地图"是非常重要的。在前几章中,我们描述了这一项目的来龙去脉,以及我们最初的理论模型是如何形成和重建的。这个形成和重建的取决于大量的研究和临床的发现,以及探索正念方法过程中我们所积累的经验。我们已经说明了早期绘制的"地图"需要做出怎样的改变。尽管我们对这一地图已经进行了若干次的修改,但是仍然存在情况不明朗的危险。修改后的地图上写满了各种潦草的字迹和涂改的痕迹,以至于我们很难辨认清楚各条道路通向哪里。到目前为止,我们还没有描绘出我们设计的整体模型的地图,这份地图可以指导我们运用正念的方法来预防抑郁症。因此,在本章中,我们尽可能列出我们所理解的导致抑郁复发的心理因素,而且如果正念认知疗法的目的是帮助那些易感人群,那么这就是正念认知疗法所要做的事件。

我们想要更清楚地了解指导治疗的整体模型还有另外一个重要的原因。在第7~18章中,我们将对这一计划的课程进行逐个描述。你会看到它包括了大量的实践、技术以及练习。但是我们相信整体的效力大于部分之和。正念训练以及在此之前的认知疗法的体验让我们确信,一个治疗师或者一个指导者他们自己所使用的技术是不够的。只有将这些程序和整体治疗背景下的其他方面结合起来，才能决定参加这种治疗计划的患者发生多大程度的改变。正念认知疗法计划中，病人最持久的变化似乎来源于两个方面：一个方面发生在指导者可以将他们对抑郁复发的过程的准确且有效的理解体现在教学中，一个方面发生在正念影响他们的方式。因此，特殊技能和技术的教学在深层水平提供了更广泛转变的工具。同时，这种教学也是一个机会，它可以通过获得新"工具包"来处理特殊问题情境。

这到底是什么意思？这个问题似乎不太容易回答。关键性的看法是病人潜在的观点或者内心的模型发生了根本性的变化。这个转变通常是以一种特定的方式进行的，它是重复的学习体验逐渐积累的结果。这种改变不是来自于对这些观念的一般性的讨论或是对技术的盲目使用。希望在下面的章节中，通过我们对这一计划课程的逐节描述，你能够对经验与概念是如何交织在一起产生这些改变的具有一定的认识。另外，这些累积的效应会导致你自己的内心模型发生变化。但是，阅读他人的经验与自己体会过的经验并不完全相同。因此，在这里我们提供了一些概念上的框架，这些框架可能会帮助你将下面章节中的资料整合起来，从而使你头脑中的潜在认识发生变化。在这个过程中，我们不可避免地会重复第1~3章中已经讨论过的一些内容。这里的目的是从这些资料中找到正念认知疗法计划背后的整合模型。

正念认知疗法项目的最终目的是帮助个体在与可能促使抑郁症复发的想法、情绪及躯体感觉的关系上发生根本性的转变。指导者自身的基本理解和取向将成为影响这一过程的最有力的因素之一。无论指导者意识到与否，这一理解丰富了每一种练习所呈现的方式，以及每一种互动所发生的方式。无论指导者所说的话中透露的信息是否明确，这种丰富的累积效应是：不管好坏与否，更有力的影响是指导者基本的、潜在的本质。所以，让我们来尽可能清楚地描述我们所相信的、能有效使用正念认知疗法的基础的那些概念。

理解复发：一个工作模型

抑郁复发涉及情绪低落时负性思维方式的再激活，这与人们在之前抑郁症发作期的思维模式是相似的。这些模式以抑郁体验的特殊"观点"或"模型"为支点。在这种观点下，患者感到信心不足、无价值、受指责等，病人认为这些负性想法准确地反映了现实。思维模式的再激活是自动化的。也就是说再激活是自发产生的，而不是一个人经过深思熟虑之后做出的决定。确实，这些旧的思维模式的重现通常是人们不希望发生的。这些模式本身看上去也是自发的，从某种意义上来说，内心的思维会绕着一些相当陈旧的沟或者辙迹绕圈，就像启动旧有的心理习惯一样。而且，这里的思维只会"做它自己的事情"，而不是有意识地决定和选择。

虽然我们谈论了负性思维的模式，但是事实上，抑郁的复发综合了一系列想法、感受以及躯体感觉方面的再度激活。这些体验的不同方面以这样的方式相互作用：通过反馈环路相互增强，这一反馈环路能够使想法、情绪以及躯体感觉这三方面不断获得新的力量。通过这种方式，正在进行的心理状态就这样被保持下来。如果没有受到抑制，这种心理状态就会导致更加严重和持久的抑郁，最终导致抑郁复发。

从这个角度分析，我们可以看到正念认知疗法的核心任务是让病人能够理解并掌握一些技巧，这些技巧能够使他们认识到这些心理状态，并且从中解放出来：增强从旧有习惯以及会导致抑郁情绪再激活的自动化的心理和躯体模式中走出来的力量，因为正是那样的习惯和模式使得他们更容易日后复发抑郁。

反刍思维

如果复发涉及基于旧有心理习惯导致的心理状态的再激活，那很自然就有这样的一个问题：既然这些习惯看上去对他们是如此没有帮助，那么大脑为什么还要保留它们呢？这个答案似乎是：这些心理状态实际上是被激发出来用于达到更高的目标。具有讽刺意义的是，这些目标中的其中一个就是预防或减少这些心理状态本身。但是事实上，正如我们看到的一样，这些被用来达到目标的策略反而起到了相反的作用。它们的作用恰恰与原有的意图相反。举例来说，有这样一个人，当他受到商店职员的粗鲁对待，或者是一个熟人隔了两天才回他的电话时，他就会好几天都处于不安的状态。我们仍然不安的原因与最初的情境并无多大关系，而是因为我们的内心在反复地思考，试图找到"为什么在最开始的时候会不安"的原因。用这种方式担心这个问题，这对于我们远离自己所陷入的问题带给我们的不愉快的漩涡毫无帮助，也就是说，我们越想远离所陷入的问题，反而越是让我们更深地陷入这个问题中。

建立在这些反复回想的思维模式上的认知策略与实际需要改变的这种心理状态之间存在巨大的差距。旧有的心理习惯欺骗人们去试图"思考"逃离问题的方式。这包括对当时的情绪状态，过去的负性事件，以及如果事情无法改变所带来的一系列问题的反刍。这种反刍的核心被我们称为"差异监视器"，它不断监督与评价自我状态和当前情境，这与我们所渴望的、需要的、期望的或者害怕的标准或模型相对。一旦将这个差异监视器打开，它就能够找出现实与期望状态之间不匹配的地方。这就是它的工作。监测到这些不匹配的地方会激发它更进一步地努力去降低这些差异的动机。但是，最重要的是，总是想着事情与我们的期望不一致，时间长了，自然就会产生更多的负性情绪。这样的话，我们试图通过无尽的思考来解决我们为什么会感到悲伤的问题，只会把我们自己锁在尽最大努力逃离悲伤的心理状态中。

如果我们之前经历过非常可怕的重度抑郁症，我们自然就会想尽一切办法努力避免抑郁症的复发，并且会坚持尝试摆脱抑郁，尽管这些努力一而再，再而三地失败。事实上，一个更富有技巧的反应是放弃这些尝试，从可能会产生抑郁风险的心理状态中走出来。

那我们如何才可以做到呢？我们如何才能帮助参加正念认知疗法训练的病人，使他们学到更多技巧以应对这种心理状态呢？即当他们已经恢复并相对远离了抑郁时，使他们重新变得抑郁的心理状态。有没有什么方法可以使我们将日常体验的方方面面作为学习的基础呢？为了回答这个问题，我们首先需要介绍一下一般情况下心理是如何工作的。

心理模式

心理的活动与大脑的活动有关。不同的心理活动（比如看书、画画或与所爱的人说话）所涉及的脑内神经细胞网络之间的交互作用模式不同。一种活动所涉及的网络通常与另一种活动所涉及的网络不同。不同模式的网络也可以联系在一起。如果我们进入大脑看一看，我们可以看到网络活动的转变模式，从一个任务转到另一个任务时思维活动的每部分之间的联系。一会儿这个模式占主导地位，然而不久后，这种模式又发生了转变。因此，大脑的网络可能之前在一种模式下相互作用，而现在又进入另一种不同的结构中了。随着时间的推移，我们发现心理的不同活动反映了大脑网络间不断转变和演化的交互作用模式。

如果我们观察足够长的时间，我们会发现大脑活动的核心模式的数量是有限的，大量不同的心理活动的交互作用过程存在着循环的模式特征。这些核心的模式反映了一些基本的"心理模式"。

我们可以将这些心理模式理解为汽车的挡位，他们之间有着类似的功能。正如每一个挡位都有它特殊的使用功能（比如启动、加速、稳速前进等）一样，每一个心理模式也有其特殊的特点和功能。在一天中，当心理从一种活动转变为另一种活动，潜在的心理模式就发生变化了。这一点有点儿像开车的方式，当我们开车穿过一个闹市，我们会不断换挡。一辆车在同一时间只能用一个挡，心理活动与开车的方式比较像，当心理处于某一个模式时，它在同一时间就不可能处于其他模式中。

事实上，有限的几个基础心理模式支持着大量的心理活动，这一点的意义是非常重大的。它向我们打开了一扇大门，即运用日常生活经历的方方面面，去教病人学习与心理状态类别相关的新方法。这些心理状态常常会加强反刍，甚至导致抑郁的复发。我们认为，正念训练是一种教授个体如何在任何时候都可以更清楚地觉知到他们的心理模式（"心理挡位"）的方法。这种方法可以教会个体从无用的心理模式中脱离出来的技能。我们可以将其描述为学习心理挡位的切换过程。在实践中，这一任务通常被简化为识别两个主要的心理运转模式，并且学习一些技能使其可以从一种模式转换到另一种模式。这两种模式被称为"行动"和"存在"。

"驱动-行动"模式

事实上，反刍的思维状态是众多心理模式中比较常见的一种，它被称为"行动"模式。这个心理模式的工作就是把事情做好，即完成心理设定的特殊目标。这些目标可以是与外部世界相关的，如吃饭、建房子或者去月亮上旅行，也可以是与内部世界相关的，如感到愉快、不犯错误、永远不再抑郁或者成为一个好人。达到这些目标所用的基本策略涉及我们前面已经提到的差异监测器。首先，我们产生了一个关于我们希望事情应该如何或者说我们认为它们应该怎样的观点。然后，我们会将我们的观点与事情实际的样子进行比较。如果事情目前的样子与我们所希望的样子有差异，我们就会产生一些想法或者做一些事情试图缩小这个差距。我们还会监测这个过程以了解这个差距是增大了还是缩小了，并根据情况调整我们的行动。当我们关于事情实际的样子的观点与我们所希望的它的样子一致时，我们的目标就达到了。

这个存在模式本质上没有任何问题。事实上，恰恰相反：这个方法在处理客观的、外部世界的问题或达到这方面的目标上效果极好，无论这些目标是小到去买每周购物清单上的东西，还是大到要去建金字塔。那么，当我们一些个人的、内部世界的事情（如我们的感觉和想法，或者我们认为我们是什么样的人）并不像我们所希望的样子时，我们很自然就会转向同样的行动模式。事情在这里就开始出现可怕的错误了。

但是，在此之前，我们将继续描述预防任何可能的误解是多么的重要。我们决不认为行动模式必然会导致问题，它确实不会。因为只有当行动模式"志愿做一个它不能做的工作"时[76]才会出现问题。在我们生活的许多领域，行动模式志愿者都在做它能做的工作，我们的生活也因它而更好。为了清楚地区分两者，我们称这种有问题的模式为驱动-行动模式（driven-doing），另一种更常见的模式为行动（doing）模式。这个问题非常重要，我们在后面会进一步提到。

如果行动能够直接减少这种差距，并且这个行动也能获得成功，那么就不会出现任何问题了。但是，如果我们不能采取任何有效的行动，并且我们试图找到一些可能的解决方法也无果时，又会出现什么样的情况呢？对于一些外界的问题，我们可以直接放弃，然后继续生活。但是，一旦涉及自身，想要直接放弃我们设定的目标会变得更难。例如，如果我们现在很难过，因为我们刚刚结束了一段长期的恋情。这时候，实际的情况与我们所希望的情况之间会存在许多潜在的差异。我们可能希望恢复恋情，也可能开始另一段新的恋情。最大的可能是，我们希望自己不要那么难过。也许我们可以找到解决的方法。但是，如果我们开始感觉到我们最终可能注定要孤独一生，因为我们断定失恋是我们自身导致的，这时候又会出现什么样的情况呢？这样的结论暗示没有适用的解决方案，差异会继续存在。我们仍然不能放手，因为我们还非常需要这个人，而这种需要可能对我们来说比我们对自己的认同感更加重要。

这样的结果就是，心理会继续在行动模式中加工所有的信息，循环往复，不断思考着这些差异，并且练习可能减少差异的方法。我们不断地思考我们的样子并不是我们想要的样子，这样的思考方式会使我们感觉更糟糕。相反，这只能促使我们坚信自己的观点：我们觉得我们需要成为为了开心而生活的人，但我们不是这种人。

这个心理过程会一直持续下去，直到差距缩小或者一些紧急的任务引发了心理加工主题暂时性的转变。一旦处理完其他的任务，心理又会退回到未解决的差异上来。当这个行动模式在处理像这些内部的、与自我相关的目标时，我们称它为"驱动−行动"模式可能更准确一些。

心理行动模式可以非常有帮助，但是通常不是这样的

我们可以通过一个简单的任务很清楚地区分有帮助的与无帮助的行动模式的意义，这个任务就是开车穿过城镇去参加一个会议。

在有帮助的版本中，目标设定只是"下午两点到达Marshall大楼的会议室"。然后行动模式设置一系列的子目标及行动去达到这个目标，并且开始行动。如果行动计划遇到了问题，如未预料到的因交通事故导致的交通堵塞，那么行动模式就会寻找其他的行动方案（找到另一条路），如果这些方案都不行，我们就接受无法避免地会迟到。我们会为我们的迟到道歉，简单地想一想将来我们可以避免这类问题的方法，这就可以了，没有必要进一步细想这个事。

在驱动−行动模式版本中，自我会纠缠于这个目标："开会要准时，因为一个认真负责的人应该是这样，这样其他人才会尊重你，认为你的贡献有价值。"（因为这是一个习惯性的目标设定模式，所以我们可能不需要有意识地去觉知我们"额外增加"了什么。）当我们头脑中带着这个目标被困于交通堵塞中时，就会增加一层我们预感到要迟到的"故事"："我应该预见到这个情况。人们会怎么看待我啊？从现在开始我们将永不会再联系了。"我们变得焦虑与易怒；我们焦躁不安地到达会场，脑子里想的全是由其他人对我们的评价带来的忧虑和担忧，而不是我们如何做一个令人信服的报告。这个会议变得很糟糕，没有人来联系我们，我们继续仔细想着作为一个人我真是太失败了。要接受现在的情况就不像接受"我们迟到了"这个简单的事实那么容易了。我们花了好几个小时去反刍它的意义，它对我们的生活和将来意味着什么。

如果进一步观察，我们会发现驱动−行动模式是当前抑郁症病人反刍思维模式的核心，它作用于我们生活的方方面面。一旦我们产生了"不得不""必须""应该"或者"需要"的感觉，我们就会怀疑是这个模式出现了。

我们还能如何从主观的角度来认识驱动-行动模式呢？最一般的特征是不满意感的循环。这主要是因为：事实上，心理只是忙于处理事物应该是什么样子与它实际上是什么样子之间的不匹配。驱动-行动模式同时还涉及对这两种状态之间差距的减少进行不断的监测与评价（"我做得怎么样？"）。为什么呢？因为，在那种情况下，心理不能够采取即刻的行动来解决与主题有关的差异，它唯一能做的就是继续处理这些观念，即有关事情是什么样子的，以及希望事情是什么样子的观念，希望能够找到一种方法来减少这两者之间的差距。这个过程会不断地重复下去。

在这种情况下，因为心理正在操作的"现在"包含了对现在的情境、期望的情境以及两者之间不匹配之处所做解释的看法，还包括缩小这些不匹配的可能的方法。这些想法和概念将会在心理上被"真实地"体会到，而不仅仅是简单地作为心理上的事件。同样的，心理也不会完全投入到当前体验的全部现实中去。它将会专注地分析过去或者预期未来，而"现在"就被放在一个次要的位置上了。在这种情况下，我们会意识到我们对"现在"的感觉非常狭隘：唯一的兴趣在于监控目标达成上是成功了还是失败了。我们忽略了"现在"更广泛的含义，我们可以将其称为"绚丽多彩的现在"。

驱动-行动模式突显了反刍思维模式，正是这种思维模式导致抑郁症的复发。它也强调许多我们对每天情绪体验的反应：为了摆脱很多不希望有的情绪，我们习惯性地会转向这种模式。由此推断，我们可以使用每天的情绪体验以及其他一般心理驱动-行动模式的反应，将它们作为训练的背景。在这种背景下学习一些技能，从而使我们可以识别和远离这种模式。现在，我们回过头来简短地讨论一下我们如何去做。此刻，让我们来考虑一下另外一个可能的心理模式——"存在"模式。

"存在"模式

"存在"模式的全部内涵很难用语言来表达清楚，最好的方式通常是直接地、经验性地去理解它的特性。在大多数情况下，它与驱动–行动模式是相反的。驱动–行动模式是目标导向的，它的目的在于缩小事情本来的样子与我们希望的样子之间的差距；我们的注意力仅仅集中于现实的状态与期望的状态之间的矛盾上。相比之下，存在模式并不是被一个特殊的目标所激发的。在这种模式中，没有必要持续地监测和评估（"我在多大程度上达到了我的目标？"）。相反，存在模式的关注点是"接纳（accepting）"和"许可（allowing）"当下的事实，而不需要强加压力去改变它。

这里所说的"许可"在一些情况下自然会出现：如果没有目标或不知道要达到什么标准，也就不需要为了缩小现实的状态与期望的状态之间的差异而评价体验。这也就意味着，注意不再狭隘地集中于现在与目标达到有关的方面；在存在模式中，每一刻的体验都能够在深度、广度及丰富性上被加工。

行动模式和存在模式在时间关注点上是有差异的。在行动模式中，我们通常需要计算出不同的行动可能会带来的将来的结果，会预期如果我们达到目标会怎么样，或者回忆当我们处理类似的情境时，我们会有什么想法，如果是现在我们会怎么做。结果在行动模式中，心理通常是指向未来或者过去的，因此这些体验在大多数情况下并没有真正地位于"现在"。相反，在存在模式中，心理"什么都不做，哪里都不去"，它只专注于此时此刻的体验，使我们全身心地关注现在而不管发生了什么。行动模式包括了对现在、将来和过去的思考，当涉及这三者中的任何一个时，都需要通过概念作为中介。另一方面，存在模式是对当前体验的直接、即刻和私人的反应。

存在模式涉及想法与感受两者关系的转变。在行动模式中，概念化的想法是一个核心的工具。通过这个工具，心理试图达到行动模式所专注的目标。这也就是说，正如我们看到的，想法是对现实有效的、准确的反映，并与行动紧密联系在一起。在行动模式中，感受之间的关系主要是用来评估他们是"好的事情"还是"坏的事情"，如果是好的就继续，如果是坏的就终止。将感受投入到与目标相关的客体上，通过这种方式，可以有效地形成这种观点，即这些事情具有独立的和持久的现实性。

与行动模式相反，在存在模式中，想法和感受与当时听到的声音或是当时的其他方面的体验是非常相似的。想法和感受仅仅是心理想到的过去的事件，先是成为心理的客体，随后消失了。在这里我们认识了"去中心化"的观点，它是在我们对认知疗法的有效性进行分析之后，给予高度重视的观点。在存在模式中，感受并没有立即激活心理或身体活动旧有的习惯，这些习惯包括持续愉快的感受或者摆脱不愉快的感受。这其中有一种忍受不愉快情绪状态的强大能力。同样的，像"这样做，那样做"的想法不一定自发地与相关的行动建立联系，但是我们可以很容易地将它们与内心的事件建立联系。

在存在模式中，可以用自由的、新鲜的新方式解读体验。我们可以对每一瞬间的体验所呈现出来的独特模式的丰富性和复杂性做出反应。相反，在行动模式中，这种丰富多彩的、多维度的和复杂的体验被浓缩为一个很窄的、单一维度的点：它应该对我达到目标的进程说什么呢？现实状态与理想状态的差异引发了内心那些旧有的、常见的心理习惯，这些习惯在其他情境下可以顺利地工作。但是，正如我们所看到的，在驱动-行动模式中，当目标是要摆脱特定的情绪状态时，这些习惯可能会导致相反的结果。

很显然，行动和存在模式是两个完全不同的心理模式。对于正念认知疗法来说，在指出行动模式与存在模式之间的差异之前，有一点很重要，我们必须要非常清楚：存在模式并不是一种特殊的状态，在这种状态下所有的活动都必须停止。行动和存在模式都是心理模式，它们都会伴随某一活动或者活动的缺乏。我们给可能会导致问题的行动模式类型起了一个特殊的名字——"驱动-行动"模式。例如，当一个人试图通过冥想进入一种深度放松状态时，如果中途被打断，这个人很可能会感到生气或挫败。这时候的冥想是处于驱动-

行动模式，而不是存在模式，因为冥想是由想成为一个放松的人这一目标所"驱动"的。或者再举一个例子：现在轮到你来洗盘子了，而且你没有办法逃避。没有人打算将你从这个令人讨厌的工作中拯救出来。如果你洗盘子的目的是尽快收拾完，然后进入下一个活动中，那么随后你的工作就会被中断，这时候挫败感就会产生，因为你的目标受到了阻碍。但是，如果你接受了盘子是肯定要洗的这一事实，并且在存在模式中处理该活动，那么这个活动就会因为在它自己的时间里，因为它自身的缘故而存在。这时候的打扰只是被简单地看成是在当时的情况下所呈现出来的一种选择，可以选择自己要做什么，而不会成为挫败感的来源。

核心技能

正念认知疗法项目的核心技能是教授一种能力，即患者在可能复发抑郁症的时候，能够辨识出以自我维护的反刍模式和消极想法为特征的特定的心理状态，并能从这种心理状态中解脱出来。如果没有加以抑制，这些模式很可能会产生一种螺旋式上升的恶性情绪，最终导致抑郁的复发。在正念认知疗法中，为了预防复发，参与者就必须学会从一种心理模式中解脱出来，进入另一种心理模式中，这种模式允许人们采用多种方式来加工与抑郁相关的信息，这样就可以降低抑郁复发的可能性。这个过程涉及从关注内容转移到关注过程，脱离了认知疗法所强调的改变负性思维的内容，转而去注意所有体验的加工过程。

导致心理模式或心理挡位发生变化的基本工具，是采用一种独特的方式来使用注意和意识。通过选择我们要去注意什么，以及如何去注意，我们可以将手放在"挡位"上以便于我们能随时改变心理挡位。

当参与者处于恢复期时，导致抑郁复发的心理状态不会经常出现，因此也无法用来学习。那么参与者在正念认知疗法项目中如何学习上述方法呢？正如我们前面所介绍的，与复发相关的心理状态事实上是普通的驱动-行动心理模式中的一个特例。在我们的文化中，这个心理模式是极其普遍的，在很多情况下，参与者会将它作为一种"默认"的心理模式，并且在遇到问题时，几乎是理所当然地采用这种方法。这意味着，在这个项目中，行动模式一次又一次地出现，并且特别突出地表现在练习、实践及课程和家庭作业的相互作用中。在课程中，参与者内心里这种心理模式的运转，不仅参与者自身能够侦察到，指导者也能觉察出来。同样的，如果指导者在这一方面具有足够的技能，这个项目中的大多数内容，无论是有计划的还是无计划的，都可以被用来辨认驱动-行动模式，并从中解脱出来。当然，如果参与者有机会对一般的不愉快情绪状态和特定的抑郁状态进行上述操作，会更有帮助。鉴于这个原因，如果有作为"磨坊里的谷物"这样的情绪状态出现，指导者需要对此抱欢迎的态度，并且在项目的关键时刻，指导者需要抓住理想的时机教授参与者一些核心的技能。

参与者什么时候可以找到培养存在模式的机会呢？原则上讲，这个心理模式在所有的情境下都可以被运行。在运行的时候，进入行动模式的倾向如此普遍（尤其是当人们学习一种新技能的时候，比如如何实现"存在"），以致在非常简单的学习情境下都必须建立起行动模式。为了帮助人们进入这种心理模式，指导者必须在这些情境中不断地将存在模式具体化。

一旦心理转向了另一个加工模式，驱动-行动模式就有一种非常强的保持自身前进以及不断维护自身主张的趋势。因此，心理从驱动-行动模式中解脱出来所转向的那个加工模式，与驱动-行动模式不相容且不一致。这一点特别重要，就像一辆汽车不可能在同一时刻既前进又倒退一样。从驱动-行动模式中解脱出来所进入的最初的、可供选择的模式中，存在模式是一个理想的"备选"。对于参与者来说，一旦最初的转变完成，这个时候学习如何有目的地进入其他模式是非常合适的。例如，一个人可以通过熟练的、有计划的行动来缓解长期存在的抑郁情绪。

最后，我们需要平衡生活中的这两种模式。不管是因为我们生活在提倡行动的文化中，还是因为驱动—行动模式常常被自发的、旧有的程序所驱动，我们都可以很容易地驱逐其他带有个人体验的存在方式。我们可以通过将我们的意识带到此时此刻，学会关闭"大脑自动运行状态"。当我们这样做的时候，我们开始注意到我们已经拥有了一个选择，并且在面对糟糕情绪的时候，这一选择通常是我们以另一种方式关爱自己的第一步。

作为核心技能的正念

正念是这样被定义的："通过注意的方式来暴露自己的意识，这种注意的方式是有目的的，关注此时此刻的以及不对事物进行任何评判的"[76]。这样看来，正念非常符合我们的要求，因为我们分析后发现这是预防抑郁复发计划中需要学习的核心技能。意识到与抑郁复发相关的心理状态（心理的驱动-行动模式更加普遍）的想法，这是识别是否需要矫正行动的非常重要的第一步。能够有意识地（有目的地）改变关注点和注意方式是"心理挡位的手柄"，通过这个挡位手柄，加工的过程可以从一种认知模式转为另一种认知模式。不进行评判，关注此时此刻正念，这些都表明它确实与心理的存在模式关系密切。换句话说，正念不仅提供了从功能不良的、与"行动相关的"心理状态中解脱出来转换心理挡位的方式，同时也提供了一个可供选择的心理挡位，一个不相容的心理模式，并随之转入这一模式。

正念认知疗法项目的结构

在接下来的章节，我们会详细地、逐个地描述正念认知疗法项目。我们深入到了每一节课程的细节，但是这会导致我们很容易忽略总体的目标及整个计划的结构。因此，早期课程的目标是教授参与者在众多表现中识别驱别-行动模式，并开始通过集中的、正式的正念练习来培养存在模式，这一点是非常有帮助的。在接下来的课程中你会看到这一主题不断地被重复。这种重复是在不断地提醒参与者要记住这个核心主题，因为练习提供了许多机会去认识到存在模式已经不在了，去脱离当前流行的模式、回到正念的存在模式中。随着正念技能的发展，在日常生活中，当负性情绪及反应引发了驱动-行动模式，我们要训练将注意的焦点更多地集中于识别这种模式，并学习如何从行动模式中解脱出来并进入存在模式。如果可能的话，学习如何面对那些令人痛苦的、不舒服的情绪。随后，通过为参与者提供更多、更有技巧地回应负性情绪的额外应对策略，这一点可以补充如何摆脱与情绪相关的心理模式的简单技能。最后，技能的教授都是围绕着计划的最终目的来进行整合的，即保持当前的良好状态，并预防未来可能出现的抑郁复发。

第五章

八次课程计划——如何做以及为什么

接下来章节的目的就是让大家对正念认知疗法有一个详尽的了解，我们会逐一介绍每节课程。对于那些主要想了解正念认知疗法特点的人来说，读完这段介绍部分后可以直接阅读第七章，我们会从第七章开始介绍第一次课程。本章是为那些真正考虑实施正念认知疗法的人准备的。本章详细地说明了用这种理论开展课程的方法和原因。有些人可能会发现读完八周课程计划的具体内容之后，再回过来读本小节会很有帮助。有些人可能会发现在进入接下来的更详尽的章节之前，本章提供了关于正念认知疗法的知觉基础。

对于那些很想进一步研究这个方法的人，我们在本小节的介绍中和每次课程后给参与者的手稿资料中（包括我们每次布置的家庭作业），都对练习过程做了详细的论述。我们还包含了一个很短的章节（第二十一章），这个章节附有一些网址及一些其他资料，希望这对正念认知疗法指导者和病人能有所帮助。

自己的练习

如果想用正念认知疗法治疗当前抑郁发作的病人，那从业者的起点是接受过心理咨询或心理治疗的达标训练，或者有过治疗情绪障碍的专业训练。而且，还必须接受过用行为或认知疗法或类似循证的方法治疗抑郁症的训练，同时要有小组训练的经历，这些都是非常必要的。虽然我们并没有坚持要求一个人必须接受完整的认知治疗训练，但是要求从认知治疗的观点去理解抑郁症的易感性，这是非常关键的，因为通过这样的理解我们的计划推迟了好多年。识别导致易感的思维和感受的模式，既可以改善正念的实际教学效果，也可以增强它与课堂参与者之间的关联。

除了上面我们提到的一些能力，指导者自己曾经做过并且现在仍在继续做正念练习也是很重要的。为什么这么说呢？首先，不可避免的，在练习中有一些患者可能会遇到困难，而这些困难是指导者只用"理性的"知识不能解决的。我们用游泳作类比来说明这一点。一个游泳教练不只是一个知道固体在液体中如何活动这些物理知识的人，他/她也知道如何游泳。这不仅仅是一个可信的或者能力的问题，而是老师"从内心"去体现这种他们邀请参与者培养并运用的态度。当我们开始这个工作时，我们认为让所有的指导者都进行这种正念练习，或者要求他们之前有过这样练习的经历都是不合理的。现在我们改变了这种观点。

通过观察对比亲自进行正念练习的指导者和无此经历的指导者，我们发现，他们在使用正念认知疗法时存在差异，具体的结论是：指导者在他们自己没有亲自进行过大量的练习之前就从事教学，或者仅仅作为正念认知疗法课程的参与者"坐在教室"，都是不明智的。这些必要的要求如果自身还不满足，可以在第二十一章中看完整的训练手册。因此，我们建议，作为最低要求，未来的指导者在教授来访者之前，每天有一个常规的正念练习，至少做一年。如果没有这个经历，这个方法不能被称作是正念的认知疗法。事实上，这跟正念没有任何关系，因为"正念"事实上是指在你自己的正念练习基础上去教授其他人。

对于那些刚接触这种方法的新手来说，我们在第二十一章里提供了更多如何进行练习的建议。如果你觉得正念这个方法对你不合适，请记住还有很多其他有效治疗抑郁的方法。因此，你可以探索一些其他可能的方法，相信通过你的临床技能和智慧，仍然可以帮助到很多的人。

与抑郁症康复期的病人一起工作

在治疗经历过严重抑郁发作的病人时，有很多限制条件。首先，他们在抗抑郁药的帮助下，可能已经缓解了抑郁症状，那么，他们可能已经建立起了该疾病的"生物"模型。根据他们的经验，这种模型非常好理解，任何心理社会理论都需要把这个情况考虑进去。考虑到这一点之后，我们认为应该花些时间在最初的评估访谈中（详见本章的后面部分）和参与者一起讨论生物因素和心理社会因素是如何影响抑郁的发生、维持和复发的。

治疗康复期抑郁症病人的第二个限制条件是：抑郁的症状在好转期被界定为"低水平"。以前发展出的抑郁症的心理治疗方法假定来访者体验了相对"喧闹"的现象——持续的情绪低落、负性想法和意象、严重的记忆和判断偏差、体验快乐的能力丧失、活动下降以及自杀的想法和冲动。正念方法的主要目的是教授参与者更清晰地觉察到自身情绪的一些微小变化。既然在病情好转期的症状表现并不是"喧闹的"，我们就要教会参与者去倾听这些细微的情绪体验。

第三个限制条件：抑郁一般平均一年后才会复发。只是单纯地教授参与者增加一些如何预防复发的知识，对未来可能引起复发的事件不太可能起作用。这个目标必须是教参与者学会程序与技能。正念认知疗法强调在计划活动期的每天都要进行练习，希望参与者学会那些不容易遗忘掉的技能，准确地说是因为他们已经学会了一种新的"存在"方式。我们在八周课程计划实施后的一年内设计了2~4次的跟踪会面。尽管后期跟踪这种模式不一定适合所有的情况，但是这种持续联系常常是很有价值的，因为它为参与者提供了一种在班级中再次进行正式练习的机会。

课程的计划和准备

每次课程都有大量的工作要做：发放相关的手册；听磁带；必不可少的房间布置，可能还要在黑板或白板上写下关键问题；摆放好椅子。换句话说，每次课程都需要做好计划。但是我们发现（在我们没有足够的时间计划时）每次课程也需要做好准备工作，也就是说，我们自己也要做好准备。在整个课程结束后，观看我们课程的录像带时，我们很容易就分辨出我们是在其他会议结束后赶来仓促地进行这次课程，还是当我们准备充分后，从容不迫地开始我们的课程的。当我们知道这点后，我们建议每次课程都要做好准备。这样，不但练习计划能够顺利进行，而且也能够体现出你的坦诚，这些也都是邀请参与者进行体验的部分。但是还有另外一个因素：你对每堂课的准备意识来自于你正在进行的正念练习。这种练习使你在上课时对方法的运用在一定程度上更加灵活：处于此时此刻，如果需要的话，放弃你做好的计划，吸收正念认知疗法其他内容来处理参与者体验中的问题。

谈论上面有关认真做准备的话题可能会给你留下这样的印象：我们的目标就是"成功"。因此，我们最后要说的一句话是：要小心。一开始，这样做可能会感到很大的压力！仅仅找到时间来做每天的的练习，可能就需要改变你的生活方式。我们很容易理解指导者和参与者都希望尽快从这种付出中获益。但是，如果你脑子里越认为改变重要，那么改变就越难实现。因此，你最好不加任何评判，同时邀请你的参与者也这样做。我们强调的是经验方法。借用本计划第一次正式练习中的一句话："不要太努力，无论发生什么都要接受它，因为这些都是你此时此刻感受到的。"

正念认知疗法的概述

最初的评估访谈

这个最初的评估访谈大概需要一个小时，要对每一个未来的参与者进行访谈。在他们来之前先发给参与者一些基本资料（见第六章的资料6.1和6.2）。这些基本资料介绍了抑郁症及这个计划的基本情况，这些就是指导者和参与者之间对话的起点。最初的访谈目标如下：

1. 了解影响每个参与者的与抑郁的发生和维持相关的因素。

2. 介绍正念认知疗法的背景知识，与每个参与者探讨这个方法是如何帮助到他/她的。

3. 强调实施正念认知疗法将会是一项艰难的工作，需要参与者在整个八周的课程中都有耐心和坚持精神。

4. 确定是否每个参与者都能从课程中获益。通常情况下，指导者不会将有以下情况的人带进这个计划中：（a）患者有主动自杀行为，而且没有其他形式的咨询支持（如果有其他形式的咨询支持，参与者就可以进入这个计划）；（b）参与者目前有药物滥用或酒精依赖的问题；（c）未来的参与者或教师认为这个方法是错误的，或者对他/她来说现在的时间不合适（如，正处于严重的生活风险中）。

课程

在这本书中，我们介绍了八周的课程，每节课的开始或接近开始的地方我们都给出了该课程的主题和大纲。同时，正念认知疗法研究中参与者需要资料也要在每次课程结束时复制给参与者。

　　班级大小取决于是否容易操作，但是正念认知疗法要求班级人数相对少一些，特别是当它要被用于处理严重情感问题的易感人群时。我们的研究班级大约有12人，但是我们也指出如果班级人数太少也会是一个问题，因为指导者很容易将"班级"模式转变为"治疗"模式。

　　指导者也需要考虑如何向参与者提供正念冥想的录音材料，以便他们可以在两次课程之间完成家庭练习（见表5.1）。对指导者来说，一个选择是用CD播放，或者从网站上下载MP3文件，并通过USB接口拷贝一份，并且在第一节课时就将材料分配下去。另一个选择是告诉参与者网址（*www.guilford.com/MBCT_audio*），让有特殊需求的来访者自行去网站下载录音材料。

表5.1　正念练习的记录

课程		录音
1	葡萄干练习	2
	躯体扫描	3
2	10分钟静坐冥想——呼吸的正念	4
3	伸展及呼吸冥想	6
	正念运动——正式的练习	5
	3分钟休息时间——常规型版本	8
4	静坐冥想	11
	正念散步	7
	3分钟休息时间——反应型版本	9
5	面对困难的冥想	12
6	10分钟静坐冥想	4
	20分钟静坐冥想	10
	铃声会在第5、10、15、25、30分钟时响起	13

核心目标

　　这个计划总的目标是帮助那些曾经患过抑郁症的人学会预防抑郁复发的

技能：

- 使参与者更好地觉知自己每时每刻的躯体感觉、情绪及想法。
- 帮助参与者发展一种与感觉、想法和情绪相关的不同的方法——特别是，有意识地接受和承认那些自己觉得讨厌的、不必要的情绪和想法，而不再是那些习惯性的、自动的、预编好程序的规则，正是那些规则倾向于维持困难。
- 帮助参与者选择最有效的技能来处理不愉快的想法、情绪或者他们所面对的情境。

结构

正念认知疗法首先教参与者学会如何在每时每刻有意识地、不做任何评判地去注意。学会这种基础的正念是第1~4节课程的重点。首先，参与者会觉知到他们平时很少会注意到的日常生活。指导者教他们开始觉知人的心理是如何从一个主题很快地转移到另一个主题的。其次，学习在注意发生心理转移后，如何让注意力回到单一的专注点上。首先，教会参与者专注于躯体部分和呼吸上。最后，参与者要学习觉知心理游移是如何允许负性想法和情绪逐渐上升，而他们却完全没有觉知到这一切的发生。

只有当一个人学会了觉知以上这些内容之后，他/她才有可能利用正念认知疗法，进而对情绪的转变保持警觉，然后才能处理这些问题。处理情绪的转变是正念认知疗法第二部分的内容，这些内容将在第5~8节课程中介绍。无论负性想法或感受何时出现，指导者都向参与者强调：要允许它们静静地待在那里，去探索这个想法或感受本身，然后再使用特殊的策略，采取一定的步骤做出有技巧的反应。那如何做呢？参与者学会如何全面觉知自己的想法或情绪，承认它们的存在，然后将注意力转移到自己呼吸上1~2分钟，之后将注意力全部放在自己的身体上，我们称这个过程为休息时间。在第三节课的开始，我们介绍了休息时间在计划的其他部分中通常起着穿针引线的作用，参与者渐渐接受了将正式练习中学到的东西运用到日常生活中。休息时间的使用在第3~7节课程得以发展，其目的是让参与者多加练习。首先，参与者要进行每天3次每次3分钟的休息时间学习。从第四节课开始，他们增加休息时间这一过程的目的是观察参与者在面对困难时运用得如何，什么时候它可以被充分地利用来处理困难，从而将参与者从不愉快的想法或情绪中解放出来。渐渐地我们邀请参与者更直接地去观察休息时间，这是解决困难非常重要的第一步，之后，参与者就可以自己选择如何做出最佳的反应。

首先，他们可以选择只是简单地"重返"，返回到他们生活中更接地气的时刻，无论生活给他们带来了什么，都可以更好地塑造它。或者跟随课程五，他们可以选择通过被情绪影响的身体的部位来解决困难，将觉知带到身体的相应部位，通过呼吸去打开并放松这些感觉，而不是加重或环绕它。或者（课程六会介绍）他们也可以通过下面的方式解决困难：更清楚地观察负性思维是如何伴随情绪出现的，然后承认它们的存在，分析这些想法有多牢固，以及他们是如何被当作"心理事件"的。或者（课程七会介绍）他们可以凭借自己已有的能力，采取一定的行动，找到过去带来愉快情绪或者控制感的方法来解决困难。因为要在不同的背景下使用休息时间，所以强调它的灵活使用就显得更为重要了。通常不太可能要求所有的参与者都闭目3分钟，但是要求他们暂停一下：（1）去了解一下此时此刻发生了什么；（2）通过呼吸来集中自己的注意力；（3）将注意力从此时此刻扩展到更广的范围，这就包括了三步的"迷你冥想"，同时，这也是很重要的第一步。

最后，我们会鼓励参与者在抑郁发作时更好地去觉知自己独特的预警信号，并且制订出应对抑郁发作的特定行动计划。我们开始相信，正念认知疗法应该将正念方法的一般主题和处理抑郁所导致的特定问题的方法综合起来。但是，之前所有的时间都用来处理一个总的主题：以新的角度来对待和处理那些最困难的问题。

参与者在课程中训练方法的差异

参与者过去不同的经历导致了他们在班级中训练方法的极大差异。一些人十分了解课程情况；许多人对此却一无所知，甚至很害怕他们可能会被要求起来说点什么或者做点什么。在第一次课上，我们不仅要花时间强调保密性，而且要告诉他们，我们希望他们在对小组成员进行自我介绍之后，可以随意地在课程中表达自己的想法，不要有任何压力。与此同时，我们也会讲到倾听他人说话的技巧。通常情况下，当有其他人在说话时，我们中的很多人都会去想如何帮助他/她，或者确定一下自己下一步要说什么。学会注意就意味着学着在他人讲话时，专注于他人所讲的东西。那些在课程中讲话很少的参与者的贡献其实是以他们的存在以及他们的倾听实现的。

指导练习

我们发现我们引导正式练习的方式为日后每次课程设定了场景。我们帮助自己完全待在此刻的一些方式的指导语如下：

- 使用此时此刻的语气来表述我们希望参与者所做的事情。例如："……请注意一下，你是不是正在走神……"或者"……现在把你的注意力拉回到你的呼吸上……"（而不是"注意……是否"或者"把你的注意拉回到……"）（注意，在语言使用上，我们并不是总能找到"……正在"这样的形式来表达，所以在指导练习中要引导参与者找到一种方式，使其感到好像"规则"已经定好了。）

- 通过让参与者花一点儿时间觉知自己的姿势来开始冥想。建议后背挺直，使脊柱处于自然弯曲状态，但不要太僵硬。如果参与者坐的是椅子，重要的是让其靠前坐一点，这样其后背就不会靠在椅背上。当然，如果参与者后背不舒服或者后背疼痛，那在椅背上放一点儿支撑物就很有必要了。鼓励参与者自己检查自己的后背、脖子和头部是否在一条直线上。可以有意地摆出一种能够体现尊严、坚定和警觉的姿势，使这些品质表现出来。

- 以讲事实的方式为参与者讲授冥想。注意这不是放松练习，因此不需要使用特殊的语调或放低嗓音使参与者放松。不要完全照着指导语读，不要大声朗读。

- 鼓励参与者使用这样的短语"尽自己最大的可能"，而不是"尝试"。这样的短语强调了温和性，而不是努力奋斗。例如，"……尽自己最大的可能觉知你的呼吸"，而不是"尝试觉知你的呼吸……"

- 和班级一起做练习。当指导练习时，指导者也要一起练习——而不是"告诉参与者如何去做"。这就意味着你在指导参与者做冥想练习时，自己也要时时刻刻处于冥想中。如果你做冥想时常常闭着眼睛或者注视着下方，那当你指导课程中的参与者冥想时，也闭上眼睛或者注视着下方。时不时地简单地扫视一下班级里的参与者可能是有用的，但是你不需要时时刻刻睁着眼睛"观察参与者的跟进程度"。

- 在你的指导语间隙允许一定时间的沉默。留给参与者一些空间让他们自己做练习。你不需要在所有的时间里都讲话。特别是那些时间比较短的练习，你可能会发现讲话比较费时，但是沉默可以省出很多时间。

对参与者的要求

在课堂练习中我们发现，最合适的反思时机是立即对产生的联系进行跟踪。一个练习结束后，我们只有在给予参与者机会，让他们对其练习体验进行回应和评论后，才可以开始进入下一次课程。我们开始认识到，班级中的对话包括两个阶段。首先，我们会让参与者描述他们在练习中的真实体验。他们的感受、想法、冲动或情绪是什么？他们注意到了什么？其次，我们想知道人们对他们的体验有什么看法（见第十二章）。

对于参与者的反馈，我们保持一种欢迎和关注的态度，这就使得其他的组员也能够这样做，并让他们觉得自己所体验到的一切都是合理的。指导者对参与者体验的好奇心也会促使参与者对自己的体验好奇。因此，在对话过程中，我们发现密切关注（并将注意力转回到）参与者真实的体验是很重要的。

班级成员能够看到他们自己的体验与其他人的体验之间存在某些联系，这些联系是非常重要的。我们也会鼓励参与者讨论他所遇到的任何困难或者障碍。如果一个人考虑到了这些，那么其他人也有可能想到他们自己。

最后，要牢记不同的人在正念认知疗法中找到的能帮助他们的内容可能是不同的。正念认知疗法中哪一部分最重要这一点，在课程开始之前是无法提前作出判断的。将你的指导者的角色想象成播种一样。你不知道要过多久这些种子才能发芽，而且实际上，这并不受你的控制。你最好能够培养参与者开放的、探索的精神。

正念认知疗法的核心主题

在本节中，我们将尽可能准确地总结我们认为这个治疗抑郁的方法的核心主题是什么。

探索如何最好地防止负性思维模式的建立和巩固

我们所做的一切旨在防止自我维持的负性思维模式，这种自我维持的负性思维模式会逐步增加负性情绪，从而导致抑郁的复发。我们的目标不是将负性思维从头脑中赶走，而是当负性思维模式出现时阻止它们的建立。

什么驱动了旧有的思维习惯？
驱动–行动模式的七大征兆

负性思维的模式是建立在旧有的、熟练的、自动认知的认知惯例（通常是反刍）的基础上的。这种模式会被患者逃避抑郁的目标或有问题的生活情境所激发。这些无用的惯例长期存在着，因为个体维持着一种认知模式，这种认知模式具有以下特征：

1. "大脑自动运转"地生活着（而不是有意识地、清醒地选择）。

2. 通过思维建立与体验的联系（而不是直接的感觉）。

3. 反复想着过去和将来（而不是现在的时刻）。

4. 试着躲避、逃避或者摆脱不愉快的体验（而不是带着兴趣接近它）。

5. 希望事情与他们现在的状态不一样（而不是允许它们只是它们现在的样子）。

6. 将想法看成是事实或真的（而不是可能与现实相关，也可能与现实不相关的心理事件）。

7. 对自己很严厉和不友好（而不是友好以及友善地关爱自己）。

这些特征中的每一个都是驱动-行动模式的不同方面。随着我们这个计划的课程的推进，每一个特征都会变得突出。

核心技能是什么？

患者需要学习的核心技能是如何退出并摆脱这些自我维持的认知惯例。最基本的方法是正念（觉知），顺其自然。顺其自然的意思是放弃卷入到这些旧有的习惯中去，使自己从那些依赖某些事的思维模式中解放出来，正是这种持续的逃避或回避不愉快情绪导致负性循环的持续。本计划的目的是自由，而不是愉快、放松等，虽然这些方面是颇受欢迎的副产品。

友善的基本作用

可以确定的是，正念认知疗法项目中每节课的所有内容都充满着友善和关爱的态度，这是非常重要的。通过教授参与者，让他们意识到带着轻微的好奇心去接近不想要的体验是有可能的。当他们这样做之后，就会与它们发展出一种不一样的关系，而这些心理品质可以帮助参与者阻止旧有思维习惯的巩固。他们也支持这样的观点：正念并不是集中注意力或者转移注意力，而是可以集中注意力的品质。友善，最初它可能被指导者个人的温暖、关注或欢迎的姿态所掩盖，但是通过这个计划所用的温柔的方法，可以逐渐被强化，特别是与负性情感共处时。这就使参与者练习友善地对待自己的体验，并且当自己被旧有的心理习惯威胁时也可以温柔地对待自己。关于这个过程的更多细节的讨论在第八章中。

体验式学习

只有通过直接的体验才能获得正念所要求的技能/知识。理论知识可能有用（它也可能以设置预期、目标等方式阻碍练习），但是还远远不够。要获得这些技能就需要进行重复性的练习（可能上千次）。大量的练习只有在下列条件下才可以获得：（1）参与者要对学习承担99.9%的责任，因为这些学习是发生在课程之外的；（2）所有的体验都像磨坊里的谷物，利用觉知/顺其自然处理相当中性的、又明显无害的自动想法-情绪-躯体感觉，这样可以建立稳定的技能来处理与抑郁有关的模式。

授权

如果参与者使用正念完成了大量的练习体验，那指导者对参与者的授权是相当重要的。在使用授权时，在任何可能的情况下，学习都应该建立在参与者自身体验的基础上，而不是以指导者的课程为基础。另外，学习还应该体现这一观点，即参与者都是自己的"专家"，他们已经有了大量的相关体验和技能。具体如下：

• 指导者在课程的第一次练习或其他练习之后，以及每次家庭作业之后都要立即要求参与者给予反馈。这种反馈应该成为主要的教学手段。

• 提出开放式的问题，鼓励参与者说出自己的困惑、困难以及局限。

- 强调教学中的关键点，即参与者提供了间接的或直接的反馈。要将反馈和教学具体化、专门化。
- 跟踪家庭作业记录，无论参与者实际上是否完成了家庭作业，都要坚持跟踪。
- 鼓励参与者要有一个清晰的意图（不是目标导向的），帮助他们将练习视为对自己非常重要的一件事情。
- 保持以下两者的平衡：对期望抱有"顺其自然"的态度（如果过分强调它，反而会降低动机）以及相信通过正念练习可以带来重要变化的意愿。
- 鼓励参与者在探索体验中保持好奇心，即使（特别是）当这种体验变得乏味或者消极时，更应如此。

需要学习的内容是什么呢?

- 全神贯注。

将注意力放在一个特定的焦点上，并维持一段时间，这种能力是正念认知疗法所有其他组成部分的重心。这种注意是持续的、有质量的，它使得注意可以聚焦，而不是走神和分散。

- 对想法、情绪/感受、行为冲动和躯体感觉的觉知/正念。

这一点很重要，因为只有我们去觉知它们，才有可能有意识地让这些无益的思维模式顺其自然；也因为觉知本身需要加工资源，所以使得无益的自我长期保持的认知模式得不到加工资源；还因为觉知到困难（特别是身体上的）可以使我们以"最佳心理"承受这一过程，从而可能表现出更有创造性的一面。

- 此时此刻。

指导者通过非"追踪模式"，来建立此时此刻的模式。也就是说，指导者不要提前给参与者提供指导语，而是在实际操作中需要用指导语进行练习时再提供给他们。

- 去中心化。

这意味着要将想法、情绪、躯体感觉以及行为冲动作为其心理和身体经历的事件，而不是将他们作为事实。

- 接受/不厌恶、不依恋、友善的觉知。

激发起人们一种自动化的认知习惯的动机，这种动机常常是厌恶或渴望的一些形式。由于这个原因，"接受所有的一切"就会削弱驱动这些习惯的力量。接受和觉知也能使我们以更为清楚的、更广阔的视角来看待所谓的"坏事情"或"好事情"，这样我们就更有能力应对整个情境，而不是只让它的一个片断"制住了我们的软肋"。如果我们的觉知建立在当这些反应出现时友好地对待自己的基础上，那么当与厌恶有关的觉知出现时，我们更有可能学习一种新的应对方式。

- 顺其自然。

这既是防止一个人进入恶性循环的关键技能，也是使人走出这样的恶性循环的关键技能。它是躯体扫描和正念呼吸的一个重要部分，一个关键原因是因为它是最困难的事情（走神），也是最有用的东西。也就是说，人们进行练习时，他们的内心想法反复地从呼吸或身体上走开，开始走神到其他的东西上面，觉察到走神后又会回来，然后再重复这一过程。实际上，这个过程比把注意力百分百保持在呼吸/躯体上更加重要。正念呼吸是顺其自然的一种手段。

- "存在"模式而不是"行动"模式，不依赖于目标，不用达到某个特定的状态（放松、开心、平静等）。

所有无益的模式都是"驱动-行动"模式的变异，聚焦于达到目的并监测现在的状态与期望、渴望或"应该"状态之间的差异。品味"存在"这种模式，并能够随意进入这种状态，这样可以强有力地代替可能导致抑郁发作的习惯性"行动"规则。练习以及指导者自己表现出来的"存在"方式，都为直接"接触"这种模式提供了有力的机会。因此，无论练习发展到什么程度，指导者都要充分展现出具有内在特质的存在模式的重要性，而且以这样的存在模式练习方式开始每次课程。课程中恰当的练习步骤和停顿以及任何时候只聚焦于一个焦点，都能促进这种模式的发展。

- 觉知反映在躯体上的问题。

通过身体这个关键的地方，我们可以学习将我们的体验进行不同的关联，这是正念认知疗法练习的基础。另外，身体上出现的问题往往是出现厌恶、压力的线索，觉知到躯体的问题，是一种将加工资源从自动化的、无益的（目标导向的）规则中撤退回来的方式，让这种觉知仍然使问题处于"加工中"（这样不会加剧厌恶的情绪）。觉知也可以被看成是另外一种加工模式的标志，它可以让我们继续正在进行的工作，让事情逐步地展开，让我们不再受那种致力于减少差别、达到目标或是解决问题的思维方式的影响。

总评

许多心理学家、咨询师及其他心理健康工作者的职业期望就是帮助别人。这种帮助可以有多种形式。大多数治疗理论都是建立在关于过去有哪些地方出错以及现在有哪些地方出错的原理上，这是非常合理的。他们在这些原理的基础上帮助人们寻找资源以便更好地应对问题。这些治疗的理论建立在这样一个观点上：治疗的目标是先评估问题，然后再解决问题。这些努力可以帮助人们更好地管理自己的生活。这种治疗形式帮助了很多人。

我们的分析表明，上述这些治疗只能暂时地减轻症状，除非人们可以使用这些治疗方法找到关爱自己以及从不同视角看待自己的问题的方式。研究数据和临床经验都建议我们：人们只有在他们的想法和情感的"战场"上学会采用不同的态度，才能早一点辨别出困难情境，然后才能采用技术性的手段解决问题。采取不同的态度就是在我们的心理上尝试不同模式的过程，这种模式不同于平常占据我们内心的模式，或许多治疗占据的心理模式。它涉及以新模式取代旧模式，并修复新模式的问题，而新模式就是使事物顺其自然，其目的是更清楚地弄明白如何做出反应会更好。下面7~17章介绍的八节课的目标就是要介绍这种不同于一般模式的对待体验的方式。

第六章

参与者的课前访谈

基础理论

因为参与者在正念认知疗法的工作中最初的冲突是体验式的，所以在开始课程一之前至少要粗略地概括一下这个方法牵扯到哪些内容。开课之前的访谈可以为了解这一概况提供机会。在60分钟的时间里，对参与者逐一进行访谈，或者进行90分钟的小组会谈，在这期间，参与者与其他成员分享他们在抑郁期间的独特体验。作为回报，他们可以学习正念认知疗法如何可以帮助到他们。课前访谈的时间也是项目中参与者单独与指导者工作的时间，因为一旦课程开始，就很少强调每个参与者的故事的独特性，而是将更多的注意力放在大家的共性上（如，反刍的倾向或者回避负性情绪）。在课前访谈之前，参与者会拿到资料6.1，在做访谈总结的时候，参与者会拿到资料6.2。

课前访谈的概况

在你进行访谈的时候，你要确保可以为来访者提供足够的时间，使其可以描述抑郁发作时他们的生活是什么样子的，以及延伸了解他们认为导致自己抑郁复发的易感因素是什么。同时，探索为什么他们仍然感觉自己有很大的抑郁复发风险也很重要。然后你可以对抑郁复发的易感性做出认知方面的解释，可以使用参与者自己的例子和体验，以及正念的作用帮助他们降低抑郁复发的风险。在访谈的最后，你要确保已经了解了每一个参与者的期望，向他们说明了每一个重要的问题，访谈结束时确保每一个参与者都决定加入这个课程，在这个时间点上，确保每一个参与者都适合开始这个计划。

"是什么将你带到这里来的？"

访谈可以以邀请参与者讲讲是什么将他们带到生活中的这个时刻这种方式开始。参与者常常会提到长期与抑郁症抗争的挣扎史：生活经历，抑郁的强度和长度的变化，他们或他们家人承担的巨大压力的累积效应。在他们的描述中，看看是否可以就某一个阶段探索一些细节，特别是那些发生在敏感的转折点的事情，比如说青少年期、中年期或刚退休时。特别要了解的是，他/她是如何应对自己的抑郁的？他/她是如何解释抑郁的？这些解释是如何与其他人的解释契合的，例如：家庭成员是如何说的？这些观点随着时间的推移有变化吗？

现在聚焦于最近的一次抑郁发作，参与者注意到在抑郁发作之前有什么扳机点？这次他们面对的特殊的症状模式是什么？他们是如何努力处理这些的？他们是否注意到他们有退缩、回避、反刍或者压抑感受的倾向？如果发现了这些倾向，尽可能地探索他们的习惯性应对方式。

心里常常想着这样一个问题"他/她认为自己抑郁复发的易感性程度是多大？"，这是很有帮助的。一些参与者将抑郁症完全归因于外部因素，认为他们的风险与这些外部因素是否仍然是个问题或者是否会再出现有关。这可能会给人这样的印象，如"我工作特别的努力，经常熬夜，在抑郁发作的时候我还在坚持。现在我不再做那个工作了，我会好起来的"。或者"我的抑郁症发生在我与女友的关系非常不好时。她非常的专横，常常批评我或者告诉我做这做那。我们已经分手6个月了，所以现在我不是很担心抑郁症复发"。参与者可能会表达一些其他的观点，承认个人的脆弱性，但是当抑郁症来袭时他们会表达得很被动："我知道我的抑郁症是由于化学失衡所致，所以除了吃这些药物，我还能做什么？"或者："抑郁症在我的家族有遗传史，看起来它将伴随我的一生。"

在访谈的这个部分，我们这样做可能对参与者有帮助，即与他们讨论已有的研究结果——即使是抑郁症的易感体质，人们还是可以做一些事情来保护自己，防止抑郁症复发。在很多方面，这个描述简单地说明了正念认知疗法的本质。你可能会想拿II型糖尿病来进行类比，这类病人体内有得这个病的生理底物，但是通过节食及锻炼，他们仍然可以有效地管理这个病。

最后，动机访谈的研究发现，人们对当前状况的紧急感会较强地预测他们的治疗承诺、出席以及投入[77]，收集这些信息可以帮助我们判断，现在是否是这个参与者加入到这个计划中的合适时间。

我们是如何理解抑郁复发的？

我们讨论了参与者过去的经历及解释，他们可以做些什么来保护自己，进而阻止抑郁的复发，有时将最近关于抑郁症复发的易感因素的科学知识与这些内容联系起来是非常有价值的。在呈现这个模式时，指导者也应该询问参与者的观点，或者根据他们的经历，考虑这些研究结果是否说得通。

有些时候，传达下面的一些或者所有内容可能是有帮助的：

"现在的研究发现，抑郁发作的任何阶段，负性情绪与负性想法（如，'我是个失败者'）和无精打采的、疲惫的躯体感受都会同时存在。当抑郁期过去后，情绪回到正常，负性想法和疲惫感也会消失。但是，在抑郁发作期，情绪与负性思维模式的联结就形成了。这意味着，当一个人又感到悲伤了（不管是什么原因），相对小量的悲伤情绪也会再激活旧有的思维模式。人们又开始想他们的失败，或者信心不足，即使在当前的情境下这是不合理的。那些从抑郁中康复的人可能会发现他们自己感到'问题并没有解决'，他们会不断地问'哪里出问题了？''为什么这会发生在我身上？'或者'这种感觉到什么时候才会全部结束？'他们认为这种反刍应该可以帮他们找到答案，但是这只会使得情绪的漩涡更深。当它发生时，旧有的负性思维习惯又开始了，将一个人重新拉回到原来的车辙中，这有点儿像是在流沙中挣扎。正是这种想逃脱抑郁症的挣扎使得事情变得更加糟糕。随着时间的流逝，一个得以充分发展的抑郁发作期就开始了。正念认知疗法的一种主要观点是它可以帮助人们学会后退，找到与这些思维模式相关的不同的方法，这个项目就是被设计用来帮助你找到这种方法的。"

正念认知疗法如何帮助你？

在课程开始之前你可以问一问参与者是否对正念认知疗法有一定的了解，或者他们是否是第一次接触这个方法。他们可能读过关于正念认知疗法的文章，在网上找到了一些资料，甚至他们有可能研究过治疗抑郁的正念方式[76]。最好也可以问一问他们希望从这个课程中收获什么，以及他们之前是否有过认知行为治疗或者冥想的经历。有一些参与者虽然可能并不关心这个计划的认知行为治疗方面的内容，但是当他们意识到这个计划的核心技能是学习如何冥想时，可能会产生怀疑态度。作为指导者，没有必要在这个观点上说服他们，相反，可以观察他们的反应，试着通过做一些看起来不太寻常的事情去吸引他们的好奇心。例如，很多参与者说他们的情绪困难的一个方面是他们的注意力总是被其他的东西"绑架"，即后悔、担忧及偏见。这个时候就是告诉他们这个计划的第一部分就是进行注意力训练（有点像我们去健身房训练肌肉）的好机会。有很多不同的练习可以帮助我们展示我们是如何训练自己的注意力的，这便于我们对自己注意的焦点有更多的选择。

你可以这样继续：

"作为这个项目本身，很多临床研究都证实正念认知疗法可以显著地降低抑郁复发的风险。它可以教你觉知到大脑的工作，当你这样做的时候，你可以识别阻止你的大脑溜回到旧有模式的选择点。学习这一点的一个主要方法就是进行正念冥想练习。在八周的课程中我们要学习一些不同的练习，这些练习可以帮助你找到对你最有用的东西。我们只是简单地要求你在课程中或者家里尝试进行所有的冥想。我们也强调，这个课程可以给你们提供关爱自己的机会，在这个过程中，你们要友善地、温柔地对待自己，同时也可能会学习到一些新的东西。"

继续在家里练习

发展正念的主要工具之一就是在两次课程之间进行家庭练习。这个通常在每节课后与其他家庭练习一起布置下去，所有的练习加在一起大概需要一个小时的时间来完成。我们要认识到对参与者的时间要求是很重要的，它提供了足够长的正念练习的暴露，这种暴露可以帮助他们在课程结束后，决定如何最好地关爱自己。接近课程结束时，我们会鼓励参与者识别任何有可能在家里也可以继续进行的练习。设置家庭练习的阶段也可以使事情更顺利地进行。例如，参与者应该考虑在这八周的课程中，怎样能每天找到一个小时来做练习，告诉家里的成员或其他人会涉及什么内容，并且准备一个自动播放器来听冥想指导语。

参与正念认知疗法课程可能面对的挑战

有多个原因可能会导致正念认知疗法课程的参与者受到挑战。在最开始的阶段给每一个参与者分享以往参与者的反馈，即这个计划绝对是值得坚持的，这一点非常有帮助。指导者可以花几分钟告诉参与者可能存在的挑战，并且就他/她在过去课程上的经验进行反馈。参与者可能面临的挑战如下：并不是所有人在小组里都会感觉到舒服；一些人可能会觉得他们被逼着说话；班级成员可能来自非常不同的背景；练习的效果也不是每一次都那么明显。随着计划的深入，有些习惯于通过大量的反刍或拒绝的方式来处理情绪的人可能会发现，他们的情绪问题开始在课堂上或家庭练习中出现，参与者会有很多次想要放弃或者不再来上课。我们的研究发现，越是倾向于反馈和/或回避困难体验的人越是有可能早早地退出课程[78]。我们发现，当我们注意到这些倾向时，会花更长的时间在课前访谈上，这一点尤其有帮助。因为我们可以从访谈中挖掘出与困难体验待在一起以及探索这些困难体验时可能存在困难的地方。参与者想要放弃的方式有很多种，我们在早期发现这些期望，并且将这些期望作为进行这个计划的一部分是非常重要的。

保密的需要

为了让班级成员感到暴露个人信息是安全的，在班级里的保密性工作是必须要做的。对一些特别脆弱的来访者（如那些有自杀风险的人），指导者需要指定一个与其联系的人，比如说一个重点关爱这个来访者的医生或精神科医生，他/她可以在参与者有安全或健康隐患时识别出来，以防其出现紧急风险。当然，这种联系也需要让参与者知情同意。

练习的安排

指导者应该关心练习小组各个细节的设置，如签名、停车入口、开始时间、房间布局。如果参与者需要填问卷，他们应该稍早一点儿来做这个。指导者也应该告诉小组成员，当他们不能参加时要打电话告知。指导者也应该得到来访者的同意，允许他们在没有接到通知的情况下，打电话去了解他/她怎么样。

访谈的总结

在访谈的最后，由你们两个人来决定现在是否是进入到这个计划的最佳时机，这一点很重要。在很多案例中，这一点是不言而喻的。但是，有时，当给参与者提供了这个计划进程的详细细节时，有些参与者会提出他们的局限性。参与者可能太忙了，根本抽不出时间，或者他们想远离痛苦的情绪，而不是激发这些情绪。作为指导者，有时候你自身也可能有一些局限性。这些局限一部分来自于对参与者可能给小组进展带来破坏性的担忧，一些来自于在自我体验中还没有被治疗的自我创伤史，或者是现在仍然体验着的抑郁急性症状，比如说难于集中注意力以及做决定。有时候，对参与者而言，将探索正念认知疗法作为将来的一个选择可能会比较安心。

结束访谈时，指导者表达自己的期望，并承认来访者能来到这个地方的勇气，以及对这个课程的展望。

资料6.1
正念认知疗法的初步资料

请在我们见面之前阅读。

抑郁症

抑郁症是一种非常常见的问题。成年人中有20%的人会在生命的某个阶段罹患重度抑郁症。抑郁症既会引起生理的变化，也会引起心理的变化（我们思考和感觉事物的方式）。正因为如此，将治疗抑郁症的医学方法（作用于大脑）和心理疗法（教授人们处理想法和情绪的新方法）整合到一起，常常是有用的。

抑郁症的治疗

以前你患抑郁症的时候，医生可能会给你开抗抑郁药。这些抗抑郁药将作用于大脑的化学递质。抑郁时，这些化学递质常常会被耗尽，这样会导致患者情绪低落、精力下降、睡眠失调和饮食紊乱。纠正这些大脑的化学物质需要花费时间，但是大多数人的症状在服药后6~8周会得到缓解。

一般来说，尽管抗抑郁药在缓解抑郁方面能起到一定的作用，但是却不能根治抑郁症，因为他们的效果只有在坚持服药的情况下才可以维持。如果想用这个方法防止抑郁症不再复发，那你的医生就得继续为你开几个月甚至几年的药，因为这种方法是目前公认的比较有效的方法。

但是，有很多人愿意尝试其他的方法来治疗抑郁症。这也是你来参加这个课程的目的。

预防抑郁症的复发

无论是什么原因导致你的抑郁症第一次发作，抑郁体验本身就有很多后效。其中之一就是你可能会再次抑郁症发作。本课程的目的是帮助你预防日后抑郁症的复发。在这些课程中，你可以学会以不同的方式来处理你的想法和情绪。

因为很多人都患过抑郁症，而且还有再次发作的风险，你要和很多患过抑郁症而且服用过抗抑郁药的人一起学习这些技能。在每周两小时，持续8周的课程中，学习一种新的方法来处理头脑中的所思所想，并且与班里的其他成员一起分享和温习刚才你在练习中的体验。

在8周的课程结束后，班级成员还会在随后的几个月里见四次面，便于检查治疗的进展。

家庭练习：两次课程间练习的重要性

我们会一起努力来改变长时间存在的心理模式。这些模式可能已经变成了一种习惯。我们需要投入大量的时间和精力来学习技能，这样才可能成功做出改变。

这种方法的实施完全依赖于你愿意还是不愿意完成两次课程间的家庭作业。在8周的时间里，每周要有6天，每天至少花1个小时的时间来完成家庭作业。作业内容包括：听冥想或其他练习的录音，进行简短的练习等。我们认为，在本来就非常繁忙、日程安排已经很满的生活中找出大量的时间来做新的事情是很困难的。但是，承诺花时间做家庭作业是课程很重要的一部分；如果你觉得自己做不到，那最好不要加入这个班级。

面对困难

课程和家庭作业可以教你如何在生活中的每时每刻有更加完整的觉知和体验。一方面，它可以使生活更加有趣、生动和充实。另一方面，这意味着要面对每时每刻，即使在不愉快和困难的时候，也要做到这一点。在练习中，从长远来看，你会发现面对困难、承认困难是降低不愉快感的最有效方法。这种方法对预防抑郁症复发也很重要。当不愉快的情绪、想法或者体验出现时，能够清楚地看到它们，你就可以在它们变成更加强烈和更加持久的抑郁之前，将它们"扼杀在摇篮中"。

在课堂上，你可以学会用温柔的方式面对困难，也会得到指导者及班内其他成员的帮助和支持。

耐心和坚持

因为我们的工作是改变已经很牢固的心理习惯，因此你需要付出大量的时间和努力。这种努力的效果可能在后期才会表现出来。在许多方面，这就像种花——我们需要先耕地、播种种子、确保他们有充足的水分和营养，然后再耐心地等待结果。

你可能已经通过服用抗抑郁药而很熟悉这种治疗模式了：通常情况下，只有在服药一段时间后才可能有一点儿收效。然而，抑郁症能不能得到改善依赖于你能不能坚持吃药，即使你在不能立即感到效果的情况下也必须坚持吃。

同样的，我们的课程和家庭作业要求你有耐心并坚持，花时间和精力去做要求你做的事，而且能够耐心接受你努力的结果可能不会很快地表现出来。

最初的个体会面

　　最初的个体会面给你提供了一个机会，你可以针对课程或这个资料中相关的观点提出你的问题。这样在面谈之前，你可以记录下你希望了解的内容，这对你很有用。

资料6.2
正念认知疗法的介绍

导言

在访谈的介绍中，你可以告诉我们大家一些关于你的故事，你对这个课程的学习情况，讨论我们是如何理解抑郁症复发这个问题的，做好一些参加这个课程的练习安排，以及询问任何一个在那个时候你可能有的问题。

在这个简短的资料中，我们希望总结我们一起讨论的一些事情。

理解抑郁的复发

你以及小组的其他成员来到这里，都是因为你们经历过抑郁症复发的阶段，而且你们都对如何预防抑郁症的复发有兴趣。你将要参与的正念认知疗法是基于最近的心理学研究，这些研究的结果指出了那些会导致及维持抑郁症的因素。

首先，我们想和你分享一下我们猜测的最可能的因素有哪些。你已经尽自己最大的努力了，并且你所努力的事情可能也达到了一定的程度，但是它们可能还是没有达到你所希望达到的水平。因为你没有其他选择，所以如果停止你惯常的做法，你会感到有风险。但是，有些应对方式更像是在挖洞，而且越挖越大。我们认为这就像一个恶性循环一样，它是以这样的方式在工作：

- 与比较好的时候相比，抑郁的时候想法更负面。
- 在第一次抑郁症发作时，这种负性想法占据了一段时间，并且建立得相当稳固。
- 几次抑郁复发后，强烈的联结便形成了，这就意味着即使像情绪低落这样一个很小的扳机，也会快速导致抑郁症的发生。
- 负性想法的螺旋形成，导致了无望感。
- 这反过来会吸引它退缩，并且回避越来越多的情境。
- 一旦你旧有的信念被激活，想要从中摆脱出来就变得很困难。这感觉有点像是挣扎着想从流沙中出来。

除了再一次复发抑郁，有证据表示学着后退，在别的地方找到解决问题的方法是可能的。我们希望可以帮你找到这种方法。

正念认知疗法的课程是如何帮助你的？
临床上对几百个病人的研究发现，正念认知疗法可以显著地降低抑郁复发的风险。这里有一些过去参加过这个课程的小组成员的报告：

- 我开始觉知到我的大脑的工作了。
- 我学会了识别模式。
- 我学会了保持稳定，但有时也会后退一点。
- 我认识到除了溜回到旧有的模式，我还有其他选择。
- 我学会了用更友善、更温柔的态度对自己。
- 我学会了识别预警信号，并且采取有效的行动。
- 我学会了如何做更少的努力去"改变"事情。
- 我学会了如何将注意力集中到此时此刻。

在课程中，你会发现可以进行很多不同方式的正念。让自己试着做所有的正念练习，你可能会发现那些对你最有用的方式。每周的课程也为你提供了更友善和更温柔地对待自己的机会。

家庭练习

每周都有家庭作业，通常每天需要1小时。为了帮助你在生活中找到可以做这个新承诺的空间，你要考虑如下问题：

· 当你需要练习时，一天中的什么时候你可以抽出时间？

· 让家里的其他成员或社交圈里的其他人知道它会涉及什么。

· 你是否有可以用来播放指导性冥想练习的设备？

· 看看你是否可以平衡自然出现的不同的动机，比如说对结果缺乏耐心，或者你可以和放下对这八周的预期。

· 在这段时间里友善地对待自己，特别是当你碰到一些困难的时候更应如此。

这个课程的挑战

正如我们讨论的，你可能会发现上正念认知疗法课程具有一些挑战性，这有许多不同的原因。我们想向你保证，当这些挑战出现时，你的指导者会与你一起讨论任何可能的原因。事实上，曾经的参与者想让我们向那些刚刚开始的参与者传达他们的反馈：坚持下去是很值得的，即便很挣扎，也是值得的。你所获得的知识可以帮助你降低抑郁复发的风险。

保密性和安全性

为了创造一个组内相互信任和分享的氛围，我们会在组内制定一些小组的规则。

- 参与者和指导者都要遵守保密原则。
- 如果你的指导者非常担心你的安全或健康，包括对你自己或者其他人的风险，他/她需要与你的常规训练师或者其他的专业人员取得联系，当然前提是已经告知过你了。

练习的安排

- 小组准时开始的时间是_____，结束的时间是_____。
- 穿着舒适的衣服是个好主意，你可能还想带个轻一点儿的毯子。
- 我们想强调一下参加每次课程的重要性。如果你来不了，请告诉你的指导者。
- 因为这个课程可能具有挑战性，有时候你可能会不想来。如果发生这样的事情，请打电话过来让我们知道你的状况。我们可以与你一起讨论任何问题。

如果你错过了一次课，再回来的时候你会觉得很困难，但是回来是值得的。任何时候你想回来，我们都很欢迎。

如何阅读每一章节的课程

在下面的章节中，我们对每一节课的意图进行了详细的描述，我们的目的是要做以下这些事情：告诉你每次课的内容，描述可能被观察的内容；让参与者自己说他们在练习中的发现；坦诚地告诉参与者，作为教师，我们认为常常会遇到的困难，以及当这些困难出现时，我们是如何尝试去理解事情的发展的。

到目前为止，我们课程的风格略有差异。教学资料有诗歌、格言以及故事，这使得我们离心理学教科书的世界越来越远。这有很多复本：争论的溪流有时会萦绕在它自己身边（很多时候），就好像这些溪流从来不会到达河里，也不会到达海水里一样。我们希望个体的部分会渐渐地形成更完整的图像，就像这个计划中的参与者，不同课程内容中相同的信息，给他们呈现两遍或三遍后他们就认为有道理了，但是在此之前，可能他们都没有注意过它。

在每个章节里都有大量的练习细节，每一部分最开始都会有一些概要用来介绍这个章节的主题。目的是为了指引读者，请不要将其作为课程本身的导言。虽然课程中有些例子在日后才会有用，但是为了帮助他们学习已经发生的东西，我们列举了那些例子。我们希望当你从这段阅读中开始你的旅程时，通过练习去教学。

第七章

课程一：觉知和自动运行

背景

你是否曾经打开过一包糖果，尝了第一个，然后就发现你的糖果包是空的了？是其他人吃了它们，还是你没有注意到自己吃了它们？或者你曾经按照常规的路线开车回家，结果直到你到家了才意识到你之前准备路过一个朋友家去取点东西？在这些情况下，你可能觉知到，也可能没有觉知到你的注意力去了哪里。但是结果是你做了一些你未计划做的事情。似乎这些旧有的习惯已经控制了你的行为。

当人们被要求来描述这类事件时，很多人都使用"自动运行"这个术语来表达他们没有真正意识到在做什么的自动行为。在自动运行模式中，就好像身体在做一件事，而心理在做另一件事。大多数情况下，我们并未计划这样做或者那样做，但它就是自然而然地发生了。因此，心理在大多数时间里都是被动的，它允许自己被困于想法、记忆、计划或情绪中。我们的注意似乎被其他事件绑架了。

然而，大多数时间里我们不可能全然觉知到正在发生着什么。如果我们在过去曾遭受过抑郁的痛苦，那么这种心理状态尤其容易发生问题。在自动运行中，负性思维的碎片不太可能被注意到。如果没有将它们找到，它们就会进入一种模式，这种模式会导致更强烈的悲伤和更严重的抑郁。到这些令人讨厌的想法或情绪浮出水面的时候，它们常常已因为太过强烈而不太容易被处理。接下来我们会介绍更多处理这些想法和情绪的方法。

课程一的主题和内容

主题

　　在自动运行状态下，我们很容易将无意识转入"行动"模式，反刍思维模式会导致我们回到抑郁中。习惯性的行动模式也会剥夺我们更充实地生活的潜能。我们可以通过特殊的方式有意识地关注它，以此转变我们的体验。我们开始进行一些走出自动运行状态的练习，包括有目的地、正念地去注意吃饭、躯体感受和生活体验的方方面面。

日程安排

·确定课程的方向。

·设定关于保密性和私人化的基本规则。

·要求参与者两人一组，相互介绍自己，然后再在全组内进行自我介绍：告诉大家他们的姓氏，如果他们愿意，可以告诉大家他们希望从这个计划中收获什么。

·葡萄干练习。

·对葡萄干练习进行反馈和讨论。

·躯体扫描练习——从一个短暂的关注呼吸的练习开始。

·对躯体扫描练习的反馈和讨论。

·家庭作业：

·一周内要有六天进行躯体扫描。

·对日常生活中的活动进行正念练习。

·分发录音材料（通过CD、闪存盘，或者U盘），以及课程一中参与者要用的资料（包括家庭作业记录表）

　　·小组讨论：

　　a.家庭练习的时间。

b. 可能出现的问题。

c. 如何处理这些问题。

· 以一个简短的2~3分钟的关注呼吸活动来结束本次课程。

计划和准备

除了你自己开课前的准备，还要记得带上一个装有葡萄干和勺子的碗，以及指导躯体扫描的录音材料。

给参与者分发如下资料

课程一资料一：正念的定义

课程一资料二：课程一的总结：觉知和自动运行

课程一资料三：课程一结束后的家庭作业

课程一资料四：一份患者的报告

课程一资料五：课程一的家庭作业记录表

但是，首先，我们不得不处理开始的顺序，这种日复一日的"不知不觉"似乎是无害的，但是如果一个人存在长期的情绪问题的话，那就很危险。为了帮助从抑郁症中康复的病人保持好的状态，找到帮助他们识别自动运行模式并走出来的方法是重要的第一步。正念的练习可以使个体对这些内心的模式有更加清醒的觉知。我们可以学习有意注意，也就是有意识地去关注它。

要确定的一件事是，预防抑郁症复发的基础在于，当人们的心理处于自动运行状态时，教会他们识别出来，并教会他们有意识地将自己的觉知转移到其他事物上。在第一节课程中，找到一种简单的方式，并将其早点展现给人们，以一种并不只是增加更多他们"做的错事"的方式。

课程开始

当我们第一次去参观马萨诸塞州立大学医疗中心的减压诊所时，我们坐在由Jon Kabat-Zinn指导的一个新班级的第一次课程中。在指导者简单地表达了欢迎，并介绍了参与者为什么来这里后，他要求人们自我介绍，首先两个人相互介绍，然后在全组内自我介绍，介绍他们的姓名，为什么来这里，在疗程之后他们想收获什么。随后他介绍了一个简短的冥想练习，该练习直奔自动运行主题的核心。它包括吃一个葡萄干。

对第一次练习来说，吃东西是一个特别有用的任务，因为它是一个如此"自动的动作"，几乎不用有意识地去做。因此，相对于我们经常做的无意识动作而言，这是一个很好的例子，也是一个当我们减慢并关注这个简单的行动时，会看到变化发生的例子。这个简单的吃东西的练习就是帮助参与者了解什么是正念的第一步。

葡萄干练习

在做这个练习之前，指导者应该向参与者做多少解释呢？简短的解释是最有效的：少说比多说更不容易出错。我们最开始的目标是尽可能体验性地教授课程，如同这个计划中的其他练习，参与者从第一次体验中学习，然后从中弄清楚它的意义。下文中这个抄本说明了我们是如何通过葡萄干练习指导人们的。

对于患过抑郁症的人来说，这个练习可以很好地向他们介绍正念。首先，它提供了一个体验，而不只是基于口头的问题解决。它设定的情境是这样的：通过练习*和对练习的反馈进行学习。练习是重要的，也将会成为整个课程的核心。但是，作为指导者，葡萄干练习也是一种很好的介绍方式，这种练习对于回答练习后人们所问的问题很有帮助。我们需要在处理课程中出现的问题时让其具体化，让参与者找到处理这些问题的方法是很有帮助的。如果我们

---

* 在这里我们使用练习（practice）这个词语，就是为了指出这种正式或非正式的正念练习是参与者可以应用到日常生活中的练习。虽然它有这个含义，但是它还是保留了它原来更为普通的含义去表达一个观点，即，练习是以一种温和的、坚持不懈的态度去尝试学习一项技能，或者在这样的情况下，去尝试觉知自己的心理模式。

没有这种好奇心和探查我们体验的精神，就不能把它们具体化，或者我们只是想过早地解释要进行什么，那么我们又怎么可能期望参与者能够改变他们执行任务的方式呢？我们的期望是人们的体验及早发生变化，有了这些体验，人们可以在所有清醒的时间里进行正念练习。

抄本：葡萄干练习

　　我将要绕教室走一圈，给你们每个人一个葡萄干。

　　现在，我希望你做的就是将它看成一个物体——只是想象成你以前从来没有见过类似的东西，就好像你此刻是从另一个星球来的，在你的生命中你从来没有见过这个东西。

　　注意：此时在每句话之间至少要有10秒钟的停顿。指导者要用不带情感色彩的语调，以缓慢的、谨慎的语速说出指导语，同时要求参与者按照指导语做下面的事：

　　拿出这个东西，将它放在你的手掌中，或者用你的手指夹住它。（停顿）

　　注意去看它。（停顿）

　　仔细地看它，就像你从来没有看过它一样。（停顿）

　　在你的手指间将它翻过来。（停顿）

　　用你的手指去感受它的质地。（停顿）

　　仔细看它的发光处……黑洞及褶皱处。（停顿）

　　让你的眼睛仔细观察它的每一部分，就像你从来没见过它一样。（停顿）

　　当你这样做的时候，如果你脑子里有任何想法，如"我们在做好奇怪的事情啊"或者"这样做的目的是什么"或者"我不喜欢这样做"，那么只要注意到这些想法的存在就可以了，将你的注意力慢慢地拉回，继续放到这个物体上。（停顿）

　　现在，将这个物体放到你的鼻子下闻一闻，每吸一口气，仔细地观察你注意的是什么——它是否有气味？（停顿）

　　现在，再看一看它。（停顿）

　　现在慢慢地把物体拿到你的嘴边，可能你会注意到你的手和胳膊如何精确地把它放到那里，或许你会注意到当它到达你的嘴里时正发生着什么。（停顿）

> 然后，轻轻地将物体放进嘴里，注意它是如何被接收的，注意不要咬它，只是去探索把它放进嘴里时的感觉。（停顿）
>
> 用你的舌头去探索这个物体，当你让它在嘴里移动时注意你的感受。（停顿）
>
> 当你准备好后，有意识地咬一下，注意发生了什么——它所散发出来的味道。（停顿）
>
> 慢慢地咀嚼它，注意嘴巴里正在发生着什么，物体的形体在改变。（停顿）
>
> 然后，当你准备吞咽时，看看你能不能首先发现吞咽的意图，即使这只是你在实际吞咽前有意识的体验。（停顿）
>
> 最后，看看你是否能够感觉到吞咽，感觉它向下移动到你的胃里，每一次尝试后，注意嘴里葡萄干的消失，以及当它消失时舌头在做什么。Based on Kabat-Zinn.[67]

有一种促进这种具体化的练习实现的方法是：确保尽可能多地问开放性的问题（如："对于我们刚才所做的，有哪位愿意谈谈吗？"）。这种练习的方法在课程中并不容易学会。封闭式的问题很自然就产生了（"有人觉得累吗？""你是不是走神了？"）。这种封闭式的问题不可避免地只能产生一个"是"或者"否"的回答。相比之下，来看看下面对于更开放的问题的回应：

访谈者：有人愿意分享一下刚才品尝葡萄干时的体验吗？

参与者1：当看着葡萄干时，有不同的想法出现在我的脑海里。

访谈者：你能说一说都出现了哪些想法吗？

参与者1：我在想这么干、这么普通的东西吃起来却这么好吃，这真是很奇怪……如果我们不知道它吃起来怎么样，可能我们不会这么做。

访谈者：那么，这些与葡萄干有关的想法又把你带到哪里去了呢？

参与者1：不同的场景——干燥的沙漠、热沙子……我小时候与父母一起度过的假日——不同的联想。

访谈者：这很有趣，也很好。这个任务的目的就是把你的意识集中到葡萄干上，但实际上我们做不到。

参与者1：它跑到很多不同的方向去了。

访谈者：从对葡萄干的好奇联想开始，到它吃起来很好吃，还涉及干燥、热水、与你父母的假期……这是心理游移的一个很生动的例子。这个练习的主要目的是试图将我们的注意力集中在此时此地，但是实际上意识跑去了很多地方，如沙漠、你的父母以及其他地方。意识自己跑开了。这是个需要注意的非常重要的事情。一会儿我们会再回到这一部分。还有其他意见吗？

葡萄干练习的目的

- 注意对比正念觉知和自动运行。
- 观察集中注意到一些细节上会如何提示我们一些我们未注意到或已忘记的东西。
- 用这种方式集中注意可以转移体验。
- 注意游移的普遍性。

注意这个对话已经强调了一个重要的主题：心理的游移是非常容易将我们的注意从目标上带走。接下来，指导者会将参与者的体验与课程的主题相联系：我们常常处于"自动运行"中；自动运行期间心理的游移总是会发生；心理以这种方式游移是很自然的，但是当心境低落、联想和记忆能力低下时，自动运行状态下游移的心理是很危险的。因此，了解意识流正发生着什么，并有意识地脱离出来是比较好的。

葡萄干练习也为参与者提供了第二个可能：与平时的自动运行的做事方式相比，它提供了一种与体验相关的新方法的直接例子。他们发现，用这种方法集中注意力揭示了一些没有想到的关于葡萄干的小事情，比如说它的隆起部分、皮折、某一边上的小疤痕，这是它与比它大的葡萄藤相连的位置。一些人说，他们只能想到喜欢或不喜欢葡萄干；还有一些人说他们可以把葡萄干看得更清楚，或者能感觉到葡萄干更浓更鲜的味道。我们发现这些方面可以通过下面的问题找到答案："有人发现这种方式与你通常吃葡萄干的方式有什么不同吗？不同之处是什么？"参与者普遍都指出了练习时与平常吃葡萄干时两种方式的不同。

　　参与者2：你甚至不能停下来去注意。你就是自动地把它放进嘴巴里。你不可能这样品尝葡萄干的。

　　指导者：所以你是更快，更自动化的？你认为练习的体验与这样放进去的关键不同之处是什么？你发现了什么？

　　参与者2：味道更多……

　　指导者：你发现味道更多？

　　参与者2：还有质地。它们的外面是干的，吃进去发现里面是鲜美多汁的……我以前从未注意过。

　　另一些反应也说明了参与者开始觉察到这种体验与日常生活中常发生的情况有所不同。

　　指导者：对于刚才发生的事情，你真实的体验是怎么样的？有什么评论？

　　参与者3：我不经常吃葡萄干，但是由于一些原因，我们的猫很喜欢吃葡萄干，所以当我做饭时，我就会给它扔一些。事实上，我在想，下次我给猫一些的时候，也可以给自己一些。这么慢地做这样的事真的很好。我喜欢这样。

　　指导者：它与平常的体验有什么不同吗？

　　参与者3：嗯，因为我平时都是拿一大把放进嘴巴里，你知道的，尽可能快地吃完好去做其他的事，比如说把煤填到火炉里。

　　指导者：好的。你能够说出其中的一些不同的地方吗？

　　参与者3：我知道我在吃它。这可能听起有点儿可笑。

指导者：不，这很有趣。你知道你当时正在……

参与者3：我知道我当时在吃它。

在这里要注意，我们并不是很清楚参与者是否在用"知道"来表示理性的知识，或者更直接地感受体验。既然这个计划的主题是从抑郁的反刍转向直接的体验，这是一个很有趣的探索（虽然在此刻，没有必要去探讨更加深远的东西）。

指导者：你能再多说一些你当时的体验吗？

参与者3：嗯，我就是在想，我非常清楚地意识到我正在吃东西的事实。

指导者：对。是事实还是感受呢？

参与者3：作为感受吧，嗯，确定是感受。

指导者：味道或者……？

参与者3：对，关于你的胳膊和其他所有事情的感觉。我只是经常用手抓东西。我不知道我的胳膊通常是怎么做的；我的意思是说，我知道但是从来没有感觉到。

指导者：这是非常非常重要的区别。所以，与日常体验相比，你这次对直接的体验有更多的觉知。

参与者3：嗯。

指导者：是你胳膊这一身体感觉的直接体验，味觉的直接体验？

参与者3：非常准确。

指导者：好，这非常有用。谢谢你。对于这个体验还有人有其他评论吗？

参与者4：我猜这是很感性的，不是吗？如果我可以记得是什么"感觉"（笑）。对，我认为它可以被描述为感性的。

指导者：你可以更多地说一下你的意思吗？

参与者4：我的意思是说，我认为：我应该更多地这样做，因为我实际上确实体验到了更多的东西……嗯……这种体验很不同于一般的感觉。我猜想这是一个感性的体验。

指导者：对，这不仅仅是刚才的自动体验。

参与者4：是的。

指导者：所以这些是很重要的观点：有意识地、逐步地关注一些东西会改变我们的体验。事实上它可以丰富体验，改变体验的性质，它可以使你觉知到一些你平时不能觉知到的东西，就像你的胳膊的感觉。在我们往下讲之前，还有什么意见吗？

当然，并不是所有的参与者都认为这个练习是愉快的。指导者要表明这些评论也是很受欢迎的，强调这些反应的重要性：

参与者5：我认为这很难受。坐在这里想……

指导者：这非常有意思。所以，经过你大脑的想法是那种"让我跟着看看"的观点。"为什么我们要把这些描述出来呢？"体验到了一种真实的受挫感？

参与者5：因为我只在自己饿的时候吃东西。

指导者：好，所以这很有趣。你能不能觉知到这些并且回到葡萄干上？

参与者1：我可以回来而且吃葡萄干。

指导者：很好的主意。还有其他的吗？

所有的反应，不管是积极的还是消极的，我们都要很好地去接纳它们。我们可以将所有的反馈意见组织到一起，这样的方式可以使参与者对防止抑郁症复发的目标更加有意识。

"所以，事实上，这是一个非常简单的练习。首先，它只是想要说明：如果你喜欢，很多时候我们实际上并没有去真正享受和体味。你知道，所有的味道、气味、质地的视觉模式，一下子都消失了。我们并没有真正地在意它们。它也表明了当我们以另一种不同的方式来感知这种体验时发生了什么。对于我们中的大多数人来说，这与我们平常吃葡萄干的经验只有一点点的不同。有意思的是，它提供了一个背景，相对于这个背景，我们能够开始注意到任何有关激惹、急迫、希望继续进展的感觉，'我们这样做到底是为了什么？'所有这些都是很好的关注点。"

"这个练习只是我们接下来要做的很多事的一个例子。我们要练习觉知我们的日常活动，这样我们就可以知道正在发生什么，也可以真实地改变体验的性质。如果你完全能意识到你的内心想法、情绪、躯体感觉，就像你刚刚初步体验的这个葡萄干练习，你就可以切实地改变你的体验；你有很多选择，也可以更加自由。到此为止，这种说法只是理论上的，我们需要更多的有意识的体验，这样最终你可以看到，哪个方式对你是有帮助的。我为什么时不时要对你们提问，就是为了让你们在做类似的简单事情时也能产生兴趣。在这个时候，缓慢地咀嚼葡萄干和预防未来的抑郁症复发之间可能还没有明显的联系。但是，这个计划的第一部分，也就是我们要做的第一件事，就是训练觉知。"

"所以从这个简单的练习中得出的基本信息就是：我们在很多时候，并没有意识到我们的所作所为。如果我们能够提高觉知能力，就会意识到生活的各个方面，无论是好的方面还是坏的方面，否则这些方面都会被我们不经意地错过。错过好的方面就意味着我们的生命不会像应有的那样精彩；错过坏的方面就意味着我们自己没有处于采取有力行动的状态中。当我们漫不经心的时候，抑郁症就会慢慢地靠近。"

"我们并不能真正地控制进入我们头脑中的事物，但是我们可以控制下一步我们将做什么。这个计划就是关于如何能够更好地觉知，进而帮助我们选择下一步的行动，而不是陷入旧有的心理习惯中。"

事实上，课程的参与者会发现，他们在吃葡萄干练习过程中的体验可以相对容易地帮助他们认识到，这个体验与自身倾向于抑郁状态的关联。首先，当他们开始以这种方式对自身体验有了更多的觉知时，他们就越能亲自发现，他们通常的自动化行为有多少；他们的心理有多少时间是徘徊于过去或将来，而不是现在；在任何时间，大多数人只是部分地觉知到了当下所发生的事情。尽管很多人有时会注意到自动运行的影响（如，大多数人很容易就会联想到，开车走了很多路，但是却不知道他们想过些什么），但是通过这个练习，可以帮助他们发现大多数的日常生活有如此多相同的倾向。

第二，这个练习表明以这种特殊的方式进行注意（也就是，有意识的、此时此刻的、不评判的）是如何真实地改变体验的性质。通过简单的注意，人们发现，他们不仅可以将自己从自动运行状态中唤醒，而且可以更加全面地体验此时此刻。参与者发现，当他们留心去吃一个葡萄干时，他们发现了一些更深远的事情，即他们停留在此时此刻的体验会比设想的多，特别是如果已经自动运行了很久。通过这种葡萄干练习，参与者可以回到现实，不是因为他们的指导者告诉他们要这样做，而是他们通过自己的观察得到的。

觉知的训练：将身体作为焦点

正念认知疗法非常强调给参与者提供更多的机会，让他们在正念与直接的体验上建立联结。课程一的下一步是建立在葡萄干练习之上的，参与者开始用"躯体扫描"练习来发掘他们对躯体感觉的觉知。躯体扫描训练的主要目的是让参与者精细地觉知身体的每一个部位。这是第一步，参与者要学会将他们的注意力保持一段时间，这样也可以帮助他们发展聚焦的、平静的、灵活的注意力以及正念。它提供了一个机会，即练习带来觉知事物的特殊品质，这种觉知的特点是温柔的和好奇的。

为什么把身体作为注意的第一个目标呢？原因如下：首先，更多的身体觉知能力会帮助人们学习如何更好地处理情绪。强烈的情绪，如悲伤或者无助，不仅可以体现在想法或心理事件上，而且也可以体现在身体上。屈背的姿势、胸闷或者肩膀紧张有时都有可能是我们没有觉知到的强烈情绪的信号。身体发生的变化也会严重影响心理的变化。躯体感受的反馈通常是循环的一个主要部分，它维持了想法和情绪的旧有习惯。

第二，患过抑郁症的人也经常试图去思考摆脱情绪困扰的方法。一个可能的方法就是，觉知到情绪体现在生理上的感受或身体上的感觉。到这时，注意力就可以从"头脑中"转移到身体的觉知上去。这就为情绪提供了一个崭新的角度，从一个新的方面去思考："我的身体有什么样的感觉？"

我们将躯体扫描作为一个觉知练习来介绍，要求人们有意识地围绕他们的身体转移注意力，去发现当他们这么做的时候会发生什么。一个介绍躯体扫描很有用的方法就是与之前完成的葡萄干练习联结起来。就像注意能提供给参与者一种直接的、新的方式来体验吃葡萄干，同样的方式也可以运用到对身体的感觉上。做躯体扫描的关键是，如同葡萄干练习一样，直接地注意和觉知躯体感觉。

在准备躯体扫描时，我们要求参与者背靠在垫子上或软靠背上。如果这个空间不够大的话，或者如果参与者愿意，他们可以坐在椅子上进行躯体扫描。通常情况下，如果大多数参与者都躺着做的话，指导者也需要躺着做。接下来，我们花几分钟来专注于我们的呼吸活动。然后，我们给出指导语进行躯体扫描：要求参与者的注意在他们身体的不同部位之间进行转换。这个目的就是依次有意识地觉知身体的各个部位，以此来觉察此时此刻身体这些部位的真实感受。在躯体扫描期间，参与者有很多机会可以练习它的基本指导语——将注意带到身体的特定部位，保持觉知这个身体"中心位置"一段时间，最后在你的注意力转移到下一个部位之前，放开正在觉知的这个部位，让其"顺其自然"。

在这里要注意，正如其他练习一样，检查人们是如何做的，而不仅仅是给出指导语让其睁开眼睛，指导者要引导他/她从自己的躯体扫描练习中出来。

为正式的正念练习创建一个环境：常见的问题

在开始进行正式的正念练习时，有一些常见的问题。既然这些问题也会出现在介绍躯体扫描时，我们就在这里讨论一下它们。首先，这是一个关于成功与失败的问题。但是有一点很重要，就是没有成功或失败之说。问题是采取怎样的方式可以做到不把这种成功与否的观点放到人们的大脑中。特别是对于曾经经历过抑郁症的人来说，他们对这个练习的一种反应是寻找社会赞许和/或"高分"，这一点我们是可以理解的。很多与抑郁症有关的心理习惯常常围绕着表现/成就或者社会评价反复出现，所以，患过抑郁症的人自然而然会带着这种态度来应对任何任务。躯体扫描任务对这种态度是不免疫的，八周课程之内或之后的其他练习也是一样的。当然，作为教师，我们也认识到我们自身也有这样的倾向。成功—失败（"我这样做对吗？"）以及社会赞许（"人们认为这样可以吗？他们认为我做得对吗？"）很可能会一而再，再而三地存在。这里的任务不是努力阻止这种想法的产生，而是学会当它们来临时认识到它们，以便于我们可以熟练地对它们做出反应。

---

* For ease of reading, we present these written instructions in a "do this, do that" style. However, as stressed on page 86, spoken instructions should avoid such "orders" and instead use present participles, as in the recorded audio tracks.

1. 在一个温暖且不被打扰的地方，躺下来，找个舒服的姿势，平躺在席子上，或地毯上，或地板上，或你的床上。慢慢地闭上你的眼睛。

2. 花点时间来觉知你的呼吸和躯体的感觉。当你准备好以后，开始注意觉知你的躯体感觉，特别是你的身体与地板或床接触部位的触觉或者挤压感。每次呼气时，放松你自己，让自己一点点下沉到席子上或者床上。

3. 提醒你自己这个练习的目的。它的目标不是获得不同的感受，不是放松或者平静；这些感受可能发生，也可能不发生。相反，这个练习的意图在于，随着你依次注意身体的各个部位，尽最大的可能让自己觉知你的各种感觉。

4. 现在将你的注意力放在腹部以下的躯体感觉上，在你吸气和呼气时，觉知腹部感觉的变化模式。随着你的呼吸，花几分钟去体验这些感受。

5. 在觉知腹部的感受之后，就将觉知聚焦或者"关注"在你的左腿，转移到左脚，然后依次关注左脚的每一个脚趾，带着轻微的好奇心去考察你能发现的任何一种感觉，可能你会发现脚趾之间的接触，麻麻的、暖暖的，或者没有什么特别的感觉。

6. 当你准备好以后，在吸气时感受或想象将气体吸入肺部，然后进入腹部，进入左腿，左脚，然后从左脚的脚趾出来。呼气时，感受或想象气体向反方向移动：从左脚进来，进入左腿，通过腹部，胸腔然后从鼻腔出去。尽可能继续几次这种呼吸，呼吸向下到达脚趾，然后从脚趾回来。这可能很难掌握——你只要尽可能地练习"吸气进入"，充满乐趣地慢慢靠近。

7. 现在，当你准备好时，在呼气的时候，释放对脚趾的觉知，带领你的意识去感知你的左脚底部——温柔地、探索性地觉知脚底、脚背、脚跟（如，注意脚跟和席子或床接触地方的感觉）。体验伴随着"呼吸"的感受——在前面提到的背景中觉知呼吸，探索脚底的感觉。

8. 现在，允许觉知扩展到脚的其他部位——脚踝、脚指头及骨头和关节。然后，进行一次稍微更深的呼吸，指引它往下进入到整个左脚，随着呼气，完全放开左脚，允许你觉知的焦点转移到左腿——依次为小腿、皮肤、膝盖等。

9. 继续带着觉知和轻微的好奇心来依次探索躯体其他部位的感觉——左腿上部、右脚趾、右脚、右腿、骨盆、后背、腹部、胸部、手指、手掌、手臂、肩膀、肚子、头部和脸。在每一个区域里，最好可以带着同样细节水平的意识和好奇心去探索当前的躯体感觉。当你离开每一个主要区域时，把气"吸到"这个部位，在呼气时放开这个部位。

10. 当你觉知到紧张或其他部位的紧张感时，你能够对着它们"吸气"——逐步地吸气，觉知这种感觉，尽你最大的可能，在呼气时，体验到顺其自然感或者放松感。

11. 思维不可避免地会时不时从呼吸和身体游移到其他地方。这是非常正常的。思维就是这样做的。当你注意到它时，慢慢认识它，注意思维刚才去了哪里，然后，逐步地把你的注意拉回到你打算注意的身体部位。

12. 在你以这样的方式"扫描"全身后，花几分钟的时间把身体作为整体知觉一下，去感觉一下呼吸在体内自由进出的感觉。

13. 如果你发现自己想要睡觉，用枕头垫高你的头、张开你的眼睛或者坐着进行练习，而不是躺着进行，这样可能会好一点。

因此，我们发现提到"做得很好"不是练习的实质，但是这么做是有帮助的。我们跟随正念指导者在指导早期概括以下观点："不要太努力是重要的"，"我们不必努力达到任何特殊的状态；我们甚至不必努力地放松"。在指导后期，我们会再次提出这个主题："有时候，练习可能会带来不舒服感或厌倦感。如果发生了，这并不意味着你是失败的。"我们鼓励参与者保持一种好奇的态度来觉知体内的这种不舒服感或厌倦感，觉知每种情绪伴随的感觉是什么，以及自己对每一种情绪的反应。

第二个很重要的问题是，当困难来临时应如何反应。例如，在进行躯体扫描时，一些参与者发现他们或者旁边的人不能保持清醒。还有一些人发现不舒服的躯体感觉使他们的注意力从任务中转移开。尽管如此，指导者所提倡和体现的精神是："无论发生什么，无论什么来临，一切都是好的"。随着时间的推移，一个人能将这些困难视为一次觉知情绪和感觉的机会，而不是担心它们或者被它们控制。这种方法的本质其实是理解这些反应无论如何都会发生，因为它们都是生活本身的一部分。无论它们把我们的生活扰乱到什么程度，不同之处就在于人们处理它们的方式不同。

指导者有机会展现某一种精神，即以好奇和冒险的精神来处理他/她在班里遇到的问题。从参与者进行正念认知疗法开始，我们就要觉知到自己的期望，比如做一些事情让参与者变得更好，帮助他们确定自己的问题，减少他们由于情绪困扰产生的痛苦。作为来自这种疗法背景的指导者，我们发现切换回到治疗模式中很容易，这会存在阻断培养好奇心的危险。经过一段时间之后，我们发现没有必要匆忙地做一些事情，允许痛苦的表达，探索、帮助它进入意识，这样做可以使它自己发生变化。当然，有时候，采用非常实效的方法处理在练习上产生的困难是合适的。在另一些时候，提供一些关于抑郁和它的本质的（简短的）解释是有必要的。但是，我们主要强调的是激发参与者的好奇心，并培养他们在每一时刻有意识地觉知感觉。

随着参与者注意到特定的身体部位的感觉，他们也越来越能觉察到消极的、评判性的想法或难受的情绪。尽管在练习的过程中我们进行指导，一些参与者发现他们还是很难放下一种倾向，即检查自己做得有多好。当参与者以这样的方式关注身体的时候，有关他们的表现、想要改变的身体部位，或者窘迫、笨拙的感觉经常会来到内心。我们强调，针对这种情况的解决方法就是承认这些情绪，带着好奇心自发地去观察它们。这提供了一个初步的机会，让参与者把这些想法和情绪作为心理状态，而不是去确认它们的真实性，或者将它们个人化。这些体验可以被用来教授个体正念认知疗法的一个核心内容，即自我发现的过程有一定的可能性，也有一定的冒险性。我们可以通过自我觉知与想法、情绪、感觉和冲动形成不同的联结。换句话说，就是去体验我们生命的存在。

反应和反馈

在接下来的例子中，我们会发现参与者将指导语理解为以下的规则而遵从是多么普遍（他们发现他们本身或者其他人违反规则），这类规则包括"不要移动或坐立不安"，"不要睡觉"（参与者1）；"不要睁开眼睛或让心理游移"（参与者2）；"放松"（参与者3）；"不要超出听磁带的时间"（参与者4）。每一个都让我们注意到，他们以自己的方式，很快地从观察正在发生什么转变为消极的自我评判了。

参与者1：在刚开始，我感到腿很沉重，我无法保持它们不动。我想一直移动它们。我想一定有什么问题，因为我听不到任何其他人在动，但是我很绝望地在移动自己的腿。然后我听到有人在轻轻地打鼾。我心想，天啊，我的神啊。这太可怕了，有人已经睡着了。

指导者：很好，这很好。

参与者1：我是真的很担心，因为他们都睡着了。我心想，请不要睡觉。

指导者：这太棒了。我很高兴你这样说。太棒了。因为我们这样做的主要目的就是我们对一切事情都变得更加有觉知力，所以无所谓正确或错误。练习的目的就是你尽力（这很难）觉知当下你感觉到的事情。对于你，你的坐立不安，你想要移动，这都很好。这就是你在此刻的体验，这没有错。这并不是不该发生的事。这就是我们要觉知的事情。最终你会发现，带着这种觉知，无论你最后是否移动，你都能够更好觉知到你希望移动的冲动，并对此做出决定。

参与者1：我尽力去抑制它。我真想来回走几圈。

注意这时指导者没有做什么。他没有问参与者为什么感到受挫，甚至没有尝试去理解这些挫败感。他也没有问伴随着失败感的细节内容（如，躯体感觉）。相反，他对刻画出参与者对体验的反应更感兴趣，也就是说，参与者是如何对待他时时刻刻的体验的。另一种说法是，指导者在邀请班级成员觉知他们自己的心理气象模式，以及觉知对这些气象模式的反应。注意这是如何工作的。首先，注意到坐立不安，指导者完全将它作为"问题"的反面来看，他会说"这很好"。为什么？因为参与者很好地描述了他对躯体扫描的反应（腿重，想要移动它们，思考"肯定是哪里出了问题"）。然后当他听到有人打鼾时，他的反应是"这太可怕了"。这就是一系列体验带来的大量反应。因此，对感到腿重给予肯定可以在一定程度上强化一些信息，即这些事情不应该真的发生（随着练习的应用，所有都会好的）。相反，指导者提供了一次强调这个计划核心主题的机会：这个计划是培养对此时此刻体验的觉知的。那句"这才是你真正需要知道的"是下面这段话中最核心重要的部分。

"嗯，好的。其实不需要在这些事情上试着去抗争。特别是对于容易激动的事情来说，这太困难了。但是，你只要尽可能地承认它：'是的，就是这样的。我确实很想起床，围着这里跳，我厌烦现在这样子，这太慢了'。无论如何，你要尽最大的可能承认它们。因为那是你当时的体验，也是你真正需要知道的。所以，你承认它，不要推开它。承认它，然后尽你可能，将你的注意力拉回到我们正在觉知的身体部位上。"

通常情况下，当一个参与者提出了一个点，这可以鼓励其他人更好地去表达自己的体验。接下来也确实会这样。我们来看看指导者是如何在同一个主题上组编他们的经验的。

参与者2：我的胳膊感到非常痒。我认为有蚊子围着我飞。有一只飞到了桌子上，而且它有两次飞到了我的胳膊上。我睁开眼睛看了一眼它。我认为自己不应该这样做。

参与者3：我不断地在想，我应该在这里放松下来的。

指导者：好的。所以这就是我们将要反复讨论的观点："事情被认为将会怎么样"和"事情应该怎么样"。就是这种压力导致了我们的痛苦。通常情况下，当我们还是孩子的时候，这些"应该"的想法就已经被放到了我们的内心中，它可能在那时是有用的，但现在却没有用了。如果我们能够觉知到这些，我们就能够放下它，并且该怎么做就怎么做。我们要如何做呢？我们要觉知"我应该正确地做"的感受，承认它，让它顺其自然。然后在此时此刻我们开始积极地处理现实，而不是让所有的应该怎样做的想象，或者我们应该怎样的期望来干扰我们。

参与者4：我发现我很难按照指导者的要求来呼吸，我会乱做一通。我的呼吸不能及时跟着指导者的安排。

指导者：只要看看你是否温柔地对待自己。看看你是否能够形成这种态度，即不是"这是错的，不规范的；我乱做一通"，而是"噢，这就是它现在的样子啊。"

在每一个案例中，指导者要注意自己应该引导人们去承认并且好奇于发生在他们身上的事情，温柔地对待自己而不是责怪自己失败了。这个任务就像地图制作者在制作一幅未被勘查过的土地的地图。无论地图制作者发现了什么，不管是起伏的山，还是看起来很危险的悬崖，任务都是一样的：尽可能精确地记录那里是什么样子。"那里是什么样子"包括所有的自我评价、移动的冲动、坐立不安、厌倦，也包括持续回想一些"我们没有在正确地做练习"这样的评论。

"尽你所能地承认这一切。因为这是你当时的体验，也是你真正需要了解的东西。"

通过家庭作业进行学习

家庭作业是正念认知疗法的常规内容。我们从谈话中得到的知识对于现实的目的是很有限的。正念认知疗法真正的任务是要通过我们自己的体验来学习。这就是为什么家庭作业是核心，而不是可选择的额外任务。我们给参与者日常的、正式的冥想练习材料包括指导性的冥想指导语录音，这些录音与马萨诸塞州立大学中心的正念减压训练课程中使用的录音一样。在我们最初的研究中，为了确保多个地方间的相容性（剑桥、多伦多和班戈），我们用了由Jon Kabat-Zinn用CD/录像带录制的系列I和系列II冥想指导语（见第二十一章）。教授了几年之后，我们录制了我们自己的引导练习录音（可以登录www.guilford.com/guilford.com/MBCT_audio获得）。正式的家庭作业也包括在课程一上记录每天正念练习，即在家庭作业记录表上坚持记日记（课程一的资料五；也看一下分发的其他详细资料，以了解每次课的家庭作业的具体内容）。

从一开始，我们试图通过确保参与者在课后留出足够的时间来讨论一周内的任务，以此显示家庭作业的重要性。我们发现留出足够的时间非常重要，因为经常有录音和资料要分发。所有的家庭作业任务都与每次课程的总结一起列在了资料上。我们在每一次课程时分发相关的资料，而不是在第一次课时就将所有的资料一次性发下去。我们这样做的理由是：提前知道将来的课程要干什么对参与者来说没有帮助，而且还可能会降低对当下主题的觉知。

在整个课程开始之前，所有的参与者都与指导者有一次单独的会谈。在会谈中，指导者会强调，因为我们要改变的思维模式已经存在很长时间了，正念的治疗方法很大程度上依赖于你对完成课程期间的家庭作业的愿望。每一个人都被叮嘱投入时间完成家庭作业是课程的本质。如果参与者无法做到这一点，那么在这个时间点他最好不要参加这个课程。即使没有异议，参与者虽然可以接受家庭作业的重要性，但是一旦他们开始实际去做的时候，一些绊脚石就出现了。

在第一次课程的最后，我们会留出一点时间让参与者两人一组工作，让他们去讨论当他们做家庭作业时，可能会出现什么困难，以及他们计划如何应对这些困难（这些内容在家庭练习时会再次出现，也会在第二次课程时被讨论到。如，出现的困难是预期中的，还是预期之外的新的困难？）。

一些参与者有非常实际的问题，例如，关于一天中最佳的练习时间、最佳的练习地点、对特殊类型设备的使用等问题。其他人还表达了这样一种感觉，他们发现抽出时间练习是非常困难的，或者完成家庭作业会占用他们和家人在一起的时光。我们发现一种普遍有效的方法，那就是鼓励人们自己去发现什么方式对他们来说是最好的，而不用对最初的计划——每周完成六天的家庭作业任务的承诺做出妥协。我们总是通过询问参与者一些问题来更好地帮助他们创建一个练习的空间，这些问题包括是否有安静的地方做练习？是否有时间可以不被打扰？我们很清楚事情是如何阻碍他们完成家庭作业的。例如，在周末、假期或者有客人来拜访时打算怎样继续做家庭作业呢？

"关于家庭作业，可能有一些困难。让我说两件事。首先，你会在分发的资料中看到某个人说'我不能做家庭作业。我有时能做，有时不能做，但最终一些事情似乎还是会发生'，所以，我们一定要坚持。第二，我们询问了一些已经完成课程的班级成员，他们回来是参与追踪研究。他们已经进行了八周的课程练习，如果回首这段时光，他们会给新的参与者提出的唯一建议是什么。他们一个共同的声音就是'无论发生什么，坚持下去'，也许这和现在的你无关，但可能在某一时刻就有关系了。记住：你可以不享受这个过程，但是你必须去做。"

对日常活动的正念

我们给参与者每天都布置了正式的练习作为他们的家庭作业，我们也布置了一些非正式的作业。我们的想法是希望参与者可以把在正式练习中学到的东西推广到每天的日常生活中。例如，我们要求人们留心觉知他们的日常活动。这仅仅包括选择一个常规的活动，并且努力把每时每刻的觉知带到该活动上，就像在葡萄干练习中所做的那样。任何活动——刷牙、洗澡甚至倒垃圾——都要有意识地进行。我们强调把自己带到每时每刻的重要性，完全的此时此刻，去感觉牙齿上的牙刷，或者洗澡时溅到背上的水。我们这样做的目的不是为了从小的事情中感觉到愉快（虽然他们可能会），而是单纯地给参与者提供一个"清醒"地觉知实际生活（而非惯性的生活）的机会（如果他们一天或一天以上忘记去做练习，那么注意当他们注意到他们忘记练习后的反应，将这种"清醒"作为一个机会去看看在那个时刻正发生着什么）。

这种此时此刻的觉知可以帮助我们区分自动运行状态和我们确实知道我们正在做什么之间的不同。在日常生活中运用正念疗法也可以说明正念并不是什么特别的东西。只要通过有选择地进行注意，不管我们正在做什么，我们都可以在其中找到它。

结束课程

在第一次课程结束时，参与者已经在相当短的时间里接收了许多新信息。按照这样的方式开始工作，他们对我们介绍的观点有着不同的体验反应。在这些反应中，有些他们可以表达出来，但是还有很多是没有表达出来的。这些体验以及一些其他的体验，无论它们是积极的还是消极的，在接下来的几周里，随着练习的深入，它们都会表现出来，变成学习中的题材。

我们发现课程结束时是一个将上课的各个部分串起来进行总结的好机会。我们在课程一结束时进行了如下总结：觉知和自动运行（课程一的资料二）是这次总结的结构体系，这将直接引导参与者去关注我们总结的材料。

最后，我们进行2~3分钟的专注呼吸练习来结束我们的课程。我们要求参与者挺直背坐着（但不要僵硬），过一会儿后将注意力集中在呼吸上，觉知呼吸在身体里的一进一出，注意在呼吸的伴随下的任何感觉。这是为随后的讨论打下基础的一种方式，也预示了今后可能出现的事情。

课程一：资料一

正念的定义

正念意味着通过注意去觉知事物本来的样子：

有目的的，

此时此刻的，

不带评判的。

——Williams，Teasdale，Segal & Kabat-Zinn（2007）

课程一：资料二

课程一的总结：觉知及自动运行

在开车的时候，有时候我们会在"自动运行状态"下开出很远，但我们并没有真正意识到我们在做什么。同样的，在我们生命中的很多时候，我们并不是活在此时此刻的：我们可能已经走神很远了，但是自己还不知道。

在自动运行状态，我们很可能按下了自己的"按钮"：围绕着我们的事情、内心的想法、我们的情绪及心里的感受（我们可能只是朦胧地觉知到）可能会引发旧的思维习惯，这些思维习惯对我们来说经常是无用的，而且还可能导致更糟糕的心境。

随着我们对每时每刻的想法、情绪和躯体感觉更多地觉知，我们给了自己更多的自由和选择；我们再也不用走进过去会引起问题的旧的"思维习惯"中去。

这个计划的目标就是要让我们变得更加有觉知，以便于我们对所要面对的情境有更多的选择，而不再是自动地做出反应。我们通过练习达到这个目的，它使我们更多地觉知到自己的注意力，并且一遍一遍地、有意识地改变我们注意的焦点。

最开始，我们通过集中注意吃葡萄干的练习去探索如何从自动运行中走出来。然后我们将注意集中在身体的不同部位，以将我们的觉知锚定在当下。我们还要训练自己按照我们的意愿注意和觉知不同的地方。这就是躯体扫描练习的目的，接下来这一周我们主要的家庭作业就是躯体扫描。

课程一：资料三

课程一之后这一周的家庭作业

1. 在我们下次见面之前做躯体扫描六次。不要期望做练习时可以感到有什么特殊之处。事实上，对此不要抱任何期望。只需要去体验你自己的体验。不要评判它，只要坚持做就可以了，下周我们会讨论它。

2. 你每次做练习时都要在家庭作业记录表上记录下来。你也可以记录做家庭作业过程中发生的任何事情，便于我们在下次见面时讨论。

3. 选择你日常生活中的一件很常规的活动，在每次你做这项活动时努力去觉知这个过程中的每时每刻，就像我们做葡萄干练习时那样做。这个活动可以是早上起床、刷牙、洗澡、擦干身体、穿衣服、吃饭、开车、倒垃圾、购物，等等。只要在你做这个事情时，集中注意力去觉知你正在做什么就可以了。

4. 当你发现你能够像在葡萄干练习中注意到葡萄干那样注意到自己正在吃什么的时候，就记录下来。

5. 至少采用"正念"的方式吃一顿饭，像葡萄干练习那样做。

课程一：资料四

一份患者的报告

这个患者在她的丈夫和孩子离开她之后，曾因抑郁症接受了四年的住院治疗。除了律师，她与外界几乎没有任何接触。虽然她没有再去住院，但是她变得非常抑郁和孤独。现在她在度过了抑郁最艰难的时期之后，开始采用躯体扫描的方法来防止自己病情的恶化。下面是她在八周课程结束后的评论：

"在刚开始的10天，这就像是一个负担。我一直在胡思乱想，然后我开始怀疑自己这样做是否正确。例如，我的脑海中不断地出现幻想的片断。我的想法到处乱跑，我很努力地想停止去想，但我发现这太难了，我做不到。"

"在刚开始，还有另外一个问题，即指导者说'接受事情现在的样子'。我觉得这完全不合理。我对自己说'我不能那样做'。"

"最后，我只是播放着录音，期望可以进入到一个想法的王国。如果出现忧虑，我也不再担心。逐渐地，40分钟过去了，而我却没有跟丢录音。从那以后，练习变得更加有效果了。"

"10天后，我放松了很多。即便我在想其他别的事情，我也不会担忧。当我停止担忧时，我实际上就停止了去幻想。如果我确实在想其他事，那么我就会停下来，重新跟上录音。渐渐地，幻想的片断就减少了。听着录音使我感到很高兴，然后我开始从中获得一些有价值的东西。"

"很快我学会了对身体进行觉知。我真的能够感到呼吸向下到了我的脚底。有时我什么也感觉不到，但是接下来我就会想'如果没有任何感觉，我就可以享受这种没有任何感觉的情况'。"

"这不是你做几次就可以做到的。它是每日都要做的事。你越努力去做，它就会变得越真实。现在我开始盼望它的到来。"

"如果人们对45分钟的录音进行规划，那他们就可以更好地建构自己生活中的其他事情。这个录音本身就是一个推动力。"

课程一：资料五

课程一的家庭作业记录表

姓名：_____

每次你做练习的时候，都在你的家庭作业记录表上做记录。而且，你也可以记录做家庭作业过程中发生的任何事情，便于我们在下次见面时讨论。

星期/日期	练习（是/否）	内容
星期三 日期：_____	躯体扫描： 每日正念：	
星期四 日期：_____	躯体扫描： 每日正念：	
星期五 日期：_____	躯体扫描： 每日正念：	
星期六 日期：_____	躯体扫描： 每日正念：	
星期日 日期：_____	躯体扫描： 每日正念：	
星期一 日期：_____	躯体扫描： 每日正念：	
星期二 日期：_____	躯体扫描： 每日正念：	
星期三 日期：_____	躯体扫描： 每日正念：	

第八章
正念认知疗法中的友善及自我同情

在2002年我们写这本书的第一版时，我们假定所有的练习、要求和教学，无论是说教的还是实践的内容，都应该以一种带着友善和同情的精神提供给大家。事实上，正念认知疗法课程的特色之一就是指导者不会像对待病人一样对待参与者，而是像对待客人一样对待他们，对于他们表现出的或者是被他人发现的勇气表示尊重。我们从第十九章可以看到这些研究也证明了人们在正念认知疗法计划中学到的最重要的事情之一就是友善和自我同情。我们认为这是基础性的东西。如果这个课程中没有出现这种氛围，那么正念认知疗法项目就缺失了它基础性的特征。

事实上，正念不能单独用来降低觉知或者注意。在我们如何对待外部世界或者内部世界发生的事情这一点上，正念觉知能否带来根本性的转变取决于我们在觉知此刻的体验时是否会带着友善和同情。事实上，不带友善的觉知是无效的，甚至是有害的。Christina Feldman是这样表达的：

"正念的品质并不是中性的。真正的正念是浸透着温暖、同情和兴趣的。在这种方式的注意下，我们不太可能去恨或害怕任何我们真正理解的事情……正念的本质是投入，伴随的是一种自然的、无强迫的注意"[79]。

　　自从我们将友善视为正念认知疗法的基础，指导者个人的温暖也成了实施任何更加结构化的方法时必不可少的条件。传统的帮助人们深思的方法常常是一些特殊的冥想练习，集中于延伸对自己和他人的无条件关爱[80]。例如，在怜爱或慈爱的练习中，通过不断重复某些短语，帮助人们"倾斜思想"，使思想转为祝愿万物都好，这些短语如"愿我（你们、我们、他们）是安全的和被保护的""愿我（你们、我们、他们）是平和的和愉快的""愿我（你们、我们、他们）是健康的和强壮的""愿我（你们、我们、他们）是轻松的"。这些短语以及它们包含的潜在含义首先针对的是自己，其次才延伸到其他人。从一个自己想表达感激和欣赏的人，到一个好朋友，到一个既不喜欢也不讨厌的人，到一个讨厌的人，最后到世界上的万物，无论是人类还是非人类。正如Sharon Salzberg所说，这个练习和在严厉的、批评的心理状态中发展自我同情的能力之间的联结主要依赖于这样的认识，即"当我们体验到怜爱时，我们承认每个人都有希望幸福的意愿，也常常和我们一样在困惑怎样才可以得到幸福。我们也认识到，我们拥有相同的对改变和痛苦的易感性，这会引发关爱感"[80]。这种自我关爱的获得，可以缓和我们自动的自我批评和拒绝，而正是这种自我批评和拒绝时刻伴随着失败或退缩。

　　一些正念的计划延续了传统方法，同时在八周的课程中包括了一些正式的同情或自怜的练习。我们也曾考虑过这样做，但是在发展正念认知疗法以治疗这些容易复发抑郁症的病人时我们选择不这样做。第一，我们认为参与者对友善的体验，应该主要通过指导者的以下品质体现出来：欢迎他们，引导他们进行冥想练习，以及对参与者的问题的回答和评论。第二，对于那些临床患者，怜爱的练习有引发他们的易感性的风险：对那些容易有反刍思维的人，像"幸福"或者"摆脱伤害"这样的字眼很容易被片面地理解为"去努力获得这些品质"的召唤，接下来会引发他们大量的痛苦情绪，因为过去他们有大量关于失败的体验，或者感到将来也没有得到这些体验的可能性。第三，当练习的目的被看成发展爱的感觉（而不是意图），而这个人发现他自己不能做到这一点时，这确实会强化他之前就存在的任何关于自己没有爱或被爱的能力的感觉。

然而，虽然在用正念认知疗法治疗抑郁症的计划中没有直接提供关于怜爱或同情冥想的练习，但是很清楚，经过八周的大量训练以及所提供的材料的特定导向，参与者还是发展出了这些能力（见第二十章）。

自我同情练习的间接路径

在正念认知疗法中如何准确地表达友善和自我同情呢？Feldman和Kuyken[81]指出，正念认知疗法包括培养同情的基础建设模块，在传统方法中它们表现为不同的形式。他们指出，个体发展正念时应该将自我同情作为一个最初的重要入口。在他们的观念中，培养"友善"而不是"敌对"的心理是发展正念技能的第一步，而这些正念技能可以让一个人无畏地去探索心理的美景图。理解心理以及它的方式是关爱心理的开始。在这种关爱的过程中，好奇、友善、平静以及稳定的品质开始增强。在正念认知疗法计划中，来访者需要完成所有的步骤。

Jon Kabat-Zinn在介绍减压中心时是这样描述这个方向的："在减压中心的感觉就是总是在试图表现出怜爱……在我的心里，没有什么事情需要被间接地表达。当我们处于任何事情时，以及在我们做任何事情时，我们都尽可能地去表达爱和友善"[82]。温柔地将注意转向行为以及此刻，这就是友善和自我关爱的强大姿态。在正念减压训练和正念认知疗法中，所有的正念练习都是自我同情的行为，所以不必有一个练习专门训练这种能力。

指导者的立场和参与者的自我同情的发展

如果在正念认知疗法中通过间接的甚至是内隐的指导语来发展自我同情，那么将大多数责任具体化则主要取决于指导者。友善最初是通过指导者个人的温暖、关注以及欢迎的态度表现出来的，在整个计划中通过温柔地对待参与者得以加强，特别是当伤心或生气这样的负性情绪出现时，作用更明显。用这种方法，正念和同情是可以被参与者捕捉到的。这说明，虽然每个正念认知疗法课程的内容都是很重要的，但是最重要的围绕友善的"教学"是通过教室中指导者的存在表现出来的。有时，参与者注意到的东西可能比他们说出来的要少。指导者在行动中表达的友善是最有力的教学，无论是在班级中指导练习时，还是在对参与者提出的疑问、表现出的生气或失望进行反馈中。作为指导者，我们自己的正念练习允许我们通过以下方式认识到这个领域，即在每个时刻都关注自己是否对生活中的体验采用友善和自我同情的方式进行反应。

教学中困难时刻的自我同情

大多数指导者都有过这样的体验：在引导练习的时候，有时我们说出来的话并不是我们真正想说的。比如，在躯体扫描练习中，我们说的是"右膝"，但我们实际想说的是"左膝"。我们可能开始意识到，在处理一个需求时，技巧并不那么重要，或者我们感觉到从课程的一部分转移到另一部分时太突然。当我们坐在教室里教学时，我们可能开始觉知到自我挑战和自我批评的想法。

指导者如何能在完成关爱自己的大量任务的同时又持续关注班级里的需要呢？他是否会反复思考，认为这像是一个错误，或者变得对自己很挑剔，感觉自己就像一个骗子？这个班级的需要是什么呢？指导者是否应该快速增加一些额外的指导语去纠正自己，或者只是在下一个指令到来之前暂时不管它？

在这些情况下，我们作为教师要给自己的自我同情需要留出技巧性选择的空间。我们不能忽略那些我们感觉其他选择可能会更有技巧的地方。我们能从它们中的任何一个那里学习。我们既不因为对下一个时刻的理解不清晰而自责，也不会因为它提供给我们的选择而自责。即便是很有经验的指导者也不能回答所有的问题，或者也可能无法获得他们想要达到的效果，认识到这一点很有用。当一个人依然陷于谴责的心理状态，而且只是单纯地观察下一步会发生什么时，给这个人提供关爱可能是指导者能做的最好的事情了。

有时困难来自其他人对我们说了什么，而不是我们做了什么。当参与者对我们说"这就是垃圾"或者"这对我一点儿作用也没有，如果有的话，那就是使我更糟糕了"，我们要如何回应来体现我们的友善？事实上，这些是教学中的重要时刻。正念认知疗法指导者从个人的正念练习中吸取营养，清楚地知道抑郁带来的痛苦，也明白有时练习会多么困难，这样当班级成员表达出这些困难时，指导者可以感觉到安心。当然，指导者可能立即就感觉到他/她自己的"退缩"反应，脑后升起一股惊恐的感觉也是很正常的。

经验丰富的指导者也会感觉到这些事情，但是这种"退缩"被看作一种信号，这个信号表示指导者需要花一些时间来让自己感到安心，这段时间可以准备如何有技巧地进行反馈。我们是否可以回忆起自己在练习中挣扎的那一瞬间（没有必要间接地表述）？我们是否记得在我们的生活中，我们为正念同情而努力留出空间，而我们是如何经常批判自己的努力的？如果是这样的话，我们就可以更好地理解一个表达挫败感的参与者。我们更愿意去了解隐藏在愤怒和挫败后面的痛苦，可以清楚地看到他们为表达出痛苦而付出的勇气。那么，在对参与者进行反馈时，出于同情以及指导者和参与者之间的"不可分割性"而产生的公平感、投入的好奇心以及更强烈的开阔感和可能性，使得参与者更愿意"转向尖叫"模式，更强烈的开阔感和可能性会替代退缩、厌恶以及反应性。

易感人群自我同情的意外后果

不管是否使用间接的怜爱练习，任何友善——即便是在课堂上，通过有同情心的和关注当下的间接方式表现出来的都会对参与者产生不一样的积极影响。事实上，这种现象在面对临床病人时很常见，因为即使用最温和的方式邀请他们用怜爱的或者自我安慰的方式对待自己，都会很容易激发他们旧有的且持续的心理习惯，即认为自己是无价值的、不可爱的以及不完美的。从传统的认知治疗中我们知道，核心的信念有两个典型的特征：它们很抗拒改变，能非常有效地过滤掉那些证伪的信息。这就意味着即使是一个好的词或者关爱的评论都可能引发难受的感觉。

我们的研究已经证实，对于那些倾向于反刍和沉思的人，尝试进行怜爱练习可能是困难的[83]，那些习惯性反刍和回避的人，也更容易很早就退出正念认知疗法计划[78]。因此，对于那些他们自己认识到这些模式的参与者，以及在最初的评估中表现出这种模式的参与者，我们需要花更多的时间来进行课前访谈，与他们谈论他在这个计划中会面临的困难的更多细节，以及它如何具有挑战性（其中的一个挑战就是想放弃整个计划）。我们将这作为参与者学习一些重要事情的主要机遇去谈论，所以他们应该关注这一点，一旦它出现，可以自由地与指导者讨论。

Christopher Germer关于这一点有很多有价值的观点[84]。他同意这样的观点：当我们开始表现得更加友善时，我们可能同时会注意到有一个负性感受的反弹。所以指导者提醒参与者时刻准备面对这种负性感受的出现是很有用的。一个高明的指导者会指出这一点，但不会造成参考者过度的悲观；他会邀请参与者去看看是否可以在友善和体验到反弹的紧张中找到一个平衡点。有时，正如我们从自己的练习中了解到的那样，我们可能需要努力增加内部的友善，以此来与不愉快的感受对抗。在这种情况下，将呼吸作为锚定点，或者选择用更多的行为来表达自我同情，如通过享受他人的陪伴或者为自己做一些特殊的事情。在正式的练习中，这种方法比与其"对抗"更具技巧性。

在一天结束的时候，重要的是认识友善和自我同情，将它们视为一种意图，即使实际上很困难。即便处于艰困的心理状态中，有这种去关爱人的意图本身就具有治愈效果。如果我们可以将友善当作一种意图来欣赏——练习使心理倾向友善，而不是产生友善的感觉，那么当我们对自己很严厉的时候也可以更好地原谅自己。

总之，我们想说的是：当我们在教授或学习正念时，我们并不是在学习或教一个需要增加更多友善和自我理解元素的"冰冷的"注意控制。虽然我们可能只是快速地意识到正念的瞬间，但是它们很自然地带着友善、同情和平衡的感觉，甚至以带给我们惊喜和快乐的方式与我们共存。友善和同情是我们练习的基础，是我们教学的基础，是参与者可能用来培养他们自己练习习惯的基础。

第九章

课程二：活在我们的头脑中

参与者对整个第一周的练习的反应是多种多样的。对有些人来说，这种练习的挑战性似乎太强了。他们把这一周称为"糟糕的一周"，因为他们对这一周感到很失望，因此认为这很糟糕，他们觉得这种方法似乎没有什么帮助，甚至会认为这使得事情变得更加糟糕了。对另外一些人，这一周则"过得很顺利"，因为他们可能已经发现躯体扫描令他们感到很放松。指导者如何针对所有这些不同的反应保持开放的和公正的态度呢？

在1992年，当我们开始考虑正念是否可以与认知疗法相结合时，我们看到了一个公众广播服务站制作的节目，这个节目介绍了马萨诸塞州立大学心理减压诊所的正念训练，从这个节目中我们获得了大量的帮助。在节目中，参与者组成了一个新的班级，他们参加八次课程，接受正念疗法训练。在第一次课程中，我们看到了指导者对训练的初步介绍，其中包括葡萄干练习和躯体扫描。在这个计划中，有些参与者回到家后还要根据白天的内容继续在家里做躯体扫描练习。在接下来一周的课程中，电视节目直接播放参与者做家庭练习时的画面，指导者直接将这些练习的画面带到第二次课程中，同时对于参与者本周练习的情况给予反馈。我们很有兴趣去看看指导者是如何处理参与者对第一周练习给出的不同反馈的。后来，等到我们参观并亲自参与到这个计划之后，才认识到8周的练习浓缩为40分钟的电视节目会让人体验到不可避免的压力，而这一切也意味着课程的一个重要的组成部分——课程开始阶段的初步练习——已经被剪辑掉了。

但是，并不仅仅是电视节目的限制促使我们走到这一步。当参与者来进行第二次课程的时候，参与者和指导者可能都感到了强烈的愿望，即要和其他人分享他们在这一周中的体验和经历。在课程开始之前，整个房间充满了谈话和交换意见的声音。参与者可以增进对他人的了解，当然，他们刚刚还花了一周的时间进行这个他们以前并不熟悉的练习。跟随着电视节目的编导人员去剪辑他们关于"这一周是如何度过的"的讨论，这对他们来说是很有吸引力的。确实，这是认知疗法的一个重要部分——为课程安排一个日程，然后检查家庭作业的完成情况，以及他们从中学到了什么。如果任务是要解决问题，那这就是一种很自然的方式——列出所有的问题，然后尽可能通过合作找到解决问题的方法。

我们发现正念的方法与我们先前所使用的方法有着极大的不同。它不会为任何人的问题提供解决方法，包括抑郁症。我们从开始就发现，对于正念认知疗法计划，课程以练习开始会更好，而不是以讨论开始。所以，从第二次课开始，以后每一次课程的第一件事情就是指导者引领整个班级进行练习。正式的练习通常都会持续一个半小时，成为班级持续存在的基础。在第二次课程中，练习的就是躯体扫描。帮助参与者更加清楚地觉知到他们不同的心理模式，即"存在"模式，而不是"行动"模式，这一点非常重要。考虑到它的重要性，我们开始进行练习的目的就应该是帮助参与者识别他们正处于什么模式中，如果他们发现行动模型中"驱动"的方面出现了，那么为了更清楚地看到这一点，就选择远离它，并且转换到不同的模式中。

虽然班级会探索达到目标的可选择途径，但是这并不意味着每节课程没有日程安排。指导者需要做一些工作，要用足够的努力将注意力集中于这两个小时中的每时每刻，以给予参与者机会去体验正念训练是如何与他们的生活相连的。下表显示了这周课程的日程安排。我们先做躯体扫描练习，然后，我们总结刚刚完成的练习带来的体验，接下来总结参与者在这一周里所做的正式的和非正式的练习过程中的体验。

课程二的主题和内容

主题

在行为模式中，我们只能间接地"知道"我们的体验，从概念上讲，是通过想法来知道体验的。这就意味着我们很容易迷失在反刍和担忧中。对身体的正念为探索直接地、直觉地了解自己的新方法——"体验式"，提供了一个机会。体验式是在不迷失于反刍思维的情况下去觉知不愉快体验的一种方法。已经有大多数参与者在他们的练习中体验到一些困难。这些困难提供了一种去练习让想法顺其自然，以及去联结躯体的直接觉知的宝贵机会。

日程安排

·　躯体扫描练习。

·　练习回顾。

·　家庭作业回顾——包括家庭作业中困难的部分。

·　想法和情绪练习（"沿着街道散步"）。

·　愉快体验日历表。

·　10分钟的静坐冥想。

·　给第二次课程参与者分发资料。

·　家庭作业的布置：

　　躯体扫描，每周6天。

　　10分钟正念呼吸，每周6天。

　　愉快体验日历表（每天一例）。

　　一个日常活动的正念。

计划和准备

除了你个人的准备以外，带上一个白板/挂纸板以及记录笔，用于想法和情绪练习中。

给参与者分发如下资料

课程二资料一：第二次课程的总结：活在我们的头脑中

课程二资料二：躯体扫描的技巧

课程二资料三：正念呼吸

课程二资料四：第二次课后的家庭作业

课程二资料五：家庭作业记录表——课程二

课程二资料六：愉快体验日历表

作为班级基础的探索练习

参与者对练习的反应总是多种多样的。有些人讨论他们在刚刚完成的练习中产生的新体验，而另一些人则想讨论他们在过去的一周中做躯体扫描家庭作业时的体验。我们发现，在练习刚刚结束后尽可能早地讨论对练习的反应是非常有用的。这包括我们把家庭作业的讨论推迟到课程比较靠后的时间段里。

通常情况下，在课程的练习中产生的主题与参与者一周中经历的体验非常吻合。在课程中由练习产生的最常见的主题是"我做得对吗？"，"当我这样做的时候感觉不舒服"，"情况不太对劲"以及"我刚刚不断地走神"。

在练习中，我们试图找到一些特殊的例子来指出抑郁症是如何形成恶性循环的，即使是轻度抑郁的想法和情绪也会相互强化。对抑郁的解释很容易引起这种恶性循环，因此，当它们在练习中出现时似乎很难处理。帮助参与者处理这些事情的方法包括带领他们到达一个点，在这个点他们自己可以更清楚地看到这些事情发生的过程。我们在课程早期就集中于此，一部分原因是它对于预防抑郁症复发有着重要的作用（见第二章），另一部分原因是它有可能提升参与者坚持练习的动机水平。这是因为在做练习时，旧有的且已经非常熟悉的反刍心理习惯将会非常普遍地出现，这给了我们一个更清楚地看到我们的注意力对它们的推动作用的机会。

在集中了解课堂练习和课后练习两者之间的联系之前，让我们来看一些在班级里对练习进行回顾的例子。

"状态不太对劲"

要使用我们在本书中介绍的方法必须满足一个重要的条件，那就是状态必须是适合的，即我们要在相当平静的时候，或者有时间的时候，或者在没有分心物时可以用这种方法来处理事情，否则，这种方法是不会这么有效的。

在发展正念认知疗法的过程中，当我们在剑桥开办第一期正念认知疗法培训时，清洁工就在教室外工作。先是有一个人呼喊另一个人的声音，紧接着是真空吸尘器被打开发出嗡嗡声，然后这个噪音就在整个走廊里回荡着。

在后来对练习的回顾中，有许多讨论是集中在这个噪音上的。有些参与者发现，他们能将吸尘器的声音编排入被觉知的一般声音中。但是，另一些人体验到这个噪音是使他们从静坐的任务中分心的事物，他们发现自己很难不变得焦躁不安，同时认为自己被不必要的事物打扰了。

随着班级的继续探讨，出现了一件似乎很重要的事情：所有那些听到吸尘器声音的参与者也都觉知到了一些消极的想法或反应。毕竟，"难道他们没有看到门上标志着这个教室正在上课吗？"有些人能注意到这些想法，就顺其自然，然后继续回到练习中。就像他们开始把吸尘器的噪音视为练习的一部分，同时能够让它们顺其自然，接受现实存在的条件。激起班里其他成员反应的因素是，有些人期望这种冥想练习应该是一种特定的方式，但实际上却与他们所希望的不同。第二个反应是更为愤怒的反应，但也是很常见的反应，它并不需要立即采取补救措施，就好像这些参与者在练习中多少有些不适应一样。这种挫败感出现了，而且这种挫败感在已经练习了多年的人身上也会发生。吸尘器的噪音为人们提供了一个很好的机会，使他们注意到当事情没有按照计划进行时会发生什么。我们可能对噪音或者我们最初的不舒服感或者挫败反应缺乏控制。问题是：接下来会发生什么？我们能清楚地看到我们的反应，不那么严肃地承认它，将注意力转回到我们应该去注意的地方吗？

在我们的日常生活中，没有哪一种治疗方法或冥想方法可以阻止不愉快事情的发生。正如在其他时间一样，做练习的时候也会出现（或许更容易出现）一些不愉快的事情以及和它们同时产生的情绪的变化。对于那些曾经患过抑郁症的人来说，这些时刻就是情绪开始被"锁入"自我持续的恶性循环的时刻。反刍开始了，而重复不断的想法可能比参与者在上课时听到真空吸尘器噪音时产生的想法还要糟糕。由外部因素和心理游移造成的分心是永恒不变的主题。这种心理游移通常有一个预期的主题，包括对练习本身不能按照它应有的计划进行的失望。许多参与者相信，如果在练习中注意力不是那么经常从注意的焦点转移开，那么练习中的所有不舒服感和其他困难都会更容易处理。由此引发了一个更为普通的问题，这也是许多人一次又一次提出的问题：心理游移时该做些什么呢？

心理游移和重复的心理习惯

无论是我们自己的体验还是其他人的体验，心理游移很容易被视为一个需要纠正的"错误"。但是，心理游移其实是心理在做什么。游移是它们的本性，我们没有能力阻止它们这样做。问题是我们如何看待和处理心理游移。当我们认为我们的任务是试图清空大脑或者停止我们的想法，或者使头脑变得空白，那么如果此时一个想法产生了，我们往往会认为哪里出问题了，需要想办法进行补救性的纠正。有一点是值得反复思考的——正念冥想并不是去清空大脑。即便是非常有经验的冥想老师也会发现很多时候仍然有想法出现在头脑中。但是，他们将这种情况描述为就像在背景中开着一台收音机。他们知道它就在那里，而且，如果他们想去调收音机的话，他们就会知道频道中正在播出的内容，但是他们可以继续进行他们生活中的其他部分。因此，问题不是学习如何不再有想法或阻止产生想法，最好是知道如何看待它们——仅仅将它们视为想法的溪流，而不是迷失于其中。因此，当心理游移时只需要承认它，注意到它在哪里，然后温和地将注意力转回到呼吸或者身体上。关于这个练习，积极的方面就是，无论你的意识在哪里，你总是可以在下一刻重新开始。

> 正念疗法的核心是，愿意一次一次又一次地重新开始。

正念练习的一个核心技术是从旧有的心理习惯中脱离出来。躯体扫描为优雅而又轻柔地做这件事提供了一个机会。这可以被视为一种觉知瞬间体验的练习，且顺其自然。这句话说起来容易，但事实证明在练习时并不那么容易。练习需要深思熟虑的决策：将心理有目的地带到身体的每一个区域，然后"从这里吸进和呼出"一段时间，或者在（再一次有目的地）将注意转移到身体的另一区域之前，集中注意在这个区域里呼吸。

> **躯体扫描意图的总结**
> · 慎重地练习集中注意力和转移注意力。
> · 有区别地注意和协调心理状态和心理游移：承认心理游移并返回到你应该集中注意的事情上。
> · 将呼吸作为"工具"去帮助你集中并且保持注意。
> · 允许事情以它们原本的样子存在。
> · 培养直接体验的知觉。

家庭作业：在现实的世界中培养正念

参与者第一次报告他们的家庭作业练习时总是会带来许多反馈。这些反馈既会产生于讨论中，也会产生于参与者对每天练习之记录的回顾中。让我们来看一些例子，这些例子都是参与者在做躯体扫描练习时的普遍反应。让我们从一个参与者——Louise的体验开始，我们将给出一些她的背景情况以便于大家理解。

Louise来到正念认知疗法项目时已经38岁了。在此之前，她已经反反复复经历过许多次抑郁的困扰，最近一次抑郁的时间超过了9个月。她来到这里是因为她害怕自己的抑郁情况会变得更加严重。她来接受正念认知疗法时，抑郁已经好一些了（记住正念认知疗法是专门为那些在当前没有表现出抑郁，但在将来易复发抑郁的人设计的）。Louise有一个丈夫和三个孩子，工作是学校接待员。在Louise还是一个孩子的时候，她的父母（她说她的父母是极度的完美主义者）将她送入了一个女修道院学校（她的家庭是一个信仰罗马天主教的家庭）。Louise经常感到自己是一个糟糕的母亲和妻子。当她抑郁时，缺乏能量的状态使她更加确信自己是多么糟糕，而且她会无休止地回想这些。

在课前访谈时，指导者将课程计划中的一些核心主题与Louise的特殊体验联系起来。例如，她知道她对自己的要求太苛刻了。她从"理智上"能理解这一点，但是对此她却不能够做什么。类似地，她认识到她的情绪是多么容易被激发。再如，她虽然能认识到，但却无法改变这种模式。她谈到"雪崩效应……一个陡峭的斜坡"，以及她谈到想要看到"预警信号"是多么的困难。

在这次访谈中，指导者花了一些时间给她解释正念认知疗法将持续8周，每周要承诺2个小时的班级见面时间。指导者特别强调了家庭作业。如果Louise不能确定她是否可以找到时间做家庭作业，那么此时就不是开始课程的合适时间，因为课程间的家庭作业是一个非常重要的组成部分。这样做并不是拒绝她（这个计划很少拒绝人。大多数人虽然能看明白这些工作是必要的，但是课程开始后，他们可能会有非常不同的反应）。

对练习的态度："我做得对吗？"

Louise说她在做躯体扫描练习时，与家庭练习相比，在课堂上做练习的时候可以更好地集中注意力。随着课程的推进，我们能够构造出一幅关于这种差异的画面。在一周的家庭作业中，Louise"虔诚地"做着她的家庭作业。她说她试图放松，但是任何分散注意力的事物都会使她生气和不安，而且她认为这不是"应该发生的"。甚至更为糟糕的是，Louise发现，当她将注意力转移到身体上时，她注意到了多处的紧张感：胸部的紧绷感、下半身背部的僵硬感，以及肩部的紧张感。她的不舒服还带有其他的想法：如果练习让人感觉不愉快的话，那肯定是她做的不对。

这个主题（"我做得对吗？"）与班级里其他人的感受是有关联的。对于一些人而言，这是痛苦的。但对于另外一些人而言，他们睡着了，丧失了注意力，或一直想着其他的事情，或者将注意力集中在身体上错误的部位，或者没有任何感觉。人们感觉自己做错了的方式有成千上万种。正念的方法允许人们在此刻体验到这些情感，并像承认心理事件一样去承认它，并且做登记，同时继续进行练习。记住我们在第一次课程给出的指导语："你不一定要享受这个过程，只需要做就是了！"在Louise的例子中，也存在一个特殊的痛苦的和不舒服的问题，而且这也是我们即将讨论的问题。

痛苦的感觉

Louise对她的痛苦的反应是很普遍的，这也为她新的学习提供了一个重要的机会。躯体扫描的意图包括将注意力集中在躯体感觉上。当强烈的感觉出现时，任务仍然是那个任务，需要做的仅仅是将觉知带到那个区域，尽可能仔细地观察此时产生的躯体感觉。这样我们就采取了一种不同于以往习惯的新的态度。一个典型的反应是开始思考与痛苦相关的事情。这也是发生在Louise身上的事情。在回答"当你注意到这些强烈的感觉时，头脑中想的是什么"时，她说："这真的很不舒服。为什么我这么紧张？为什么我什么都做不好？"在内心的独白中，Louise实际上已经为这种体验贴上了标签，并在努力（这种努力是可以理解的）寻找缓解这种不舒服感的方法。她这么做存在的问题是，她远离了当前任务的焦点体验当前的情感，而成了其他的东西。开始时不舒服的感觉成了关于工作中的压力、与丈夫和孩子关系紧张的内心独白，而且Louise感到很奇怪，为什么她就不能更好地处理这些问题呢？

这种不舒服的感觉持续了多长时间？它们是一直保持不变还是随着时间

的推移而发生变化呢？指导者在问了很多问题之后，引导Louise在下一次做躯体扫描练习时注意她的心理是以这样的方式开始发生游移，将注意力尽可能带回到当前的躯体扫描过程中需要集中注意力去注意的身体的部位。用这种方式，她可能将这些联系作为练习将她自己从繁忙的自我对白中解脱出来的机会，不要试图去打开这些心结，只需要全身心地一次又一次返回到需要去觉知的躯体部分，直接觉知这些部位的感觉。

"我找不到做练习的时间"

在每个班级，一些参与者会报告说他们很难完成家庭作业，或者只能偶尔做做练习。我们应该让这种困难就这么过去吗？考虑到家庭作业在整个系统中的核心作用，当出现这种问题的时候，比较有帮助的做法是明确地让参与者知道，家庭作业的缺失很可能会影响他们在这个练习中的收获，但是不要批评他们。我们的任务是将参与者做家庭作业的困难作为一个机会利用起来，让他们带着好奇心去了解当时正在进行的事情。我们回到课程一里面的讨论："这个困难是你之前预期到的还是新出现的？你发现了什么？你是如何处理的？"接下来的一周，参与者的任务是，在很难找到时间做家庭作业的困难出现的时候，带着一种寻求答案的心理去面对这种困难。我们发现这种方法更有可能帮助到参与者，他们会保持一个开放的态度再去考虑这个问题，尝试去觉知可能阻碍他们做家庭作业的想法和感受，同时去注意他们发现了什么。

"我变得十分厌倦"，"我很讨厌这个声音"

这些是最有压力的反应类型，因为它们降低了参与者继续练习的动机。一般来说，在班级中，指导者通常用一种共情的和接受的方式来切合实际地处理这种反馈。这种体验可以为参与者提供处理消极情绪的机会。用这种方法，指导者展现了一种针对困难的方式，这种方式对参与者来说可能是新奇的，而且与他们通常处理这些情感状态所使用的方式也非常不同。通过对消极想法和情感做出的反应的好奇，以及在此刻接受它们，并将其作为个体的体验，这也提供了一个在正念认知疗法中重复出现指向消极情绪主题的强有力的第一个例子。询问关于情感的问题（"它们是什么时候出现的？"；"它们是持续不变的还是上下波动的？"；"它们持续了多长时间？"；"你注意到是否有其他的想法、情绪和躯体反应被带入到画面中了吗？"；等等）会帮助参与者形成一个更好的"地形图"。这些问题并没有很强烈地指向"诊断问题"，而是引出非评价性询问的一个例子。

如果参与者问，"当我有这种感觉时，我应该做些什么呢？"，指导者可以保持探索的精神去询问他们已经做了什么，以及接下来会发生什么。与指导者赶紧为参与者提供一个他们假设的"最好的解释方法"相比，保持这种好奇心是一种更有技巧的方法。通常情况下，参与者用尽全力去控制他们的坏情绪，更进一步的建议（甚至是非常明智的建议）可能仅仅是支持他们的想法，即只要能发现正确的技术，他们所有的情绪问题都会被解决。

这是否意味着所有的建议都要被取消？当然不是。相反，我们主要的立场是去询问和探究；如果有建议，那也是产生在这种询问探究的基础上的。例如，有一个建议可能是，参与者只需要选择把所有的愤怒或厌倦视为其心理的状态。然后，一旦它们出现，参与者可以将他们的觉知带回到他们原本要注意的身体部位。我们邀请他们去观察在进行躯体扫描时采纳这个建议会发生什么。这可能为他们提供了一个这样的例子：当他们有目的地将注意力从心理"自动的"情绪加工过程中转移开，并且有目的地将它转移到一个已经选择好的物体上时，将会发生什么。当然，这需要在正式练习阶段一次又一次地实践。

"太棒了，我睡着了"
"我享受这个过程，因为我终于可以放松了"
"它对我什么作用也没有，我只是睡着了"

如果人们发现他们不那么紧张了，或者他们在练习中睡着了，他们可能相信躯体扫描是"有用的",因为它帮助人们达到一种愉快的状态;或者认为躯体扫描是"没用的",因为他们没有跟随指导语保持清醒和觉知。虽然我们可以用前面提到的应对厌倦感的方式来处理消极的评价,但是令人惊讶的是,有时很难处理明显的积极评价。感到放松、享受这个练习通常与班级的目标混在一起。从参与者的角度来看,他们投入了时间和精力,所以想从中获得一些什么,这也是可以理解的。然而,在一定程度上,将这些情感放在更为宽广的背景中将会很重要:

"好的,这很有意思,不是吗?很明显,我们希望这最终成为一种'促进清醒'的方式,也成为学习如何让内心放松的方式。但是我们要记住,躯体扫描的目标更多的是去帮助参与者培养觉知,而非仅仅是试图让人放松。因此,我们还没有达到任何目标。它仅仅是一种关注正在发生什么事情的方式。我们的身体和心理都是很令人惊叹的东西,如果我们不去控制它们,那么我们可能有时会发现它们自己会进入一种平静、安详、放松的状态。这听起来就像是这里发生的事情。只需要允许心理和身体去做这些事情,我们可能就可以安静下来进入放松状态,也可能不会。"

"但是有一件事情需要记住,这并不是一个目标或者预期。我们最终并不是要以放松地坐下来为目标,检查一下我们是否达到了这个目的。如果在整个过程中你很紧张,你可以将你的注意集中于躯体感觉上,然后将注意力转移到你希望去注意的某一个部位,这样就可以了。你做了你必须去做的事情。"

做躯体扫描更多的是为了找到一种与躯体交流的方式,不管出现的东西是愉快的还是不愉快的。如果只关注躯体扫描带来的积极效果或者好处,那么对于接受和承认这个练习提示的更广范围的反应的方式来说,可能起到的是阻碍的作用。而且,躯体扫描练习的目的更多的是指向清醒而不是睡觉。因此,如果有人睡着了,那很好。但是指导者可能也想提醒这样的人,或许,在一天中的其他时间里，使用这种技巧可以便于他们清醒地注意到在他或她的身体里正在发生着什么。

在一定程度上，指导者可能会给出一些保持清醒的练习暗示，比如站起来，或者保持眼睛睁着，但是只有在探讨了参与者的体验以及他们对睡觉的反应后才会使用。任何的"建议"，如果提供得太早了或者只是唯一的反应，那么这个建议都可能很容易将参与者带到他们固有的模式中，也可能会让参与者觉得做这个练习有正确的方式，对练习的感觉也有正确的方式（"但是我并没有得到这种正确的方式"）。因此，我们提供的任何练习细节都是为了鼓励参与者对他们的体验以及体验的反应好奇。

"我尽力了，但是我觉得仍然没有达到目标"
"我认为我需要在这方面更加努力"

对于大多数人而言，抑郁的糟糕体验足以让他们有动力去寻找预防抑郁复发的方法。我们十分期望参与正念认知疗法计划的参与者的头脑里都是带着明确的目标来到这个班级的，这样他们中大多数人都将很情愿为了达到这些目标而去努力工作。但是矛盾的是，练习（如躯体扫描练习）强调的并不是为了达成目标而努力。有很多东西我们可能是清楚的，但是很难用语言来表达我们鼓励的是什么。我们可以告诉参与者，练习不是为了努力达到目标，我们强调的是"此时此刻"，"进入此刻的体验"，或者"以非评判的态度来觉知此时此刻正在发生的事情"。有些正念疗法培训的教师意在"融入"每时每刻。所有的词语都在尽力去表达这样一个意思：练习包括放下这些冲动去解决问题，去改变，去逃避或者变得更好，或者在此刻转移到其他地方。之所以会这样，是因为努力和有一个目标导向在我们生活中的某些领域可能是非常行得通的。但是关于情绪，有时改变它们最好的方法其实就是不要试图去改变它们，而是将它们带到意识中，以便于更清楚地看到它们。

参与者可能会对像"当你进行躯体扫描练习时，你不需要到任何地方"

这样的观点感到困惑。毕竟，如果你从中什么也得不到的话，那为什么还要这么麻烦地每周做6天、每天进行45分钟的练习呢？在做躯体扫描练习时，我们可能会努力寻找结果，很容易迷失方向的一个重要因素是，我们的目标是在每一个时刻都完全与躯体感觉同在。当以这种方法看待这一切的时候，真的也就没有什么其他地方要去了，因此，到达任何其他地方的努力都被用错了，而且也剥夺了我们用更有意义的方法学习和改变的动力。

在这些内心相互竞争的需求（这些需求本身是普通的，而且是可以被理解的）之间达到平衡的一种方法是保持一定的常规练习，但是这种练习并不是为了达到某个具体的目标。这就使我们认识到，"进步"在一个人的正念练习中是可能的，而且在躯体扫描练习中，一种"特别的"努力方法是必需的，但是这并不是为了努力达到某种特定的状态。

"我只是变得极度不安"：重新连接回避的情绪

就像我们中的大多数人一样，那些过去曾经抑郁过的人经常生活在他们自己的头脑中，而不是活在他们的身体上。基于这样或那样的原因，他们发现思考这些情绪（或者其他这类事情）要比身体体验这些情绪更"安全"。对于许多病人，这个策略已经发展为应对情绪的一般方法。对于其他人，这种从躯体回到心理的撤退，开始也是作为一种避免体验特殊的、创伤的躯体体验相关的紧张情绪的方法。虽然完全可以理解这种将注意力从身体上转移开的策略，但是这种策略意味着这种情绪体验的"加工"过程还未完成。结果就需要使用持续的努力来避免与情绪相关的躯体感觉进入到意识。

对于这种病人，像躯体扫描要求的那样有目的地将躯体感觉与觉知再次连接起来可能会很困难，甚至可能会导致被先前回避的情绪完全控制。在躯体扫描练习中，指导者对病人反馈中暗含的信息保持警觉是非常重要的，因为这些病人可能正体验着这类困难。随后，指导者可以使用非常温和的态度，引导病人有效地与可能是相当吓人的体验相连，鼓励病人在两者之间保持平衡，即完全从躯体觉知中脱离出来，或者被他们体验到的强烈情绪"扑倒"。有目的地将觉知转移到躯体扫描中，然后尽最大的可能将注意力集中在身体的特定部位，由此为病人提供一种"坚定"自己的方法，同时仍然保持与躯体体验相连。

尽管这样做很难，但是用这种方法让病人与躯体再次相连经常会带来戏剧性的疗效，它使得情绪加工过程中未完成的工作得以完成。我们来听一听一个病人是如何描述这种体验的。以下是在他完成了课程七以后对以前练习的看法：

"当我在前几周开始做躯体扫描时，我是相当警惕的。这就像我的所有过去都跑过来包围着我。我感到非常非常不安。"

"现在，我连那时体验到的糟糕程度的一半都不到了。我对它一点儿愤怒的感觉都没有了。现在它已经全部平息了，而且它现在和所有的事情一样都十分简洁。我希望那时我能够知道我现在所知道的，我可能已经为它准备得更好了。所有的一切都发生在前几周，它们使我很担心，而且我认为'肯定事情只是会变得越来越糟'。但是，事实上是变得越来越好了。"

"我的内心不能保持平静"

很多参与者发现，当他们尝试进行正式或非正式的练习时，就会冒出来一些想法或感觉阻碍练习的进行。他们可能会经历类似下面这样的内心独白：

"做这个练习的意义是什么？"

"昨天做完练习后也并没有感觉好一些。"

"这对我来说太难了。"

"我看不出做这个练习和我的问题之间有什么联系。"

"我的时间本来就不够用，这简直就是在浪费时间。"

对此，指导者的回应可以只是重复刚开始练习时对病人说过的话："在你之前已经有无数人进行了这样的练习，做就是了！"重复这样的信息是很重要的，但是也要让参与者认识到他们的想法和解释在塑造情感以及行为中的力量，给他们一些这样的体验是很有必要的。

让我们来举两个参与练习的病人的例子，他们是Mary和Bob，Mary的问题是找不到45分钟的自由时间来做练习。这就带来了一系列的想法。她想知道这个练习对她来说意味着什么。没有时间仅仅是因为她太忙了吗？还是她更愿意把时间留给别人，而很少留给自己？在班级里，我们谈论了Mary最初的意愿：是什么阻碍了练习的进行，对她来说还有别的选择吗？这些选择可以以试验的方式在下周进一步尝试探索。

Bob的问题是他虽然能够找到时间做练习，但是他无法找到一个足够安静和私密的空间。在班级的讨论中，我们谈论了是不是他对"合适的"环境类型的期望阻碍了练习的进行。事实上并不存在绝对安静和私密的空间。我们强调的是：无论为练习选择什么样的空间，都是根据我们的意图以及练习的特征来决定的，即由主观到客观来决定。Bob决定尝试做个试验。他在楼上进行冥想练习，孩子就在楼下奔跑和玩闹，这些噪音虽然都是他不希望存在的，但是当他不把这些噪音作为分心物时，他仍可以继续冥想。这样他就发现了如何与练习中的噪音共存，不让这些噪音分散他的注意力。

Mary和Bob遇到的困难同时也给他们提供了一个机会：困难的出现可以帮助人们观察到由困难引起的想法和情绪，这就很自然地会导致我们去进一步探索想法对情绪和行为的影响。带着对这一问题的探索，我们来进行下一次练习，这个练习取自标准的认知行为治疗练习。

想法和情绪

对事件的解释对情绪有重要影响。理解了这一点对克服练习及日常生活中的阻碍很有帮助。想法和情绪之间的联系是情绪障碍的认知模型的基本假设。通过阐明这一点，我们希望给努力来参加这个计划的参与者提供一个额外的合理解释。当然，指导者可以只是将这个联系的存在告诉人们，但是如果能举一些例子，给人们提供不同类型的学习机会，让他们认识到这与每日练习的强相关，那么他们就更有可能将练习泛化到日常生活中去。

一旦参与者摆好舒服的姿势，我们就要求他们闭上眼睛，想象下面的场景：

"你正走在街道上……，你看到在街道的另一边有一个你认识的人……你微笑着向他挥手……这个人似乎并没有看到你，就走过去了……你是什么感觉？……这时候你的脑海中在想些什么？你想做些什么呢？有没有任何躯体感觉？"

当参与者睁开眼睛，我们就邀请他们描述他们所体验到的任何情绪或躯体感觉，以及任何出现在他们脑海中的想法或图像。我们会把参与者对场景的反应列在白板上。一些典型的例子在图9.1中可见。对于一些人来说，这个场景确实与他们的体验产生了共鸣。"我可能会在脑海中反复想一会儿这个事情。我的想法是很消极的，每次走在街道一边的时候，就会冒出来三到五个消极的念头。"

请注意：同样的场景会引起不同的想法和解释，因此也会产生许多不同的情绪。这一观察可以作为接下来讨论的基础，即情绪反应是如何成为我们对事情进行解释的产物的。

情境	想法	情绪
一个你认识的人； 路过街道； 没有看到你。	他甚至都不认识我	不安
	我是不是做错了什么？我肯定是做了什么事情让他不高兴	担忧
	没有人喜欢我	我觉得好孤单、孤独
	你肯定是看到我了。好吧，如果你是这样想的，那你想怎样就怎样吧	愤怒
	她可能是在想什么事情。我希望她一切都好	关心

图9.1　想法和情绪概要：来自于班级成员的反应和反馈

抑郁的认知模式与想法和情绪练习的联系

我们从这个练习中得到的主要信息是：我们的情绪是情境加上对情境的解释。这就是最基本的情绪困扰ABC模型。因此，通常我们会发现自己处于一种情境A，然后以一种情绪C结束。正常情况下，这些是我们最容易觉知到的。我们通常不会有意识地去把想法B与A和C进行联结。想法就像小河流一样，一直都存在，只是我们没有意识到而已。这些想法通常都不是很明显，特别是当我们的抑郁并不严重时，但是它们实际上决定了我们所感受到的情绪以及感受到的情绪强度。

在正念认知疗法中，如果思维过程可以被尽早发现，那么技巧性地处理和应对这一类型的内心独白将变得很容易。因为内心的独白给我们的体验提供了解释，它可以在我们没有意识的情况下就引发我们的世界里正在经历的整个事件。

前一分钟我们还在想着朋友没有注意到我，下一刻我们就有了孤独感。因此，我们学习怎样清楚地识别这些自动想法是非常重要的。如果我们能将它们带到意识层面，就会更有能力不被我们大量的情绪所控制。

> 尽早发现内心的独白是很困难的，因为在我们还没有弄清楚发生了什么时，它就自动引发并且压倒了我们。

正如在葡萄干练习中那样，我们可能注意到自己之前没有关注过的想法和情绪。指导者需要向参与者明确说明，对解释的更多意识（通常都很快）可以带来更大的自由和选择，这可以帮助我们减少成为负性自动思维的牺牲品的可能性。再次注意：对这些过程的探究是出于好奇，而不要解决问题。

> **想法和感觉练习意图的总结**
> ·　发生了什么没有太大关系，我们如何定义它（意义，解释）决定了我们的反应。
> ·　这会影响其他系统（身体状态，行为）。
> ·　反应可以反映旧有的、熟悉的模式。
> ·　没有"正确"的解释——每个人都有一个不同的视角。因为它的差异性，我们很容易就可以发现想法并非事实。
> ·　同一个人在不同的时间也可能会有不同的反应（如，好日子与坏日子）。
> ·　我们对事件的解释，以及我们在下一时刻的反应对抑郁的维持有重要作用。

在课程二中，焦点主要集中在图9.2中上面的箭头。随后，课程四和课程六将更详细地介绍感受和想法的负相关，虽然在这一点上，情绪也同样会影响我们的想法和解释。

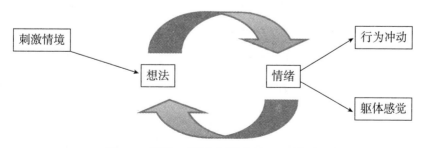

图9.2　情境、想法和情绪的ABC模型

这个练习的讨论至少出现了两个主题。第一，通过班里参与者各自不同的解释，很容易看出我们对事件的解释（以及所引起的感受）反映出的不仅是"客观"的情境，还有我们自己对参与者的影响。

"你会注意到这些不同情绪的出现是因为同样的事情被给予了许多不同的解释。如果你将事情解释为仅仅是由于他/她自身的问题才没有看到你，你就会替这个人感到难过。如果你将事情解释为是他人的拒绝或不友好的表示，那么你就会生气。"

"现在问问自己，如果事情发生在你正抑郁的时候，你的思维方式会是哪一种？如果你仍患有抑郁症，最可能出现的想法是什么？"

"正如在这个练习中展现的一样，我们当前的情绪通常会非常有力地决定我们的想法。在这个特殊的案例中，事件本身是中性的，接下来所有的行为取决于你是如何对事件做出反应的。我们要尝试去做的是更加有意识地关注介于想法和情绪中间的思维活动。"

事实上，对同一情境的解释的差异或者取决于不同时间我们的情绪状态，或者是对于不同的人，这就告诉我们想法并不是事实。

第二，消极的想法通常是抑郁到来的预警信号。例如，当我们看到前面不同的人针对情境事件所列的反应列表，我们就会很容易识别出那些由抑郁症患者做出的陈述。大多数人都会赞同解释类型和病人的抑郁程度之间是有很大联系的。通过将抑郁思维与非抑郁思维进行比较，我们发现抑郁症严重扭曲了抑郁病人的思维。认识到这一点后，当下次这些反应再次出现时，我们就可以自我"检视"，去注意我们的思维活动可能被抑郁情绪扭曲到什么程度。这一点在课程四和课程六中会再做介绍，在这两章里我们会进一步探索为什么我们并没有把想法当作心理事件，以及为什么这种不承认会导致它们如此"黏着"。

觉知愉快的体验

要想完全觉知到大脑是怎样将情境感知为"愉快的"还是"不愉快的"，以及对我们的想法和情绪有更加全面的认识，都需要进行练习。觉知不同情境和事件（大和小）对躯体感觉、情绪以及想法的影响并不容易。带着这种观点，我们使用正念减压训练，让参与者在一周内完成这个家庭作业。我们要求他们主动觉知每天发生的至少一件愉快的事件（最好是事件发生时就觉知到）。资料包括一个留有空格用来记录想法、情绪以及躯体感觉的日历表（见课程二资料六）。最好能尽快记录下发生的任何愉快事件。我们鼓励参与者写下他们的任何想法，就好像大声读出来一样，有必要的话使用引号进行标记。最后，我们还要求参与者尽可能详细地描述出情绪感受和躯体感觉。

为什么这个练习是重要的呢？首先，它将正念觉知带到可能引发反刍的关键点，早期几乎是无声判断的反应——愉快的或不愉快或中性的。内隐情感线索[85]的研究表明，多数时候我们对新刺激做出的反应是基于它是愉快的、不愉快的还是中性的。这些是心理开始游移以及反刍的节点，这个练习的目的就是让人更有意识地觉知到这些关键时刻。将正念觉知带到这些时刻，可以让人们在这些关键时刻只是简单地去体验去欣赏，不需要有额外的想法，比如说希望它经常发生或者想知道为什么它并不是经常发生。

第二，这个练习可以帮助人们注意到日常生活中的（甚至是很小的）积极事件。虽然它似乎与愉快事件日历表很类似，愉快事件计划表是结构化治疗急性抑郁的一部分，但是在正念认知疗法中，这一练习的目的并不是增加愉快事件的数量，而仅仅是更有意识地觉知已经存在的愉快事件。对一些人来说，做这个练习可能是一个有启发性的体验。

愉快体验日历表意图的总结

· 将正念觉知带到对愉快的或者不愉快的或者中性的体验时刻的早期反应——引发反刍或回避的关键点。

· 帮助人们注意到他们日常生活中出现的积极事件。

· 使得人们更好地觉知到伴随愉快体验的想法、情绪及躯体感觉。

· 以一种无威胁的方式帮助人们转到体验的"情绪"维度。

· 帮助人将转瞬即逝或者强烈的体验解构为各个组成成分，如想法、情绪及躯体感觉。

第三，这个练习让人们更有意识地去觉知伴随愉快体验的想法、情绪及躯体感觉。开始意识到体验是想法、情绪及感觉的一系列分享的元素，而不是一个统一的"东西"，意识到这一点是"解构"过程的开始。"解构"可以允许我们有不同的、更有技巧的反应，而不是我们习惯模型的自动化反应。强调对躯体感觉的觉知并不是认知疗法的显著特点，而是在正念认知疗法中，因为伴随着愉快或不愉快的事情的出现，躯体感觉是个人情绪状态敏感的晴雨表，可以表明一个人在不同时刻的感受。

第四，以一种无威胁的方式帮助人们转到体验的"情绪"维度。参与者通常会发展出一种"体验式回避"的保护性习惯，或者从情绪中调整出来，用这种方式来保护他们自身远离潜在的、压倒性的情绪。虽然这在短期内看起来是有效的，但是从长期看，这种回避实际上是维持了令人讨厌的情绪，而不是远离了令人讨厌的情绪[86]。愉快体验的练习提供了一种无威胁的方式，使得他们可以对抗包括参与者体验在内的全部范围的因素。

接下来几周其他的家庭作业任务，例如使用躯体扫描来做进一步的正式练习、简短的正念呼吸、将正念拓展到其他每天的常规活动中（详见参与者分发的资料），目的是将对身体的觉知与躯体反应的意识和对日常事件的反应联系起来。

静坐呼吸

此时，虽然参与者在接下来的一周每天要做躯体扫描的练习，但是我们需要准备从躯体扫描形式过渡到冥想形式，在冥想的过程中，注意力聚焦在某一个单一的点上。因此，我们以一个简短的静坐冥想结束课程二，时间持续10分钟，将对呼吸的觉知作为主要目标。在"将注意力集中于某一个点"这种情况下，呼吸是训练参与者在那些旧有的心理习惯出现时及时识别它们的下一步。

通过学习允许任何分心物——想法、情绪、冲动及感觉进出我们的大脑，可以培养我们将自己从时不时出现的旧有的、更加恶性的心理中解放出来的能力。当我们的注意力集中在一个地方时，分心就更容易被清楚地看到。将注意力集中于呼吸上是一个锚定心理的很有技巧的方法，这样可以更容易感受到用在锚上的"力"。

呼吸

呼吸是生命。你可以将你的呼吸想象成一根线或一个链条，它将你从出生（起点）到死亡（终点）经历的生活事件联结在一起。你每时每刻都在呼吸，就像河水一样自由流淌。

你是否曾经注意过呼吸会怎样随着我们情绪的变化而变化。当我们紧张或生气时，呼吸会变得短而浅；当我们激动时，呼吸会加快；当我们愉快时，呼吸会缓慢而均匀；当我们害怕时，呼吸甚至几乎消失了。只要我们的生命存在，它就一直伴随我们存在着。当我们有意识地去觉知它时，它可以像一个锚那样稳定我们的身体和大脑。我们可以在日常生活的每时每刻觉知到它。

大多数时候，我们不会注意到呼吸的存在，它被遗忘了。所以我们首先要做的事情中有一样就是去觉知呼吸的存在。注意呼吸是如何随着我们的情绪、想法、躯体动作的改变而改变的。我们不需去控制它。只需要像对待朋友那样注意并了解它就可以了，带着兴趣，放松地去观察和感受。

随着练习的进行，我们会对呼吸有更多的觉知。我们可以用它来直接觉知我们生活的不同方面，如放松紧张的肌肉，或者关注需要关注的情境。呼吸还可以帮助我们处理疼痛、愤怒、关系或者日常生活中的压力。在这一练习过程中，我们会探讨更多的细节。

因为这是参与者第一次进行静坐冥想练习，我们会对如何静坐给出一些指导。我们提出一些可用的选择，告知参与者设定关于"正确"或"合适"静坐冥想方式（通常印象来自于媒体关于冥想的宣传）的危害。这些指导在课程二的资料三中也提供了，包括一些如何检查腿部、臀部以及脊柱位置的基本细节（如，无论一个人坐在什么上，其膝盖低于臀部水平都是有用的）。

一旦描述完坐姿，我们要求参与者选择一个舒服的姿势，展现出他们的自豪和机智，背部挺直，但不要僵硬，头部保持平衡，头、脖子以及脊柱一条线，肩膀要放松。之后，我们要求参与者将注意力集中在呼吸上：在整个吸气阶段充分地觉知吸气，在整个呼气阶段充分地觉知呼气。最终，心理一定会游移到其他关注点上。每次当人们注意到他们的心理游移，脱离了呼吸，指导者就需要指导他们注意是什么将注意力带走了，然后再让他们温和地将注意力带回到呼吸上来。心理会经常从呼吸上游移开，我们的任务仍然不变：不管注意力移到了哪里，只要将它带回到呼吸上就可以了。

结束课程

在课程二接近尾声时，要注意我们反复强调的一点：觉知到心理游移，并将它带回到选定的注意目标上，这是非常有价值的。这就是我们学习如何集中注意的新方法的全部要点：有目的性，关注此时此刻，并且不加评判。

Adapted with permission from Karen Ryder, Instructor, Stress Reduction Clinic, University of Massachusetts Medical Center（personal communication）.

课程二：资料1

课程二的总结：活在我们的脑海中

在这个项目中，我们的目标是做到更多、更频繁地觉知。我们总是以一种并不完全正确的方式进行自动化评判的倾向——这不应该发生，这不够好，或者这不是我们期望或想要的，这种倾向使我们脱离"此时此刻"。这些评判会让我们去责备、想去改变，或者认为事情本来不应该是这样的。通常，这些想法会很自然地将我们带到一个死胡同。这样的话，我们可能就会丧失此时此刻的觉知，也会丧失自己选择如何行动的自由。

只要我们承认情境的实际情况，不再立即去判断、解决或希望这一情境是其他情境，我们就能够再次获得自由。我们进行躯体扫描练习，不需要改变任何其他事情，只需要将兴趣和善意的觉知带到此时此刻的情境中。除了带入这样的觉知，没有其他需要达到的目标。特别要指出的是，获得放松的特殊状态并不是练习所要达到的目标。

课程二：资料2

躯体扫描的技巧

1. 不论发生什么（如，你睡觉了、注意力不集中、想着其他事情或者将注意力集中于身体上某一个错误的部位，或者感觉不到任何东西），只要坚持去做就可以了！这就是你此刻的体验。尽可能觉知到它们就是了。

2. 如果你的心理发生游移了，只需要注意这些想法（作为过去的事件），然后将觉知温和地带回到躯体扫描上来。

3. 不要有"成功"、"失败"、"做得很好"或者"试着净化身体"这样的想法。这不是竞赛，也不是你需要付出努力才能掌握的技能。唯一的要求是保持规律性的练习，只要带着开放、好奇的心态去做就可以了。

4. 不要期望躯体扫描能给你带来些什么：把它想象成你播下的一颗种子。你越是干预它的生长，它就越是长不出来。对于躯体扫描而言，给它合适的条件——平和、安静、有规律的且频繁的练习就可以了。这就是全部。你越是期望它能为你做些什么，它就越不可能帮到你。

5. 每时每刻都要尝试以这样的态度来对待你的体验："好的，现在这件事就应该是这样子的。"如果你总想避免不愉快的想法、情绪或躯体感觉，不安的感觉反而只会让你什么事也做不了。有意识地去觉知，不用努力，保留在此时此刻，接受事情本来的样子就可以了。

课程二：资料3

正念呼吸

1. 坐在一个舒服的位置上，坐在靠背椅上或者表面柔软的地板上，让你的臀部有垫子或矮凳子支撑。如果你坐在椅子上，最好背部不要靠在椅背上；如果坐在地板上，双膝最好能碰到地板；调整垫子或凳子的高度，使你可以坐舒服和坐稳了。无论你坐在什么上面，保证你的膝盖在你的臀部水平以下。

2. 背部挺直，保持一个有尊严的、舒服的姿势。如果是坐在椅子上，就把脚放在地板上，两腿不要交叉。慢慢闭上你的眼睛。

3. 通过集中注意力到你的触觉，以及你的身体与地面或椅面接触所感觉到的压力上来，以这样的方式将觉知带到躯体感觉的水平。就像躯体扫描那样，花一到两分钟的时间来探索这些感觉。

4. 现在，随着吸气和呼气的进行，觉知你的下腹在躯体感觉模式上的变化（当你第一次做这个练习时，可以把你的手放在腹部下方来帮助你感觉你的手和腹部接触时的感觉变化。当你能够很自如地用这种方法去进行躯体感觉时，你就可以把手移开，继续关注腹部的感觉）。

5. 当每一次吸气，感觉到你的腹壁起伏时，去觉知轻度的拉伸的感觉，每一次呼气时，感受腹壁轻微的收缩。尽可能在每一次呼气和吸气时将注意力放在下腹的躯体感觉变化上，或许你会注意到每一次吸气与呼气之间的小小的停顿。

6. 不需要以任何方式来控制呼吸，只需要简单地让它自然进行就可以了。尽可能去做，在其他练习中也是一样。没有什么问题需要去解决，也不需要达到任何特殊的状态。尽可能去做，只需要允许你的体验就是你的体验，不要将其体验为其他的就可以了。

7. 或早或晚（通常很快），你的心理就会开始游移，从对呼吸时下腹的关注开始，到想法、计划、白日梦或者其他任何东西。这非常好，这就是心理会做的事，并不是什么错误。当你注意到你的意识不在呼吸上时，在心里小声地祝贺一下，你已经回来并且再次意识到了你的体验！你可能想简单地了解一下自己的意识到底去了哪里（"哦，正在想事儿"）。然后再慢慢回到你下腹躯体感觉的变化模式上，再次将注意力放在正在进行的吸气和呼气上。

8. 无论你注意到的心理游移多么频繁（这一过程会不断重复），尽你所能，每次都祝贺自己已经回来了，并且再次意识到了你的体验，慢慢将注意力拉回到呼吸上，觉知每一次吸气和呼气过程中躯体感觉的变化模式。

9. 尽可能友善地去觉知，把一次次的心理游移看作体验耐心和好奇心的机会。

10. 继续练习10~15分钟，如果你想多练习一会儿也可以。或者时不时提醒一下自己，只要去关注此刻正体验的事情就可以了。尽可能去做，每当你的意识发生游移或者不再关注腹部时，用呼吸作为锚定点再次回到此时此刻上来，继续呼吸。

课程二：资料四

课程二的家庭作业

1. 进行6天的躯体扫描练习，用家庭作业记录表（本章资料五）记录下你的反应。

2. 在一周中，在6天的不同的时间里练习正念呼吸10分钟（*www.guulford. com/MBCT_audio, Track 4*）。每天用这样的方式与你的呼吸待在一起，可以让你有机会不需要做任何其他事情就可以觉知到你当前的情感。

3. 完成本章资料六，愉快体验日历表（一天一例）。这样会让你变得更能觉知你每天经历愉快事情时的想法、情绪以及躯体感觉。尽快详尽地（如，使用真实的词或图像记录下自然产生的想法以及躯体感觉）记录下细节。

4. 选择一项新的日常活动作为特定的正念对象（如，刷牙、洗碗、洗澡、倒垃圾、给孩子读书、购物或吃饭）。

课程二：资料5

家庭作业记录表——课程二

姓名：＿＿＿＿＿＿＿＿＿＿＿＿＿＿＿＿＿＿＿＿＿＿＿

每次练习时在家庭作业记录表上做记录。记录下做家庭作业时出现的任何情况，以便在下次课程中讨论。

星期/日期	练习（是/否）	内容
星期三 日期：＿＿＿＿	躯体扫描： 呼吸： 每日正念：	
星期四 日期：＿＿＿＿	躯体扫描： 呼吸： 每日正念：	
星期五 日期：＿＿＿＿	躯体扫描： 呼吸： 每日正念：	
星期六 日期：＿＿＿＿	躯体扫描： 呼吸： 每日正念：	
星期日 日期：＿＿＿＿	躯体扫描： 呼吸： 每日正念：	
星期一 日期：＿＿＿＿	躯体扫描： 呼吸： 每日正念：	
星期二 日期：＿＿＿＿	躯体扫描： 呼吸： 每日正念：	

星期三 日期：_____	躯体扫描： 呼吸： 每日正念：	

课程二：资料六

愉快体验日历表

姓名：_____

在愉快事件发生时有意去关注它。使用下面的问题将注意力集中在愉快事件的细节上，随后记录下来。

星期	这个经历是什么	在这个经历中，你的身体具体是什么感觉	伴随着这个事件的情绪和感受是什么	你的脑海中有些什么想法	在你记录下这些内容时，你的脑海中有什么想法
举例	下班后回家的路上停下来，听鸟在唱歌	表情很轻松，双肩很放松，嘴角微微扬起	放松、愉快	"这很好"，"好可爱（小鸟）"，"在外面真好"	"这件事很小，但是我很高兴我注意到了。"
星期一					
星期二					
星期三					
星期四					
星期五					
星期六					
星期日					

第十章

课程三：聚焦离散的心理

　　问题解决这一心理行动模式是进化的非凡成果。想一想我们是如何表现最简单的行为的，比如从装满杯子的盘子里取出自己最爱的咖啡杯。我们不仅能够识别出自己的杯子，还能成功地绕过其他的杯子，取出自己的，并且没有碰到其他任何东西。关于伸手取东西的认知过程的研究发现，大脑执行了一项精细的平衡动作：对被选中物体的激活与对其他未被选中物体的抑制。这个平衡动作已经非常好地贯穿了整个进化史。获得想要的东西，回避不想要的东西，这是动物生存最基本的技能之一。大脑无法执行这个过程的动物将很快死亡：因为它们无法获取食物，在跳跃时抓不到树干或者捕捉不到它们准备突袭的猎物。人类在更高级认知功能发展之前就有这些技能，我们在每一次伸手取东西时就可以看到这一点。

　　即使是挑选出杯子这样简单的动作，大脑用来执行这个动作所需要的计算能力都是巨大无比的。然而，即使是一个很小的小孩，都可以自动地、无意识地完成这个动作。大脑会计算当前手所在的位置与目标物体所在的位置之间的差距，然后根据移动轨迹的需要去减小两者的差距。那么它从最初做出抓取的动作开始，到对缩小两者差距的监控，直到成功地抓取目标，目标达到。这项任务就完成了。

当人类大脑进化解决复杂问题的能力时发生了什么，是通过跟踪和试误而进化的吗？进化做了它常做的：它使用了它以前工作时相同的程序。因此，即使是解决复杂问题，心理也是使用同以前解决"抓取东西"所用的一样的基本形式。它被称为基于差异的加工（discrepancy-based processing）。将目前的情形（A）与期望达到的状态（B）相比，考虑从A到B的多种可能性。

但是当这些问题与我们的情绪相关时会发生什么呢？在这种情况下，需要缩小的并非我们的手和物体之间的差距，而是我们自己实际的情绪与我们期望的情绪之间的差异。这很自然就会使我们相信这种基于差异的问题解决可能也可以帮助我们解决这种情绪问题。这看似有理。目标是清楚的：一方面是逃脱或回避不愉快的情绪，另一方面是获得愉快的情绪。为了看到我们是如何成功做到这一点的，我们需要去监控我们的进展。

持续监控自己如何达到我们为自己设定的快乐标准，这种做法是无用的。例如，去应对清早醒来的糟糕感受本来就已经很困难了，但是如果我们将其与更好的心情进行比较，这种我们想摆脱的糟糕情绪会更加严重。很快，我们会发现这种"比较"加工的结果促进我们产生新的想法："我希望一大清早不要感觉很糟糕。为什么我现在是这种感觉？为什么我总是以这种方式去感觉？"我们将其想象成其他的问题解决情境，如果我们能够发现达到目标的正确方式，那么最终就可以到达那里。

现在我们可以看到，我们对快乐的自然追求使自己产生了沉思及反刍：思维模式、情感及行为都是无用的，因为它们只是在不断地打转，没有产生解决方法，反而使我们更加糟糕。好像反刍某个问题就可以带来一个解决方法一样，但是正如Nolen-Hoeksema和Morrow的发现（见第二章），这种反刍式的沉思经常会加重问题[57]。

> 我们具有强大的问题解决能力，所以我们应该可以解决所有的问题，这种感觉很有竞争力，不那么容易被消除。

我们在这里提到这一点是因为我们发现，在开始的热情之后，课程三的进行过程经常出现一些阻碍，这些阻碍在课程二中也被提到过。在前面的两节课程中，我们已经开始探索如何保持正念才能使我们走出各种加深抑郁的习惯性思维模式。无论人们是否看到正念与他们的生活的相关性，他们通常先不做评判。通过课程三，我们很清晰地了解到，这种练习并没有准备给他们的问题提供一套现成的解决方案，这样参与者可能会有挫败感。导致这种挫折感的原因可能是多方面的，但是一个很常见的原因就是我们以为我们强大的问题解决能力应该能解决所有的问题。这种感觉很难被消除。实际上，除非过去已经尝试过其他方法，否则人们不大可能自愿放弃他们固有的通过反刍来解决问题的方式。

正念的方法并不仅仅涉及另外一个更聪明的解决方式，而是涉及了一个不同的模式，即一种与问题"共存"的模式，这种模式使得人们释放了即刻解决问题的需要。当我们摆脱需要立即找到解决方案的倾向时，我们可以帮助人们看到，他们有多少行为是被回避不愉快以及追求快乐所驱动的。只是单纯地觉知到困难，并对它保持注意，这就可以使个体暂时避免陷入旧有的心理模式中。正念练习包含让参与者尝试"存在"模式，这个模式要求参与者放下常做的努力以及目标定位。

在"放下（letting going）"的过程中，出乎意料的是，当问题出现时，我们可能开始更加开放、清楚地看到下一步该采用何种技巧性的方法。在课程中及家庭作业中所做的练习，都是为了尝试并学习相信这种新方法。

因此，课程的下一步包含发展正念呼吸，以便于人们将呼吸作为锚来集中和稳定他们自己，同时对他们所经历的事情保持开放的态度。另外的一个挑战是找到方法，让课程中的人们尝试这种不同的方法。

从降低抑郁的复发风险的角度来说，正念训练吸引人的一个地方是它可以被应用于任何体验，不论这些体验是积极的还是消极的，是重要的还是微不足道的。这也是我们为什么强调正式练习（如，躯体扫描）与非正式练习（如，觉知像吃饭这样的日常活动）结合在一起。如果我们的任务是使人们能够尝试用不同于"分析"的方式来观察世界的话，那么使用最基本的感觉，如看（seeing），就成为可能了。

从看开始

考虑一下你目前正在阅读的这一页。为了读懂，你必须看这页的字词符号，逐字逐句地分析，然后把所有句子整合起来理解这篇文章。在日常生活中，我们在进行这种分析之前最常做的就是"看"。我们相当自动化地"解析"这篇文章，所以很难分解出其中的过程。外部世界的物体和声音也是如此。我们的注意自动化地"解析"这个世界，进行分类和安排，并准备着行动。一种提供了不同存在状态的方法是：去感受这些自动化的情境，更新我们的认识，这些感觉是构建我们经验的原始资料。

这样做的一种方法是在课程三开始时进行一个简单的五分钟的"看"或"听"的练习。如果房间里有窗户，那么我们要求人们往外看，尽可能地把注意力放在视觉上，放下他们平时所依据的对看到的世界进行意义建构的方法；不是把场景中的元素看成树或汽车，或者其他任何东西，而是邀请他们只把这些看成颜色、形状以及运动的模式。我们所用的指导语是：无论什么时候，只要你觉察到自己开始思考你所见到的物体，就温柔地将你的注意力带回，只是单纯地看。如果房间里没有窗户，那么我们就用一个"聆听"冥想来代替，要求人们听房间里以及房间外的声音。邀请班级参与者尽可能将注意力集中在聆听上，不要按照平时常用的分类方法来理解听到的内容，不是听椅子刮擦的声音或者某个人的咳嗽，而是聆听声音的发音、音调以及音量模式。每当心理游移时，就把注意力温和地带回到简单的"聆听"上。按照这种方式，我们希望参与者做一个转变，从课程上常出现的"行动"模式转变到"存在"模式，存在模式在集中注意"看"或"听"之后进行的正念呼吸中进一步被探讨。一旦班级花了4~5分钟时间进行"看"的练习，我们就邀请参与者转向"静坐"。

课程三的主题和内容

主题

心理常常是离散的，而且容易迷失于思考中。因为它们需要在完成未结束的任务以及努力达到未来的目标的背景下工作。相反，我们需要找到一种有目的地"回到"此时此刻的方法。正念呼吸为我们提供一种集中、聚焦心理的可能性，并且使我们更容易从行动模式进入存在模式。

日程安排

· 5分钟的"看"（或"听"）的练习。

· 30分钟的静坐冥想（对呼吸以及躯体的觉知；对强烈的躯体感觉如何反应）*。

· 练习回顾。

· 家庭作业回顾（包括躯体扫描、正念呼吸、正念日常活动，以及愉快事件日历表）

· 3分钟的休息时间和回顾。

· 正念拉伸和回顾。

· 建立不愉快体验日历表练习。

· 分发课程三参与者资料。

· 布置家庭作业：

（1）在星期一、三、五里练习"拉伸和呼吸"冥想（音频6）。

（2）在星期二、四、六里练习40分钟正念运动（音频5）。

（3）不愉快体验日历表（每天都有不同的体验）。

（4）3分钟的休息时间，每天三次（音频8）。

---

* In our MBCT classes in Oxford for those who have experienced recurrent suicidal thoughts when depressed, we teach mindful movement at this point (based on lying down, hatha yoga) and later in the session teach the standing movements, followed at that point by a sitting meditation (focusing on breath and body).

个人准备和计划

　　除了你个人的准备之外，记住要带着录音磁带，里面有结合正念拉伸和静坐冥想的正念运动的指导。

分发课程三的资料

课程三资料一：课程三的总结：聚焦离散的心理

课程三资料二：3分钟的休息时间：基本指导

课程三资料三：在课程三结束后的家庭作业

课程三资料四：家庭作业记录表——课程三

课程三资料五：不愉快体验日历表

正念静坐冥想练习

　　几个世纪以来，人们一直都是将呼吸作为工具来进行冥想。为什么那些过去一直抑郁并且很容易再次复发抑郁症的人和冥想有关联呢？回顾我们的分析，中度的不愉快心境会产生更多的消极想法，这是抑郁症复发和再发的原因。在抑郁可能复发的时候，积极或者消极地评价某些事物（尤其是评价抑郁心境本身）会导致反刍（"为什么我不能更开心？为什么我总是有这样的感觉？我哪里出了问题？"）。很快，心理会陷入对过去的思考或者对未来的担心中。现在，想一想，呼吸是什么以及呼吸有何用。

　　首先，它发生在当前，因此，把注意力集中在呼吸上面可以帮助人们放下过去以及未来，将自己锚定在此刻；其次，呼吸一直都存在，因此，它可以成为个体情绪状态的一个标志；第三，有目的地觉知呼吸的行为会"占用空间有限的加工通道"，而这个有限的通道里充满了反刍的念头。所以，尽管关注呼吸不是最终的目的，但是它可以短暂地替代（或者分散）反刍的想法。因为呼吸处于不断变化、流动的状态，所以要求参与者保持一定的注意力；第四，注意呼吸包括注意与目标定位相悖的事情。呼吸并不是需要参与者做的任务，它是自然发生的。对呼吸的态度体现了一种对自我和世界的态度：对于一个人的情感生活来说，专心简单事物比分析复杂事物更加有效。而且，因为每个人一生都在呼吸，所以呼吸可以和许多不同情境联系起来，有许多转换的可能。

最后，这种简单的记录心理游移的行动，可以让我们认识到它刚刚去了哪里，然后回到呼吸。这其实包括了一种元认知监控。将想法视为想法，这样就可以提高参与者去中心化的技能。这个技能对于预防负性想法的增加，以及由此导致的抑郁症的复发都是非常重要的。最重要的是，这些行为也可以提供一个机会，让人有目的地重复练习从一种心理模式中分离出来并进入另一种心理模式，即从一种可能增加反刍的心理挡位切换到强调直接经验的心理挡位。

和课程二介绍的一样，我们从十分钟的静坐冥想开始。在我们开始静坐练习之前，参与者找到一个舒服的静坐姿势是很重要的，这个姿势应该可以给人一种平静、有尊严、舒服和稳定的感觉。如果你是坐在或者跪在地板上，使用一个垫子或长椅作为支撑，或者坐在椅子上。我们开始注意我们的姿势，注意如何把后背挺直而又不僵硬，把头和脖子伸直，肩膀放松，下颌微微收起。如果坐在椅子上，参与者可能会发现在椅子上放一个垫子是有用的，可以使臀部稍微高出膝盖一点。

几分钟之后，指导者将参与者的注意引导到呼吸上。这将成为练习觉知的第一部分。这个练习的指导语清晰明了：允许注意在位于腹部的呼吸上停留。去感受每一次呼吸的移进移出，不要去刻意寻找发生的任何事。如果你的心理在游移，稍微注意一下是什么带走了你的思绪，然后温和地将你的注意力带回到你的呼吸上来，不要批评自己。在30分钟的静坐冥想中，这个指导语会重复很多遍，使用大量的提示语来确定在那个时候你的注意力是否集中在呼吸上。到了练习的后期，指导参与者把意识扩展到整个身体上。

这个练习的简易性是很重要的。因为从表面上看它是如此简单，它揭示了我们很容易预见的困难，这些困难是我们所有人通常的一般模式。对于那些抑郁的人来说，情绪与反刍的主题是交相呼应的，正是这些反刍维持了他们的抑郁易感性。

静坐冥想：正念呼吸和身体

1. 像之前描述的那样去练习正念呼吸10~15分钟。

2. 当你感觉到自己对呼吸有相当的觉知时，有目的地将呼吸的觉知扩展到整个身体。从背景上来说，保持对下腹部呼吸的觉知的同时，改变你关注的焦点，以便于你开始觉知你整个躯体的感受，以及你的躯体感觉随着呼吸变化的模式。你可能会发现感觉呼吸带动了整个身体的运动，就好像感觉全身都在呼吸。

3. 如果你选择将更宽广的躯体感觉与呼吸的来回转换相结合，将它们作为一个整体，包括觉知更局部的躯体感觉的特定模式，比如身体接触地板、椅子、垫子或者长椅产生的躯体感觉，有触觉、压觉或者膝盖或者脚与地板的触碰；支持屁股的任何东西；放在大腿上的手，或者两手互搭在一起。尽你所能，保持所有这些感觉，以及呼吸的感觉、全身如一体的感觉，在更宽广的空间觉知躯体感觉。

4. 心理会重复地游移到呼吸和躯体感觉之外——这是很自然的，也是预料之中的，并不是错误或者失败。每当你注意到你的意识已经游移到躯体感觉之外的时候，你可以祝贺你自己；你已经"清醒过来了"。温柔地注意一下，你的思绪飘到哪里去了，然后友善地把你的注意力带回到你的呼吸以及全身如一体的这种感觉上来。

5. 尽你所能保持对实际的感觉的简单的、温柔的注意，将注意从躯体的一个部位移动到下一个部位，直至全身。

6. 当你静坐时，有一些感觉可能特别强烈，如背部、膝盖或者肩膀的疼痛感，你可能会发现自己的意识反复停留在这些感觉上，离开了呼吸或者整个身体。你可能想利用这些时间练习有目的地选择、转换位置或者保持不动，将意识带到感觉强烈的区域。如果你选择动，那么就尽你所能带着温和的注意力探索这种感觉模式的细节：这些躯体感觉到底是什么？它们到底在哪里？它们会随着时间变化从一个区域转到另一个区域吗？不要考虑太多，只需要去感受它们即可。你可能希望利用呼吸把觉知带入这种强烈的区域，"吸入"到它们中，就像躯体扫描一样。从这些感觉中呼出，随着呼气变得柔软和开放。

7. 每当你发现你自己被强烈的生理感受"带走"时，或者因为其他原因离开了对此刻的觉知，那么就再次通过把觉知集中在呼吸上或者全身一体的感觉上，来体验此时此刻。一旦你以这种方式集中自己，允许觉知再次扩展，觉知就会包括贯穿整个躯体的感觉。

8. 在静坐冥想的最后几分钟，重新将你的注意集中于你腹部的呼吸上。关注吸入和呼出过程中所有的感觉。当你坐在这，当你正在呼吸时，允许自己去培养此时此刻的觉知。记住，呼吸是你在一天中的任何时候都可以得到的。允许自己感觉到安全，接受自己的觉知，就像你存在于每一分钟一样。

练习回顾

像在其他课程中一样，我们首先将精力集中于刚刚在课程中完成的练习，然后探讨在一周的家庭练习中发生了什么。在参与者关于"看"和"静坐冥想"的实际体验的讨论中，有几个主题是常常会被提到的。我们在这里呈现它们，将它们与我们这个项目的主题联系起来，但并不意味着正念认知疗法课程是一个"提问—回答"的课程。相反，指导者与参与者探讨他们体验的每一部分是教他们"内部布局"的一些东西：他们可以怎样去学习"解读地图"，观看他们的想法、情绪、躯体感觉及行为之间的联系。参与者报告困难是很受大家欢迎的，因为这些困难可以指导我们了解是什么导致了我们情绪的恶化，是什么阻止了注意力的集中或妨碍你安静下来。通过问问题，如"你注意到你现在是什么感受"，大家一起讨论基于此时此刻的体验。

呼吸冥想的目的

· 将你带回到此时此地。

· 作为一个锚和港口，无论你在哪里，都可以得到它。

· 通过更宽敞的空间与你建立联系。

心理游移

"有时这真的是很烦人。我想让我的思绪待在一个地方，但是它却就这样走了，去做任何它想做的事情。"

　　将静坐冥想描述为花30~40分钟时间集中注意力于呼吸和身体上是不准确的。在项目的这个阶段，大多数人都会花大量时间努力地集中他们的注意力，因为想法、情绪、躯体感觉或者外来分心物都会分散他们对呼吸的注意。

　　这个练习的目的并不是预防心理游移，而是要与心理游移的模式更加亲密。早期阶段的一个重要练习是系统地、反复地把不管跑到哪里的注意力带回到当前冥想的主要目标上。按照这种方法，练习能给我们很多机会，重新从此刻开始练习呼吸。参与者常常听到的指导语是"如果我的注意力分散一百次，那么就重新开始集中注意力一百次"。这就是这个练习的所有内容。这个练习的任务就是要接受心理的一次次游移，温和地再次将它和呼吸结合在一起。在将注意力保持在呼吸上的任务中，如果我们认为自己失败了或者做得不够好，这些评价和批评就会出现，而对心理游移的接受可以帮助我们避免评价和批评自己。开始意识到你有"努力保持对呼吸的觉知"，这本身就是有用的。在这个项目的这个阶段，在我们把觉知带回到呼吸之前，这种努力可以只被看作我们觉知到的另外一种感觉。这对指导者来说也是一个提醒：这个项目前半部分的核心目的是训练参与者有意识地集中注意力的技巧。其中的一个应用就是，无论出现了什么，主要的指导语就是去注意和承认注意游移到的东西上面（包括对这个体验的任何反应），然后将心理带回到任何计划集中的事物上（场景或声音，呼吸或身体）。

保持好奇*：心理游移到何处了

　　请注意前面引用的一个参与者对特殊结果的强烈期待的表达。这个人希望心理可以待在某个固定的地方，但是这并不会发生。相反，我们的想法更像树林里乱窜的猴子。我们开始意识到我们的思绪是如何"跑到其他树上"了，

---

　　* 我们认为单词"好奇"（curious）的意思是一种有警觉兴趣或者明智注意的态度。当然，这不同于在一个问题上强迫"仔细检查"或者用智力"思考"一个问题。我们认为这个词源于"关爱"，就像"监护人"（curator）一样。

然后我们再温和地把注意力带回来。这样有助于我们培养自己与心理状态的亲密感。这是比希望它们呆在某一个固定的地方更加灵活的方式。相反，我们只是在心理游移的时候观察它。对所发生的事情带着兴趣或者好奇的精神是非常有帮助的，因为我们很容易对自己失去耐心，对自己感到失望。

通过试图控制想法来处理它们

"我不知道其他人是否也有这个问题。当我的心理完全游离时，我就一直在想成千上万种其他的事情。我很难阻止自己去探究未来、思考事情。我尝试着去控制它，这可能花了我2分钟，但是接下来我又再次想到其他东西。"

可以看到，参与者很容易误解练习的指导语。再看一下他所说的话。"很难阻止我……我尝试着去控制它……可能花了我2分钟，但是接下来……"这种方法并不是要尝试去抑制或者控制想法。如果我们推开或者抑制它们，那么这些想法将会更加强烈地冒出来。这个练习包括发展一种温和的、有技巧的方式，简单地去觉知；认识到"这只是想法"，尽个人所能，放下想法，重新将注意集中到呼吸上。

身体不适感

"我发现，如果我坐得太久，我的腿就会失去知觉，我的背部也会很疼。但我真的不想动，因为我猜这会破坏我的专注。可是不动又会很疼。"

身体的不适感实际上是练习这些技能的非常好的目标，因为它很容易被定位，也能够很容易地进入觉知。显然，对这些不适感的自然反应是紧张或紧绷，并且试图推开它。简单地觉知这种紧张的倾向，尽可能充满兴趣地、温和地探索它是一个很有用的练习。在这种情况下，如果思维被强烈的感觉带走了，那么你就注意到它，然后再将你的注意带回到呼吸上，把呼吸作为锚。

另一个可行的方法是觉知这种不适感本身。这要求参与者有一定的技巧，能够维持非反应的注意，不是所有的参与者在这个阶段都可以做到这一点的。我们提醒参与者，他们随时可以转换到他们感觉舒服的姿势，注意移动的目的，移动本身以及移动的后效。对于那些希望将觉知带入到紧张感中的参与者，指导语是让他们直接将注意集中于不适感和疼痛（见表10.2第6点和第7点）。在以后的课程中，参与者会有机会学习更多的关于如何关注那些困难的方法。

家庭练习

探索完课程内的练习之后，指导者会询问参与者一些关于家庭练习的事情。很多参与者出于各种原因，感到他们没有完成他们计划做的事情。他们可能在一周内没有做到练习六天，或者即使做到了，他们的体验也不是他们希望的那样。他们希望这些练习可以使他们感觉好一些，但是他们可能在练习后感到更糟。如果这使他们感到更糟，那怎么可能会帮到他们呢？

指导者如果知道这些困难只是预料之中的，确实可能需要通过正念来降低抑郁的风险，那是很有用的。练习的时候这些心理状态的出现，未知地创造和保持了我们想要去陈述的易感性。挑战是觉知到这一点，带着不同的立场去看心理状态，所以他们可能被一个更空灵的、更有同情心的觉知包围着。

"我一直找不到时间"：识别这种评判的心理

这是最常见的主题之一，所以是值得探讨的。这是一个参与者的评论：

参与者1：我到底是怎么了？为什么我找不到时间练习冥想？

在这里，我们可以看到找时间练习的困难与即刻出现的"评判的心理"

之间的关系："我到底是怎么了？"指导者的任务并不是去试图回答"怎么了"这一问题，而是去探讨参与者体验的方式，这种方式可以帮助他们看到寻找答案的期望是心理所能做的最好的事情了，但是它使用的是问题—解决方法，这种方法在这种情境中并不管用。这将在下一节中进行更多的探讨。

参与者2：真的，我已经把我所有能用的时间都用来做它了。但是只要有一个噪音，立即就会把注意带走。

这个人是如何相信她"有"东西是可以被"带走的"？指导者可以询问更多的信息：

指导者：当这个噪音出现时，发生了什么？

这个开放性问题很重要。注意，参与者并没有对最初出现的被噪音打扰的问题进行反馈。给参与者一些如何处理分心的指导语可能是合适的，告诉他们注意到噪音后返回到正念聆听。这揭示了参与者被噪音分心造成挫败之后的另一个想法：

参与者2：我想，我让你失望了，并且我知道，这听起来很愚蠢，但是……嗯，我感觉我确实没有做到应该做到的。

在这里，我们可以看到反刍的机制运作起来了。一个噪音的出现导致参与者分心了，这样他就有了"丢了"的挫败感，很快就出现了另外一个想法——让指导者失望了，因为她没有按照她应当做的那样去做。她如何处理她的消极想法？她告诉自己她听起来确实很愚蠢！这就暴露了反刍的内容：通过批评自己有一个负性的想法而企图处理这个负性想法，这是一个想法—情感的螺旋。指导者决定停留在这样的状态一段时间：

指导者：如果你不介意，那就让我们待在这里吧，因为这些事情确实非常
重要：关于让我失望了的事件，以及关于在这里应该做什么的一整套预期的设
定。现在，我们需要考虑一下这个目标，因为我们这里的目标很简单，只是尽我
们最大的努力，把自己和那时候联系起来。你的任务不是达到一个特定的标准，
而是去觉知像"我必须做好"、"我让他失望了"这样的想法。尽你所能地说，
"啊，那些'标准'又来了"。尽你所能，将它们看成一些判断。你很容易被那
些东西卷入，但是不要把它们看成是事实，它们只是你心里想的东西而已。

参与者2：我发现我刚刚对自己说，"这里，我又走过一遍"，你知道吗？

指导者：所以说很容易就陷进去了。

讨论某一个参与者的体验，可以让别的参与者将他们的体验与之联系起
来。课程记录表明其他参与者的成功是建立在这个人的体验上的。

参与者3：我很高兴，因为它以前也让我烦躁。

参与者1：除非有个绝对平和和安静的环境，否则我无法做到。这个练习
我只做过一次。

再一次，这些例子表明在背景中隐藏着更多的消极想法。这不仅仅是困
难，也是与困难一起出现的自我批评，从而导致了这个人情绪低落。这强调了
教授正念练习的一条重要原则：大多数情况下，导致我们出现问题的是对体验
的反应，而不是体验本身。

现在，最开始说话的那个参与者增加了关于她自己曾经说过的一些话的
评论。

参与者1：没有完成练习，我觉得很羞愧。我今天晚上都不想来了。这周我是失败的。

在这里，我们可以清楚地看到，一旦反刍开始，它就不会停止在对自己中等程度的批评。情况会很快升级，直到与这个人以前有些时候所熟悉的主题联系起来为止。

参与者1：我在想我自己，"我只有工作，还没有成立家庭，生活实际上也不忙碌。我到底是怎么了？为什么我做不好？"

以往出现这种情况时，我们会使用标准认知治疗技术。认知治疗技术将涉及询问更多关于这种想法影响情绪的情况，以及这种想法发生的其他情况。接着，我们可能会询问一些想法：调查为什么她没有做好可能是真实的，以及为什么它可能是虚假的。我们以往会做一些家庭作业，也就是可能给出支持或者反对她没有做好这样一种念头的证据。

但是，如果替代的话我们应该做什么？我们鼓励人们只是单纯地将这些想法标定为"评判"，然后尽他们最大可能重新集中注意到呼吸上。下面就是指导者在这种情况下所做的：

"好的。尽你最大的可能，只是把它当成一种评判，随它去吧。它从某些地方来，不是你的朋友，但是你知道，要尽可能友善地对待它。'哦，你好，评判先生，你又来拜访了。希望你今天愉快！'还有，尽可能地将你的意识带到你要去的地方。"

结果表明，这个练习可以帮助参与者学习如何用不同的方式看待消极念头，这种方法已经被证明是正念认知疗法中最有用的方法之一。

这个工作的挑战是我们如何学会以一种友善的方式来观察我们的体验，而不是认同它、抵抗它或者拒绝它。如先前认为自己没有做好的那个参与者提到的那样，接近这些消极想法的一个方法就是尽我们最大可能去觉察到它们，将其标定为"评判"，然后只是随它们去。真正困难的地方是觉察到这些消极想法，而不是因为有这样的想法而批评自己。这样的想法，如"我希望我没有关于某某某的想法"，太容易变成"我现在应该解决这个问题了。我是一个如此软弱不成熟的人"。这里的目的不是尝试去驱逐它们。相反，我们要练习以一种不同的方式与它们相处，放下与它们有关的需要，回应它们，或者通过否认它们的有效性使我们安心。我们能在这里，所以我们的想法也能，但是这并不意味着我们必须要和它们捆绑在一起，虽然这是我们习惯的方式。更多地觉知到我们的注意是如何转移的，是这个过程中很重要的内容。

当强烈的情绪爆发时

"我常常觉得自己非常情绪化，我认为我体验到的都是情绪。然后，我感到深深陷入其中，毫无希望。我该如何处理这些情绪呢？"

在强烈情绪变得无法控制之前，我们如何觉知到这是情绪并处理它们呢？一种方式就是承认它的存在以及它的力量，我们对自己说"哦，我在这里生气了"，而不是"她对我说话的那种方式真的很令我生气"，或者"我在这里害怕了"，而不是"我害怕把这次演讲搞砸了"。注意这里的语言，注意内心"生气的情绪"以及"害怕的情绪"暗藏的是一个人的不认同，暗藏的是一个人不是单纯"注意到自己在生气"。

这允许我们以一种不要求自己完全认同情绪的方式对待它们。到时候，我们也知道情感本身在不停地变换形式；它可能在短时间里变得更加强烈或者缓和下来。我们的内心就像一片辽阔明朗的天空，所有的情绪、想法和感觉就像正在经历的天气，但天气没有影响天空本身的属性。云朵、风、雪和彩虹来来往往，但是天空还是天空，依然如此，为这些匆匆的现象充当"容器"。我们把自己的内心塑造成为那片天空，让所有的这些心理现象和躯体现象如同那变换的天气一样出现或消失。按照这样的方式，我们的内心可以保持平衡、聚焦，而不会被任何一次风暴一扫而空。

来自愉快事件日历表的反馈

在参与者之前的评论中产生的一个普遍的主题是，他们很难处理消极想法、情绪和躯体感觉。当然，人们很少能够发现身心现象的这三个方面之间的区别。为了找出它们之间的区别，使用愉快事件日历的反馈是很有帮助的。当参与者记录这些时刻以及当时的想法、情绪以及躯体感觉的时候，这给大家提供了一个相互讨论发生了什么的机会。用白板来记录对这种练习的反馈是非常有用的，可以区分出不同部分（分开在白板上列出）之间的差别：这是某个想法吗？还是一种躯体感觉？或者一种情绪？

我们在这里这样做的目的是什么呢？首先表现出来的是如此明显琐碎的时刻常常包含着我们并没有觉知到的成分和维度，而这些未觉知到的部分可能比我们想象的更加积极。日复一日，随着时间推移，我们出卖自己的短处，理所当然地以为这就是我们体验到的。一个参与者是这样说的：

"昨天晚上，我和我的两个小女儿在一起，当时我想独自坐着，尝试读一个工作报告，她们两个贪玩地将沙发垫堆在我的头上。对于她们的坚持，我报以微笑，但是我却无法将注意力集中在报告上，我发现我的内心不断地从这件事跳到那件事。这通常是激发我去做正念练习的时刻，因此，我重新集中注意力，全身心投入到两个女儿身上。接下来的5分钟是我感到作为父母最值得的、最有意义的5分钟，这5分钟我会回忆好几周。"

做记录愉快事件练习的第二个目的是体验想法、情绪以及躯体感觉之间的直接差异。这对许多参与者来说都是一个启示。这些差异对心理学家以及其他健康专业人士来说都是非常明显的，所以很容易看出来它们是如何不经意地成为日常经历的一部分。虽然曾经有一种观点认为体验可以被"解析"成这些成分，所以很容易就将想法看成想法，将情感看成情感，将躯体感觉当成躯体感觉。为什么这个很重要呢？因为当它们被当作独立的元素捆绑在一起的时候，我们更容易从心理状态中去中心化，而这些独立的元素通常是作为不可分割的一团捆绑在一起的。

第三，练习的结果表明，某些人发现自己要想意识到一些微小的躯体感觉特别困难。实际上，身体一直都在给大脑发送信号，这些信号在大部分时间都被忽略了，这个发现是非常重要的。为什么呢？首先，这些躯体感觉可以被我们用于认识情绪中的细微改变。其次，因为它鼓励人们看到迷失在"头脑内"是一种选择。在这里，我们可以直接看到事情，而不是通过语言这一工具。这就是为什么将"躯体感觉"列在首位的一些原因。

扩展练习：3分钟的休息时间

对于那些正在进行正式冥想练习的人来说，忘记把这些练习和他们的日常生活结合起来是很常见的。一些"扩展练习"对于把在练习中学到的东西扩展到不同情景中是非常重要的。泛化那些在正式练习中学习到的东西不是一件容易的事情。当然，对于如何将正念带到一个日常活动表现中（如，刷牙、喂猫、扔垃圾），我们已经给出了一些指导。但是我们还需要进一步地将正式练习的一些部分带到日常生活中去。为此，我们发展了"迷你冥想"：3分钟的休息时间。

这个练习受到认知理论实践的影响，因为它非常清晰和结构化。这个练习主要集中于如何将正念带到日常生活中。首先，我们的设计是在一天中进行三次休息时间的练习。然后，我们要求人们不仅要在设定的时间里使用它，而且还要在感到需要的时候使用它，如，当他们感到有压力时（课程四中会介绍）。对大部分参与者来说，3分钟的休息时间是一个重要的工具，可以将正式的冥想练习带到日常生活中去。到课程结束，当他们正在发展这种技能时（或发展之前），允许他们直接用它来处理一些问题。而且他们会发现，甚至在兴奋的时刻，这也是一个暂停兴奋的途径，并且能重新建构与当下的联系。在课程三中，我们将这个基础工作作为核心的"锚定点"。

　　这个练习有三个基本步骤。第一个步骤是走出自动运行状态，提出问题："我在哪里？这里发生了什么事情？"这样做的目的是在当时意识到并承认个体的体验。第二步，将注意力集中到呼吸，将离散的内心集中于这个简单的事情上——呼吸。第三步，扩展注意，将呼吸和身体作为一个整体。

> **休息时间：如何在班级介绍的例子**
>
> 　　"现在我们要进行一个简短的冥想——3分钟的休息时间。因为这个练习很简短，我们希望在短时间内很快进入此时此刻，因此，我们做这个练习的第一件事就是采用一种特定的姿势——放松的、高贵的姿势，背挺直但不僵直，让我们的身体表达出一种清醒的感觉。"
>
> 　　"现在，闭上你的眼睛，如果你感觉很舒服，那么第一步就是去觉知你此刻正在体验什么。开始觉知你的内心正在想什么，有哪些想法围绕。现在，再一次，你尽量只把这些想法当作心理的事件……所以，我们注意到它们，然后注意此刻围绕着我们的感受……特殊的情况下，我们转向任何不舒服或不愉快的感觉。我们并不是试图将它们推开或者将它们排除在外，而是去承认它们，或许还会说，'啊，你在这里啊，那就是它现在的样子'。并且类似于身体里的感觉……有没有紧张、凝滞或者任何其他感觉？再一次，我们去觉知它们，仅仅是注意到它们就可以了。好了，这就是它现在的样子。"
>
> 　　"所以，现在我们已经觉知到发生了什么。我们已经走出自动运行状态了。第二步是通过集中于一个简单的目标——呼吸运动，来聚焦我们的觉知。所以，现在我们确实集中了我们自己，将注意力集中于腹部的运动，随着呼吸起伏……花一分钟左右，集中于腹壁的运动……尽我们所能去觉知，一刻接着一刻，一次呼吸接着一次呼吸。所以你知道，什么时候吸进去，什么时候呼出去。将你的觉知绑定在腹部的运动模式……聚焦于我们自己，使用呼吸作为锚真正处于当下。"

> "现在是第三步，将我们自己聚焦到某种程度，我们允许自己的觉知进行一些扩展。觉知呼吸的同时，我们也将身体作为一个整体来觉知。所以我们得到了更空灵的觉知……将躯体作为一个整体，包括任何绷紧的感觉，有关肩膀、肚子、背部或者脸部紧张的感觉……接下来的呼吸似乎是你的整个身体都在呼吸。保持这个状态……更空灵的觉知。"
>
> "然后，当你准备好后，就睁开你的眼睛。"
>
> "还有什么问题或评价吗？"

在这个练习之后，指导者要求参与者进行反馈。有时这些反馈延续了前面已经提到过的主题，有时也会提出新的主题。下面是一个样例，关于长和简短的感觉：

参与者：我的注意游移了，不是从一开始就这样，而是我练习了大概15秒之后。然后我再次将它收回来。是因为我觉知到它可能会比较短吗？

指导者：可能是的。注意一次简单的呼吸似乎是可行的；注意你的呼吸半个小时是一个巨大的任务。但是事实上，你知道，你可以仅仅关注一次又一次的呼吸就行。就像有一堆巨大的圆木在你面前，你需要去移开它。如果你打算一次移动一整堆，你的心脏会感到很大压力，你的能量会下降。但是你知道，如果你只将力气集中于一根你现在要移开的圆木，然后是下一根，这就变得可行了。

注意这个是如何与很多人的感觉相联系的，他们经常由于期望要做的事情而筋疲力尽，不仅仅是当前的一天，而是整周乃至下个月。他们背着本不需要背负的担子。但这个练习要求我们只关注此刻，关注我们面前的东西，允许能量的注入，仅仅只完成当前的任务。

在一天中安排另一个正式练习是不可能自动发生的，即使只需要3分钟。因此，给班级成员一些时间，让他们成对地讨论他们的计划，如何在接下来的一周中安排每天3次，每次3分钟的休息时间练习。

身体就像心灵的窗户

很多参与者报告，他们的练习有时会被挣扎所主导，这个挣扎是为了维持练习和负性反刍的平衡。当然，这个时候的目的是找到与这种反刍相关的不同的方式。要让注意从这些习惯的思维模式中脱离出来，不是依靠抑制或者排除它们的方式，而是需要很多的练习。我们强调，如果人们发现他们倾向于在一个想法（"为什么她要那样说？"）和另一个想法（"那是一个愚蠢的想法"）中做斗争，那么他们总是有机会去注意想法和情感是如何影响他们的身体的。身体的觉知帮助我们尝试了一个不同的"存在"。觉知到躯体上的感觉会改变情绪体验的属性，并且给我们更多的选择——如何对现在的事情做出反应。如果我们觉知到了自己对事物的情绪化反应，那么身体将告诉我们这些情感与我的关系。

将注意力集中于身体提供了另一个看待事物的"视角"，一个不同的与想法相关的有利视角。如果我们希望更好地认识想法和情绪，如果我们确实可以进入到我们的身体"里面"，那么我们就能从一个不同的角度来看待我们的想法和情绪，而不仅仅是在我们的头脑中。最后，就像我们在课程一中观察到的那样，身体是反馈圈的一部分，反馈圈可以维持抑郁心境（如，肌肉的紧张使我们一直在焦虑中；一个萎靡的体态使我们总是处于压抑中）。有意识地觉知自己的身体，可以产生两个附加的效应：第一，注意到我们可能从来没有意识到的感觉，从而改变对这些情感的体验，就像在课程一中有目的地吃葡萄干的体验；第二，将觉知带入到身体上，允许人们选择改变"心理模式"的元素之一，这种"心理模式"可以通过有目的地改变体态或者面部表情把人们锁定在某一种情绪状态中。

正念运动

在最开始的2周里，躯体扫描已经帮助人们变得更加能觉知到躯体的感觉。静坐冥想的正式练习也包括觉知躯体状态。然而，许多人发现，做某些事情时会更容易将注意集中于躯体，如伸展或散步。因此，我们在课程三中安排了正念呼吸和正念躯体练习作为家庭作业，每天的任务略有变化，其中包括每周一次的短暂的正念伸展练习（10分钟），接着是一个正式的正念静坐（30分钟），或者相互交替，基于瑜伽（40分钟）进行一个更长时间的正念运动，将其作为正式的冥想练习。

我们在班级中练习了10分钟系列的伸展运动*。在这个短暂的练习中出现了大量的问题。首先，这种练习使人们容易注意到差异。例如，要求人们努力保持一种体态和要求人们放松回到一种中立的姿态，这两者的差异是显著的。类似地，抬起手臂时肌肉的紧张感与将手臂放低到躯体的两侧时肌肉的放松感的差异是明显的。这个练习的任务仅仅是让参与者将注意力集中到这些差异上，并且注意到与之前描述的运动的每个阶段相联系的感觉。在课堂上练习完成这个任务也给我们提供了一个机会，来提醒参与者监控自己做这个练习时的态度。一些人已经发现了这一点：

参与者：您建议我们做练习时将注意力集中到肌肉和感觉上，是吗？

指导者：是的，我很高兴你提到了这一点。当然，这里我们的主要目的不是让大家做伸展运动。它是另一个让你觉知到身体的机会，因为躯体在运动，它比较容易觉知到……这个练习的精髓是很重要的。这就是为什么录音中说要慢慢地进行练习，并且要注意到你正在聚焦的特定感受……在45分钟的瑜

---

* 对于一些MBCT项目，如在牛津为自杀病人发展的项目，基于瑜伽的30~40分钟的长时间正念运动是课程三的第一次正式练习，而在静坐后进行的短时间的伸展运动被放在课程后期。这个课程的主题仍然是要求参与者将心理锚定在此刻。

伽练习中，如果你的背有任何问题，你都要非常小心，要温柔地对待它。正如我们说的那样，要尊重来自于你躯体的信号……这是一个放下标准的好机会。你也许很容易施加一些标准在自己身上，使这个练习变得难熬。相反，你可以轻柔地进行练习，这正是这个练习的精髓，不要将它看作是一个需要表现好的事情。

这个反应表明了一个主题，即如何努力伸展身体以及如何避免伤害到自己，在这两者之间找到恰当的平衡。我们强调了我们的目的不是要保持一个体态直到身体感到疼痛，而是人们要尽可能地将注意力保持在感受本身上，并且觉知到这些强烈的感觉。

关注这些感觉本身，如燃烧、发抖、摇晃，这个任务就是与感觉同呼吸，有意识地让有关这些事物意义的想法进来出去。不像正念静坐时我们将注意聚焦于呼吸，在这个练习中我们只是集中于感觉，并且不管是什么感觉。做这个觉知躯体感觉练习时训练的技能在项目的后期会起作用，我们会使用一个类似的正念方法来移进和移出痛苦的情绪。

正念伸展

1. 首先，光着双脚或者穿着袜子，两脚分开与肩部同宽，将双膝打开，以便腿部可以轻微地弯曲，保持双脚平行（事实上我们一般不这样双脚站立，这个姿势本身可以产生一些新的躯体感觉）。

2. 接下来提醒你自己这个练习的目的：当你沉浸于一系列的温柔的伸展时，尽可能地使自己对躯体感觉或身体带来的感受变得有觉知，尽可能地欣赏以及观察你的身体在每一刻的局限性。放弃任何你想将你的局限推开的倾向，或者与你自己或其他人竞争的倾向。

3. 然后，在吸气时，缓慢地，有意识地将你的胳膊伸向一边，与地面平行。接下来，在呼气后，下一次吸气时继续这一动作，缓慢地，有意识地进行，直到你的手到达你的头部上面，当你抬起胳膊的时候，这一过程或许会因为肌肉在工作而使你感觉到肌肉的紧张，随后保持这一伸展的姿势。

4. 接下来，让你的呼吸按照它自己的节奏自由进出，继续向上伸展，将你的指尖推向天空，脚稳稳地站在地面上。允许自己感觉到全身肌肉和关节的伸展，从你的脚和腿，穿过你的背部、肩部，直到你的胳膊、手以及手指。

5. 保持这种伸展姿势一段时间，自由地吸进和呼出，当你继续保持伸展时，注意你的身体随着呼吸发生的任何的感觉或感受的变化。当然，这可能包括紧张或者不舒服感觉的增加，即便是这样，也要对它保持一个开放的态度。

6. 到了一个特定的点时，当你准备好后，在呼气时，缓慢地、非常缓慢地将你的手臂放下。缓慢地将它们放得更低，使你的手腕弯曲，以便于你的手指可以朝上，手掌可以往外推（再一次，一个不常见的姿势），直到你的胳膊回到你的身体两侧，悬在肩膀上。

7. 轻柔地闭上你的眼睛，将注意力集中于呼吸的运动上，以及当你站在这里时穿过你身体的感觉和感受，你或许会注意到放的躯体感觉（通常是放松的）的差异，这种放松与回到中立态度有关。

8. 现在，继续有意识地轮流伸展每只胳膊和手臂，就好像刚刚好可以从水果树上摘水果一样，全心地觉知穿过身体的感觉以及呼吸；看看手部伸展时发生了什么，以及当你向上伸展时，如果你抬起了对应的脚后跟，你的呼吸会发生什么。

9. 这些程序过后，缓慢且有意识地将你的双臂举高，保持它们相互平行，然后将你的整个身体弯向左边，形成一条大的弧线，从你的脚斜向延伸，正好通过你的躯干、胳膊、手以及手指。然后在吸气时重新站起来，呼气时再缓慢地弯向另一边，形成一条弧线。

10. 一旦你回到挺直站立的姿势，你的手臂悬在身体两侧，你可以转动肩膀使你的胳膊被动移动。首先，将你的肩膀尽力向上抬高，去接近你的耳朵，然后转向，尝试将你的两肩胛骨靠拢，随后将它们完全放下来，接着将肩膀尽可能地向身体前方靠拢，尝试带着胳膊让两肩膀触碰到一起。继续通过这些姿势尽可能熟练地、有意识地"转动"你的肩膀，每次都要带上你的胳膊，先去一个方向，然后转向相反的方向，向前和向后接替进行。

11. 然后，一旦你回到中立的站立姿势后，缓慢地、有意识地转动你的头，将它伸展到任何你觉得舒服的程度，非常轻柔地，就好像带着鼻子在空中画圈一样，允许这个圈轻柔地从一个方向移向另一个方向。

12. 最后，这一系列的移动之后，保持一会儿站立姿势，在转为静坐冥想之前，去觉知身体的感觉。

参与者发现他们从这个练习中获得了大量的好处。首先，与伸展、拉伸、紧握、平衡以及其他要求相联系的躯体感觉使得他们更了解自己的身体；其次，很多参与者发现他们的身体变得更柔软了，而且能对日常的需要做出反应，即使他们最初没有将这个设定为目标；再次，这个练习使得一些人学习到了如何区分身体这个部分和那个部分感觉的不同。练习的结果是，即使参与者感觉到了紧张，可能也只限于某一个部位，而不是全身。

最后，通过正念运动，我们开始发现伸展与努力之间的不同。当我们毫无觉知地努力的时候，我们可能会过度拉伸，超出自己的局限而做出损害健康的事情。

正念运动的意图总结

· 在躯体扫描的基础上学习如何觉知和"填满"我们对身体的体验/感觉。

· 看到旧有的习惯性心理模式，特别是那些强调努力的。

· 与生理界限和紧张感一起工作，学会接受我们的局限。

· 学习关爱自己的新方法。

不愉快事件日历表

当人们在课程三结束后完成了家庭作业（不愉快事件日历表）时，活在此时此刻这一主题将被再次提及。这次的任务与上一周注意愉快事件的任务是类似的，但是现在参与者要尽可能清晰地记录与不愉快事件相联系的想法、情绪及躯体感觉。

在教授正念认知疗法课程时，我们逐渐意识到家庭练习的重要性。无论这个体验是如何短暂，一个人对不愉快事件的反应都会强有力地影响接下来会发生什么：大量的情绪反应是否会导致情绪恶化，可以通过这个事件是什么看得更清楚，不管觉知到的是什么，都没有心理额外增加的东西。当然，有些情境可能会持续很长时间，而且情绪可能会很紧张，但是任务仍然是去注意这些不同的方式，同时记录下这些细节。如果参与者可以尽快记录下这些事件的细节，对练习是很有帮助的。

当在课程二中讨论愉快事件日历表时，我们看到，聚焦于躯体感觉可以使人们识别出他们情绪的重要信号。在不愉快事件日历表中，我们集中考虑两个因素：不愉快的感觉本身以及任何对不愉快感觉的反应。这就是重要的东西，因为在这里"讨厌"自身可以揭示一些东西。我们在探索导致抑郁反复发作的根本原因是什么：看起来与回避的倾向密切相关，或者与推开任何我们不喜欢的东西密切相关（这是课程四和课程五中会介绍的内容）。但是要想清楚地看到这种倾向，我们需要识别出导致一些反应的条件——"不愉快"的感觉（有时候是非常微小的）。因此，聚焦于不愉快事件的问题是："当不愉快事件发生时，身体和心理的天气模式是什么样的？以及我们注意到的对这种天气的反应是什么？"

我们逐渐从练习中领会到：将觉知带到不同的情境中，特别是那些我们认为是好或坏的事情，是我们开始学习用不同的方式来看待它们的第一步。这需要一些鼓励和大量的练习。因为没有看到任何事情发生，人们很容易气馁。但是，在早期，尽管我们自己在运用这种方法时曾怀疑过，现在从我们教授的班级获得的证据来看，坚持练习，而不是直奔问题的答案，才是有效的。水龙头滴下的水缓慢滴入水桶中，如果你凝视着这桶水，你很难看见任何变化，但是水桶会逐渐被装满。我们的经验告诉我们，当人们能把他们的目标放在一边，每天进行简单的练习，那么他们就能开始注意到之前没有预料到的变化。渐渐地，他们会发现，他们处理情绪的旧有方式——反刍，并不是唯一的方式；对自己大喊大叫的旧有生活方式可以被一种温和的生活方式所取代。

课程三：资料一

课程三的总结：聚焦离散的心理

这周我们练习将觉知停留在呼吸和身体的运动上。心理通常是离散的，而且常迷失在想法中，因为它们一直在想着完成过去未完成的任务，或者想着努力达到将来的目标。我们需要找到一种可靠的方式，有意识地将心理"拉回"到此时此刻。关注呼吸和身体是一种让我们在任何时刻都可以集中于当下的途径，基于此我们可以反复将它们与正念建立联系，聚焦并安顿下心理，将我们自己从行动模式中解放出来，转换到存在模式。

聚焦于呼吸的作用：

· 把你自己带回到现在这个特殊的时刻——此时此刻。

· 无论你在哪里，都可以将呼吸作为一个锚定点和港湾。

· 可以通过更广阔的空间和更宽广的视角来看待事物，以此改变你的实际体验。

静坐冥想的要点

采用一种直立的、高雅的姿态，使你的头部、脖子以及背部成一条垂直的直线——这是内在自我独立态度、自我接受、耐心以及警觉在身体上的表现，我们正在培养这种姿态。

在椅子或地板上做练习。如果你要选择椅子，那么选择一把靠背直立并能让你双脚着地的椅子。如果可能的话，不要靠在椅子的靠背上，将你的背直立起来。

如果你选择坐在地板上，那么坐在一个结实一点的厚垫子上（或者把一个枕头折叠一层或几层），这样做是为了使你的屁股距离地板3~6英寸。无论你坐在什么上，看看是否可以让你的臀部稍稍高于你的膝盖。

正念运动可以让我们：

· 在躯体扫描基础上学习我们如何觉知对身体的体验/感觉。

· 看到旧有的习惯性心理模式——特别是那些强调要努力的。

· 与生理局限和紧张一起工作，学会接受我们的局限。

· 学习关爱自己的新方法。

运动是一种与身体觉知直接联系的方式。情绪常常会通过潜在的、无觉知的方式在身体上表现出来。因此，对身体更多的觉知可以给我们提供另一个角度——我们可以从这里出发，看到自己的想法。

课程三：资料二

3分钟的休息时间：基本指导

第1步　觉知

无论是坐着还是站着，通过适应挺直的、高雅的姿态，可以让我们对此刻的事情是怎么样的更加有觉知。如果可能，闭上眼睛。然后将觉知带到你内心的体验，承认它，并询问自己："我现在的体验是什么？"

· 我心里的想法是什么？

尽可能地承认这些想法，将其作为心理事件，或者将它们转化成语言。

· 我此刻的体验是什么？

转向任何让你感到不舒服或不愉快的感觉，承认它们。

· 此时此刻我的躯体感觉是什么？

也许可以快速进行躯体扫描，记录下任何紧张或温暖的感觉，并承认这些感觉。

第2步　聚焦

然后，重新将注意力直接聚焦于呼吸带来的躯体感觉。密切关注呼吸运

动在腹部的感觉……当吸气时腹壁扩张的感觉……当呼气时腹壁回落的感觉。一路跟随着呼吸，将它作为帮助你觉知现在的锚定点。

第3步　扩展

现在，围绕着呼吸扩展你觉知的范围，以便于将你的身体作为一个整体，包括你的姿势、你的表情。

如果你觉知到任何不舒服、紧张或者抗拒，那么就通过呼吸将你的觉知带到那里。然后从这些感觉中呼气，用轻柔的、开放的方式将它们呼出。

尽你所能，将这种扩展的觉知带到你生活中的下一刻。

课程三：资料三

课程三的家庭作业

这个星期我们准备使用三个不同的正式练习：

1. 在第1天、第3天和第5天，使用伸展和呼吸冥想练习（音频6），并将你的反应记录在家庭作业记录表上。这个冥想结合了几分钟轻柔的拉伸练习，以及对呼吸和身体的正念指导。

2. 在第2天、第4天和第6天，使用正念运动冥想练习（音频5），并将你的反应记录在家庭作业记录表上。如果你有任何背部或者其他部位的健康问题，那么在练习时你可能会遇到一些问题，你自己做决定是否要继续进行这些练习，如果你不是很确定的话可以咨询你的医生或者生理治疗师。

3. 每天使用3分钟的休息时间练习（音频8），每天三次，你可以预先设定好练习的时间，并且通过在R上画圈来在家庭作业记录表上记录每次的练习。

4. 每天完成不愉快事件日历表（每天一次）。当不愉快事件发生的时候要及时记录。这个练习可以为人们提供真正完全觉知到想法、情感以及躯体感觉的机会。尽快地注意并记录下来各种细节（如，记录下想法中出现的实际词汇或想象的画面，以及躯体感觉的精确特征和位置），识别出是哪些不愉快的事件（无论多么大或多么小）"把你拉出正常轨道"或者"让你沮丧"。

课程三：资料四

家庭作业记录表——课程三

姓名：_____

在家庭作业记录表上记录你每一次的练习。家庭练习中出现的任何事情也都要记录下来，以便于我们在下一次见面的时候进行讨论。

星期/日期	练习（是/否）	内容
星期三 日期：_____	伸展和呼吸 正念运动 R R R	
星期四 日期：_____	伸展和呼吸 正念运动 R R R	
星期五 日期：_____	伸展和呼吸 正念运动 R R R	
星期六 日期：_____	伸展和呼吸 正念运动 R R R	
星期日 日期：_____	伸展和呼吸 正念运动 R R R	
星期一 日期：_____	伸展和呼吸 正念运动 R R R	
星期二 日期：_____	伸展和呼吸 正念运动 R R R	

| 星期三
日期：＿＿＿＿ | 伸展和呼吸
正念运动
R R R | |

注：R，3分钟休息时间——常规版本

课程三：资料五

不愉快事件日历表

姓名：＿＿＿＿＿＿＿＿＿＿＿＿＿＿＿＿＿＿＿＿＿＿＿＿＿＿

在不愉快事件发生时去觉知它。使用这些问题来使你的意识集中于不愉快事件发生时的细节。将它们记录下来。

星期	这个事件是什么	在这个事件中，你的身体是什么感觉	伴随着这个事件的情绪和感受是什么	你的脑海中有什么想法	在你记录下这些时你的脑海中有什么想法
	举例：等待电话公司的工作人员来修复我们的线路。发现我错过了一个重要工作会议	太阳穴跳动，脖子、肩膀紧张，踱来踱去	生气，无助	"这就是他们所谓的服务？"，"他们不必负责，他们是垄断者"，"这是一次我不想错过的会议"	"我希望我不会再次经历这些"
星期一					
星期二					
星期三					
星期四					
星期五					
星期六					
星期日					

第十一章
课程四：识别厌恶

　　那些曾经患过抑郁的人总是会花大量的时间和精力来做比较。或许今天我感觉比昨天稍微好了一些，但是我是不是仍然感觉比上个星期更糟糕了？那些对我皱眉头的人是不是觉得他/她跟我有所不同？他/她是不是已经对我失去了耐心？这样的人总是被迷茫和失望的感觉困扰，与此同时，这样的事情还总是让他们感觉到被拒绝、毫无价值。长时间下来，这段糟糕时间里的事件就会作为提醒者，使他们的情绪保持不安的状态。即使已经从抑郁中恢复了，人们仍然可能会感觉到自己被那些让抑郁占据的日子欺骗了。"为什么我的医生不早一点做出诊断？"或者"我失去了我生命中最好的时间！"人们会有很自然的想回到过去并叹息的倾向："倘若……"。

　　正念的方法并不是一种关于控制思维或者用积极的想象取代对过去、现在或将来的消极意象的方法。相反，它更多的是鼓励人们允许这种失望和后悔的感觉停留在此时此刻。通常，当我们有感到困难或痛苦的体验时，我们会找出一种方法来降低这些经验带给我们的影响，但是正念的方法是一种与我们通常使用的方法完全不同的方法。我们常常用分散注意力和否认的方法来抑制我们痛苦的感觉。从另一个方面来讲，当我们担心或者反刍我们的问题时，虽然看起来像是在应对我们的困难，但是这种反刍实际上已经使我们远离了关于"这个困难究竟是什么"的直接感觉。这是因为反刍中包含了对这种体验的判断："我不想有这样的感觉。"这个"不想要"就像一个锁紧螺母，这其中包含了以概念为基础的想法——思考这些感觉而不是直接体验这些感觉。这种反刍思维会进一步增强占主导的情绪，增加更多的负性想法："我的父母从来都不会和我谈论这些。没有人会和我谈论这些。"这些想法同样也是我们"不想要的"。时间一长，想要将自然状态下的体验与有关这些体验的评价区分开来就变得非常困难，而且与自我最亲近的那部分感觉就"腐烂到核心了"。

这些回避和专注的反应被联结到一块了，这些反应伴随着一种自然的愿望出现，即希望事情在这一刻与实际有所不同。这就好像我们感觉被迫付出努力以改变事件当前的状态，使之成为"它应该成为的样子"，这样我们就可以避免不得不面对它时的不愉快和失望感。这种策略似乎经常有效，以致强化了我们对它的使用。时间一长，我们就会依赖于它对事件做出的自动化加工。但是，这也将我们限制在了一个特定的应对不愉快事件的方式中，没有什么改变的空间。如果这种方式失败了，那么我们还会加倍地努力使用这种回避或反刍的方式来应对问题，而不是改变一个策略。

课程四的主题和内容

主题

通过更清楚地看到是什么"将我们带走"，进入行动模式、反刍、心理游移和担心中，我们可以更好地完善"回来"的技巧。我们开始实验性地研究"厌恶"，对不愉快感受和感觉的习惯性心理反应，被不希望有这些体验的愿望驱动，正是这些东西导致了情绪上的痛苦。正念提供了一种停留在当下的方法，即从另一个角度来看事情：它帮助我们从一个更加宽广的角度来与经验发生不同的联系。

日程安排

· 5分钟的"看"或"听"练习。

· 30~40分钟的静坐冥想——觉知自己的呼吸、身体、声音，然后是想法（阅读诗歌，如《野天鹅》）。

- 练习回顾。
- 家庭作业回顾（包括静坐冥想/瑜伽，不愉快事件日历表以及3分钟的休息时间）。
- 定义抑郁的"边界"：自动化思维问卷和抑郁的诊断标准。
- 3分钟的休息时间以及回顾。
- 正念散步
- 分发课程四的资料。
- 布置家庭作业：
- 静坐冥想，1周6次。
- 3分钟的休息时间——常规型版本（一天三次）。
- 3分钟的休息时间——反应型版本（当你感觉到不愉快的时候）。

个人准备和计划

除了个人准备之外，记得阅读诗歌《野天鹅》。

课程四分发的材料

课程四资料一：课程四的总结——识别"厌恶"

课程四资料二：正念散步

课程四资料三：课程四的家庭作业

课程四资料四：家庭作业记录表——课程四

课程四资料五：停留在此时此刻

依恋与厌恶

无论何时我们感觉到自己急于改变事件的状态，都反映了一些很基本的心理习惯。让我们看看这些习惯的更多细节。我们所拥有的任何一种体验（声音、风景、气味、味道、躯体感觉或者想法）自动化地引发了愉快、不愉快或者中性的感觉。就像气压计可以测量压力一样，心理-身体不断地登记事件（感觉或想法），时时刻刻自动化地"解读"它们的愉快或不愉快，时刻为每个事件提供一个微弱却重要的"情感基调"。这些情感基调通常都很微弱，而且我们常常意识不到他们；将愉快和不愉快事件日历表作为家庭作业的原因之一是，它们可以增加我们对这种以往常常忽略的体验的觉知，并且探讨我们对它们的反应。这些情感基调是不可避免的体验维度；当这种情感基调登记后，通常马上就会发生一些事情。虽然它们发生得很快，而且似乎是自动化的，但这些习惯性的"下一刻"反应可以通过练习来改变。

我们对愉快感受的习惯性反应是"依恋"，即一种想要抓住这种体验，并且希望得到越来越多这种体验的需要。我们对不愉快感受的习惯性反应是"厌恶"，即想逃离开这种不愉快感受的需要，以及去做所有能做的来阻止这种体验在将来再次发生。当我们的情感既不是不愉快也不是愉快时（中性），我们的习惯性反应就失去了兴趣，不再理会，从此刻的体验中脱离出来。我们变得烦躁和坐立不安。

在这个课程中，我们特别关注参与者对"厌恶"的反应。

> 对厌恶的习惯性反应是导致抑郁症复发的所有心理状态的根源。虽然厌恶在我们人类的进化中起着重要作用，允许我们回避或者消灭影响我们健康的外部威胁，但是，当我们为了保护自己远离讨厌的内部体验时，我们对厌恶的根深蒂固的习惯性反应就会起到灾难性的适得其反的作用。在反刍时，对厌恶的习惯会拉拢心理能力去寻找解决问题的办法，即尝试从不愉快感受中逃离出来。结果完全是起反作用的。

识别厌恶、学习应对厌恶的技巧是正念认知疗法计划的一个核心方面。在这节课程中，关注点主要是对这种厌恶的识别；在课程五中，我们将探讨更多关于如何更有技巧地应对厌恶。厌恶是所有体验中一个很常见的方面，在计划的课程中，即使参与者并没有感受到实际的抑郁，他们也可以得到大量学习观察自己对厌恶的反应的机会。在课程、家庭练习以及每日的体验中，当不愉快的感受被引发后，参与者通过识别这种心理习惯，可以有很多认识它的机会，然后再发展有技巧的方法。那么，这些技巧在抑郁情绪出现时可以被派上用场。

轻松的感觉

这个计划的核心主题是，预防抑郁症复发的最好方法是我们与此时此刻的不愉快体验共存。如果我们可以用正念的方法这样做，它会允许我们内在固有的"智慧"自己处理这些困难，并且可以产生更有效的解决方案。"内在的智慧"这个说法看上去有点奇怪。但是，从某种程度上来讲，它和数学家的某些经历类似，数学家有时候会说他们很努力地去找问题的答案，但是却发现毫无进展，可是就在他们放弃继续思考的时候，答案就突然出现了。类似地，当人们在练习正念时，他们似乎感觉到一个开放的"过程"，就好像他们的内心找到了比自己原来想到的处理问题的方法更明智的方法。特别是，正念练习通过去除个体的评判和期待，延缓了他们对惯常采用的应对消极体验的方法的使用，所以这些反应就失去了它们破坏下一刻的效力。如果旧有的习惯变得不再那么强有力，那么个体采用灵活的行为来应对糟糕的情绪和情境就会逐渐变得更加容易，而不是像以前那样自动化地做出反应。当我们经历某一个事件时，我们对想法、情绪、躯体感觉以及被该事件引起的行为的觉知保有某种"轻松的感觉"，这会将我们从习惯性的、自动反应的方法中释放出来。

但是，处理这种消极情绪并不是一件容易的事情。参与者在进行静坐冥想的家庭作业练习时（这也是课程四开始之前要做的练习），可能会开始意识到消极的想法和情感。只是简单地将注意力带回到呼吸上通常是一件非常困难的事情。为什么如此困难呢？因为我们习惯性地对这些不愉悦的事件感到厌恶，所以会感觉到自己需要做一些事情来降低这种厌恶感。在整个计划的这个节点上，为了识别出厌恶的信号，我们给出的指导语仍然只是让他们简单地（但是练习时是很难的）对体验有更多的觉知，不管它的质量如何，都要对消极事件给出正念的反应，而不是自动化的反应。

我们在写这本书的第一版时，泰特现代艺术馆（Tate Modern）在伦敦开幕了。参观者认为这个艺术馆的特点就在于它有很大的空间，所以可以从一个更加宽广的视角看到艺术作品。这种体验与参观者参观传统艺术馆时的体验不同，在传统的艺术馆中，太多人在一个狭小的空间里，意味着一张图片只能从一个角度或者很近的位置看到。相反，新的艺术馆给参观者提供了空灵感。

对此时此刻的体验有更多的觉知，可能会带来一种类似的空灵感。它包括注意力更加灵活，可以注意到注意力什么时候集中到了体验的一个方面，同时维持了一种感觉，即这种狭窄的聚焦可以被包裹在更宽广的视野里。对呼吸、躯体、声音和想法的觉知是一种练习使用更广阔视角更清楚地看到心理和身体上的一系列反应的方法。

进行这个课程时，我们看到这个主题以不同的方式表现了出来：我们从看或听开始引导自己进行冥想，然后将注意力集中于呼吸、躯体、声音、想法和情绪，最后无选择地觉知；我们讨论了人们的体验，特别是那些在课程上或者家庭练习中出现的任何厌恶和依恋的感觉；通过给参与者展示与抑郁症状有关的问卷和检查表，我们给他们提供了一个更广阔的视角；呼吸空调作为一种处理困难情境的方法，我们向他们介绍如何使用它。

缩小和扩大注意力的焦点

像课程三一样，班级可以做一个简短的"看"或"听"冥想，将其作为一种"到达/凝聚"并且进入到此时此刻的方法。注意视觉或听觉范围中只有一个专题（例如，树上的叶子或者汽车引擎的声音），然后将意识从这个点扩展到其他别的地方，这可以成为一种很有效的停留在此时此刻的方法：将心理模式从"行动"转变为"存在"，从"问题解决"转变为"承认问题的存在"。如果我们有新的想法产生，要尽可能地让它们离开，继续将注意力带回到我们所看见或听到的东西上面，这样的指导强化了摆脱与这些想法纠缠的倾向。

同样的，投入一段较长时间的静坐冥想（见下文）为我们提供了另一个学习机会。再一次强调，对姿势的觉察是一个开始，目的在于体验到稳定感，并且将注意力集中于每时每刻的体验。静坐冥想的指导语要求我们将注意力集中在自己的呼吸上。如果参与者发现他们的心理开始游移，只需要尽可能注意自己的想法到了什么地方，意识到自己的心理开始游移这个事实，然后轻柔地将自己的注意力带回到呼吸上。

静坐冥想：正念声音和想法

1. 练习对呼吸和身体的正念，正如前面所讲的那样，直到你感觉相当稳定了。

2. 允许你的意识的焦点在躯体感觉和听觉之间转换。将你的注意力集中于耳朵，然后允许你的意识开放和扩展，这样就可以在有声音产生的时候听到它，无论它出现在什么地方。

3. 没有必要去寻找声音或者去听某一种特定的声音。相反，尽你所能，简单地打开你的意识，以便于你可以接受来自各个方向的声音——近处的、远处的、前面的、后面的、侧面的、上面的或者下面的。对你周围的所有空间保持开放。觉知那些显而易见的声音和那些更微弱一些的声音，觉知声音与声音之间的空间，觉知沉默。

4. 尽你所能，将声音视为一种感觉。当你发现自己在思考这些声音时，尽你所能将其与直观的感觉特征（声调、音色、响度和持续时间）重新建立联系，而不是它们的意义或者弦外之音。

5. 无论什么时候，当你发现某一刻你的觉知不再关注此刻的声音，就逐渐开始观察内心游走到了什么地方，然后再将意识重新带回到对声音的觉知上，就好像这声音从某一刻到了下一刻。

6. 对声音的正念练习是非常有价值的，它可以作为一个扩展觉知并且使它变得更加开放、更具有空间特性的方法，无论这种练习是否伴随有对感觉和想法的觉知练习。

7. 当你准备好之后，释放你对声音的觉知，然后重新集中你的注意力，以使你觉知的对象是对目前心理事件的想法。就像在关注声音时你要意识到随时产生的声音，注意到这个声音的产生、发展与消失，现在以相同的方法，尽你所能将觉知带到你随时产生的想法上。当它们在你的头脑中经过并且最终消失的时候，注意你对这些想法的觉知。没有必要使想法产生或消失。只需要让它们自然地产生，就像你在关注声音的产生和消失一样。

8. 有些人发现用下面的方法可以帮助他们觉知自己的想法，就像他们的想法会在电影院被投影到屏幕上一样。你坐在那里，看着屏幕，等着一个想法或意象的出现。当它到来时，你尽可能长时间地将注意力集中在那里，就像它们就在"屏幕上"，然后当它们要离开时就让它们离开，好像它只是路过一样。另外，你也可能会发现像下面这样做也是有用的：将想法看作天空中飘过的云朵或者树干上的叶子，在此刻它飘落了。

9. 如果有任何想法给你带来紧张的感觉或情绪，愉快的或者不愉快的，尽你所能，注意它们的"情绪负荷"以及紧张度，允许它们待在那里，就像它们早已经在那里了。

10. 如果任何时候你感到你的心理开始变得不能集中，开始离散了，或者如果它总是反复地陷入你的想法和想象的剧情中，你可能会愿意去注意它正在影响的你的身体部位。通常，当我们不喜欢正在发生的事情时，我们感到集中感或面部、肩膀、躯干的紧张感，以及想要"推开"想法和情绪的感觉。当一些紧张感出现时，如果你注意到任何正在发生的事情，就去观察它。然后，一旦你注意到这一点，看看是否有可能将注意拉回到呼吸上和整体的身体感觉上，静坐和呼吸，将这个聚焦点作为锚定点，在返回之前稳定觉知。

11. 在某一特定的时刻，你可能想去探讨释放需要特殊注意的客体的机会，就像呼吸、声音或想法。使觉知的领域对任何会出现在心理、身体和世界的东西保持开放。看看是否有可能只是简单停止觉知，毫不努力地了解任何不同时刻出现的东西，可能包括呼吸、躯体感觉、声音、想法或者情绪。尽你所能，只是静坐，保持完全的清醒，不要去抓住任何东西，不要去寻找任何东西，不要做任何安排，而只是保持着清醒。

12. 当你准备好之后，静坐到课程结尾，或者返回到对呼吸的正念觉知，进行几分钟的简单练习。

人们坐的时间越长，就会越多地发现他们对于厌恶或依恋体验的反应。这个时候你要记住，最容易放下这种反应的方法，是不要试图将事物改变成与其本身不一致的样子，这种方法是很有用的。此时的任务仍然是注意自己的任何想法或感受，然后再将想法转移到呼吸上来。通过呼吸来进行这样的练习，可以使参与者训练自己的注意力，并且观察自己的心理模式和动向。随着时间的推移，他们会学会对出现在心理或身体上的任何东西保持一个开放的觉知，并且将其作为一个关注的焦点。

在练习期间，我们鼓励在适当的时候，把简单的对呼吸的关注扩展到对整个身体的觉知。如果心理游移了，那么任务也是一样的：仅仅关注它去了哪里，然后将注意力带回到当前关注的点上——作为一个整体的躯体感觉。我们可能会对遍及身体的感觉有所觉知，特别是会注意到任何紧张或不舒服的地方。就像我们在课程三所做的那样，处理这种情况的方法是有意识地将意识集中到这些部位，并且将空气吸入，然后呼出。

然后，这种意识就会扩展到身体之外，包括声音。指导语邀请参与者觉知周围所有的声音，无论是明显的还是更微小的声音，只是简单地"感受"。这继续探讨了"看"和"听"冥想的主题，这个主题在课程一的葡萄干练习中介绍过，直接觉知此时此刻体验的感觉特质，而不是去理解它的意义或弦外之音。

冥想之后接下来的一步是让自己对声音的觉知顺其自然，重新将注意力集中于想法上——将想法和意象作为心理事件。当他们出现的时候，我们只是让参与者将对声音的觉知作为"事件"，停留一段时间，然后中止。所以现在就像之前一样，当想法出现的时候，我们让参与者将觉知带到想法上，在心理"空间"停留一段时间，最终消散。

有些人会发现，像在电影院看投影到屏幕上的电影一样去看心理的想法是很有用的。你坐在那里，看着屏幕，等着一个想法或意象，以及任何伴随出现的感觉。当它到来时，指导者要求你尽可能长时间地将注意力集中在那里，就像它们就在"屏幕上"，然后当它们要离开时就让它们离开，好像它只是路过一样。另外，也有人发现将想法看作天空中飘过的云朵也是很有用的。第三种象征性的表达是，将想法看作树干上的叶子，在此刻它飘落了。所有这些比拟或隐喻都是有帮助的。

时不时地，参与者可能会发现他们的心理反复地陷入他们的想法中或想象的剧情中。特别是当这些想法或想象给他们带来了紧张的感觉或情绪（愉快的或者不愉快的），这种情况更容易发生。如果这种情况发生，给参与者的指导语可能也是让他们注意在这个时刻出现在他们身体上的感觉是什么，然后重新将注意力集中于呼吸以及作为整体的身体感觉上，静坐和呼吸，将这个聚焦点作为锚定点，在返回之前稳定觉知，如果他们愿意，当这些想法和情绪出现时，去观察它们。

最后，参与者可能会探讨被我们称为"无选择知觉"的东西：释放任何特殊的有意识的注意焦点，相反，让觉知对任何出现在心理、身体和周围世界的东西保持开放。然后，我们通过返回到呼吸，集中注意力在呼吸上几分钟来结束此次练习。

我们要注意到练习过程中从早期阶段注意力的集中（聚焦）到后期阶段注意力的扩展之间的变化。正念方法的意图是让人们能够意识到有一个"更大的空间"，在这个空间里，想法、情绪和感觉都可以被提升到意识的层面。能够在任何一个时刻觉察到经验中更多的成分，这种能力对于我们对更宽广的环境保持敏感是非常重要的。指导者在静坐冥想的最后或者课程后期可能会通过读诗歌来探讨这种空间感（如Mary Oliver的诗歌《野天鹅》[87]）。

《野天鹅》

你不必做得很好。
你不必跪行在绵延百里的沙漠里不停地忏悔。
你只需要让你柔软的身躯喜爱它所喜爱的一切。
告诉我你的绝望，我会告诉你我的绝望。
与此同时，世界运转不息。
与此同时，太阳和雨中的鹅卵石
都向着新的风景移动，
越过草原和幽深的树木，
还有山峰和河流。
与此同时，那些野天鹅，高飞在清澈蔚蓝的天空，
又一次向着家的方向。
无论你是谁，有着怎样的孤独，
世界都向你展示着它自己，
呼唤你，就像野天鹅的声音，刺耳也令人兴奋——
一遍又一遍地，喧唱着你在万物中的位置。

练习回顾

冥想不仅要求参与者将注意力集中于发生了什么，还要集中于对自己的体验是如何反应的。例如，一个参与者说：

"我的心理又游移了。我肯定是世界上最糟糕的正念者。为什么我曾经认为这个练习可以帮助到我？"

在这里，我们可以看到我们中的任何人不用花很大工夫就将简单的指导语（与呼吸共存）转换为成功或失败的想象。当我们与呼吸共存时，我们太容易在内心深处相信我们获得了成功；而当我们的心理游移时，我们就认为自己失败了。事实上，冥想是一个与呼吸共存——注意转移开——发现我们的注意不在呼吸上——再轻柔地回到呼吸上这一完整的过程。

作为指导者，我们再一次提醒我们自己以及参与者，当心理游移了，就温柔地将注意带回到呼吸上。轻柔是非常重要的，因为这显示出我们对自己以及我们在此刻的任何体验的关爱。练习是一个注意、接受、友善及温柔地将心理带回到呼吸的过程，而不是突然地将其拉回来。

很重要的一点是，我们要在没有指责、评判自己或者感觉到失败的情况下将我们的注意带回来。如果我们发现自己在评判自己，那么指导语仍然是一样的：简单地注意评判，然后将注意带回到呼吸或者任何正在关注的东西上。

要记住，非常重要的一点是，我们并不是在教授一种控制呼吸的方法。这个任务是，当呼吸在身体中进出的过程中，完整地注意实际的躯体感觉，允许呼吸自由地进行。呼吸是一个锚定点，无论心理游移到哪里，呼吸能够帮助它重新与此刻连接。

"Wild Geese" from Dream Work87，copyright 1986 by Mary Oliver. Used by permission of Grove Atlantic，Inc.

对练习的反应：看到厌恶

"最开始，当你说聚焦于想法时，我什么想法也没有。然后我开始想'我肯定是做得不对'，我想到我因为生病而耽误的课程，其他所有人看起来都知道这些，唯独我不知道。"

这个参与者报告了一个非常常见的观察：当我们确实让自己去关注想法时，无论我们被心理的游移干扰到什么程度，直到那一刻，当我们想练习去观察想法时，我们的大脑一片空白。但是接下来一些其他的事情就发生了：我们按照一些标准去评判我们的体验（在这个例子中，标准是'我应该有一些想法'），批评我们做得不够好（'我一定是做得不对'），在我们认知到这点之前，我们就开始陷入关于失败感体验的回忆中了。

指导者：那让我看看我是否理解了你。当你让自己去观察你的想法时你发现自己大脑一片空白；接下来'我一定是做得不对'这样的想法就出现了。

参与者：是的……然后我就感觉到有点儿失败——看起来其他人都能够做，但是我不能。

指导者：然后你的心理就陷入到了一堆回忆中？

参与者：嗯……当我大约12岁的时候，我缺了一次课。我不喜欢缺课，因为这样会让我感觉到我落后了。那是一堂地理课。他们都学习了一些关于"科茨沃尔德"的东西，而我完全不知道他们在说什么。

指导者：你的心理满满的都是这些回忆。接下来发生了什么？

参与者：我感到很难过，我真的不知道为什么。

指导者：在这个时刻，你的身体有什么感觉？你是否觉知到任何东西？

参与者：（停顿）……这时我感到"被抓起"（指了指胸腔下面的胸部中心），感觉很累。

指导者：接下来又发生了什么？

参与者：事实上我感觉到有一点儿迷失……就像接下来我出来了；嗯，迷失了……接下来听到你说如果我们迷失了就将注意力集中到呼吸上，这将我从迷失中带回来了……

注意这是一个关于我们中任何人是如何被一些东西抓住并带走的非常好的描述——在练习中间被带到遥远的过去。指导者聚焦于这一点。

指导者：发生了一些事情——在这个例子中，最开始是思维的缺乏，然后另一个关于自己做错了的想法出现了。当你感觉到其他人都知道是怎么回事，唯独自己不知道时，回忆开始了，并且感觉到迷失了。我们的心理如此快速地将我们带走了，这不是很神奇吗？你注意到在这里什么是真正有意思的了吗？那就是当你感觉到不愉快时，你的身体是如何反应的。我们的身体是一个非常敏感的指示器，我们看看它的反应——就像松懈了——准备去战斗或逃跑；或者很快感觉到疲惫或耗竭——这是一种"放弃"的表现。所有这一切都发生得实在是太快了。

参与者：是的，这太神奇了。

指导者：能够注意到这一点非常好，因为我们身体的变化通常表明我们的心理——身体出现了一些它不喜欢的东西，而且它想摆脱掉它们。这就是所谓的"厌恶"，它可以在接下来一刻引发出所有种类的其他反应。这些反应常常阻止我们看到以及处理这些最开始被引出的情绪。身体-心理将我们自己的想法和记忆作为敌人去摧毁掉或逃离开。但是我们中没有人可以跑得足够快而逃离开我们的想法。因此我们被困住了——感觉到迷失、孤独、无助。这可以将以前的心理模式带回来，就像它从来没离开过一样，这导致了身体更加紧张——更多"敌人"。还有其他人注意到自己的身体是以这种方式反应的吗？

以这样以及其他的方式，参与者被鼓励去观察他们的身体的反应（如，脸部、肩膀或躯干的凝固或紧绷感；典型的"推开"或者"不想要"的感觉）。邀请参与者去注意厌恶是如何成为注意的强有力的竞争者，通常会使他们将觉知从任何计划关注的点上移开，导致他们成了井底之蛙，只能看到这些看起来似乎很重要的想法或情绪。正念的练习可以成为一个强大的助手，允许我们在厌恶出现的时候去注意它，并且再一次拓宽我们的注意，恢复我们选择去注意任何我们在此刻想去注意的东西的能力。学习识别厌恶的躯体信号给我们提供了一条通往心理反应的路径，训练我们在最开始的时候就可以觉知到，帮助我们将自己从陷入对愉快和不愉快的想法、情绪和事件的自动化反应中解放出来。

正念练习的目的不是对厌恶的反应进行必要的阻止，而是当它们出现的时候以一种不评判的方式将我们自己从这种状态中解脱出来。这种自由就是所谓的"停留在此刻"，面对厌恶。人们已经使用了很多方式来描述这种"学习停留在此刻"。有人指的是恢复平衡感，也有人使用大山来做隐喻，因为不管它周围的气候条件如何变化，大山都可以牢固地扎根于地面。很难找到一个合适的词来表述这种小而深层的含义，但是学习将这个练习作为一种工具来使用的重要性也不可以被夸大。

练习回顾：蜜月期和艰难的任务

随着逐周回顾家庭作业，指导者越来越接近练习所引起的问题的核心。更重要的是，对于作业的了解使我们更加接近那些可能导致问题的依恋和厌恶习惯。对于一些人来说，这个计划的"蜜月期"就要结束了，接下来将是艰难的任务。

下面是一个参与者的表述，他发现这是一个艰难的任务，因为他对于这个练习开始出现过度的依恋：

"我发现我现在真的可以进入到这个练习中去。当我静坐的时候，我发现自己好像在另外一个世界里。这种感觉如此强烈，以致当我受到任何的干扰都会觉得很生气。当时的感觉就像一个小孩被人夺走了手里的冰淇淋。"

这个人现在开始强烈依恋心理出现的愉悦体验。并且这种依恋开始产生挫败感。现在值得我们停下来探讨的是，参与者的注意力是否都集中在了到达一种"特殊状态"，他们对于练习背后的意图是否有很清晰的了解。指导者感觉到应该尽可能地澄清以下的主题：

"听到你可以从练习中得到一些东西，这真的很好。当我们得到这种愉快的体验时，这提示我们某些东西正在发生。但是，在这里我仍然要做一些提醒。愉快的体验会到来也会离开，当它持续存在的时候，无疑是非常美好的。但是，我要提醒你的是：有时候，愉快的体验不会到来。也些时候在你的静坐过程中甚至会出现不愉快的体验。但是，这并不代表你做得不好。即使你有糟糕的、厌恶的或者失败的体验，也仍然要继续冥想。在这些时候，任务仍然是一样的：尽你所能，觉知到你现在的感觉，无论它是什么，然后将注意力重新集中到呼吸上。所以，虽然一切都进展顺利时我们感觉很好，但是如果我们总是希望事情向着这个方向发展，接下来我们的生活就会变得起起伏伏。我们将会有非常成功的时候，但是那些终会过去，然后我们要怎么办呢？"

"做这个练习可以给我们自己提供一个机会去发现这些起起伏伏之外的东西，去发现那些无论事情进展得顺利或不顺利，它之外的东西。"

在这种情况下，指导者邀请参与者在他感觉到"依恋"某一种想法或感觉时，留意其他一些类似的情境，并且注意当这些情境产生和消失时有哪些感觉出现。我们尤其感兴趣的是，这些本来就愉快的东西是如何在参与者越发依恋它时变成挫败感（进而产生消极情绪）的来源的。

更多的时候，工作的困难来源于参与者对家庭作业的厌恶感：

参与者：我必须要穿着整齐地来到这里，还要保证绝对的诚实。我没有腾出时间来完成家庭作业。现在我可以想象到上周R所感受到的东西。我感觉糟糕极了。你知道，我感觉就好像我在家没有做任何努力，这就好像是事情的糟糕开始。你知道，我觉得我真的让你失望了。

指导者：我想说两点。第一，你要对你自己的家庭作业负责任。在你所做的家庭作业和你进步的程度之间存在着某种关系——这是一种非常紧密的关系。如果你不这样做，你就降低了发生任何事的概率。这完全是你自己应负的责任。第二点，也是我更感兴趣的，是你对于恐惧以及对于整件事情会变得如何糟糕的想法。在你不做家庭作业的过程中，所有这些想法都会出现——表现不好，让我失望了，没有达到预期，等等。你愿意多说一说这些想法吗？

参与者：嗯，我现在坐在这里，和你谈话，你的声音是很平静的，这很好，我也很高兴我来了这里。但是，接下来，我的胃里产生了一种非常可笑的感觉，并且我感觉到胸腔很紧张，因为我想你会认为我是一个失败者。

指导者：这一点非常重要。这正是你所认为真实的想法和现实之间的差异。我可以将事实告诉你：你并没有让我感觉到失望。这里并没有一个标准。你只是要按照体验本身去体会它，不要进行那些比较。我们现在回到你开始将这些想法视为一个心理事件的那个点上。"现在是自我批评的想法；现在是内疚的想法；现在那些老调子又开始了，带来了相同的感觉。"很明显，这些想法一定是来源于某一个地方。很有可能在某个时间点上，你由于没有做好什么事情而受到了别人严重的批评。但是这些都是过去的习惯了。它从什么地方来并不重要。我们将要做的是尽量把我们自己从中释放出来。我们使用呼吸关注法，包括中间那些间隔，正是要给你很多机会让这些想法进来，给你一个机会说出"啊，原来你在这里"，然后轻轻地回到呼吸上去。

对于练习中出现的厌恶和依恋，我们不应该感到奇怪，它们都是练习中很常见的主题，它们是我们对愉快和不愉快体验的习惯性、默认的反应。虽然我们每个人都需要保持我们生活中基本优缺点的整体平衡，但是我们发现自己常常被回避痛苦或者追求成功的愿望所掌握，这会增加我们不喜欢的事物的消极性，或者会增加我们没有得到喜欢的或希望得到的东西的挫败感。

很多人发现传统的两箭暗喻是一种提醒人们正是他们自己增加了负性体验的消极性的有效方式：如果我们被箭击中了，我们会感觉到身体上的疼痛和不舒服。但是对于大多数人而言，如果我们又被第二支箭击中了，我们会感到愤怒、害怕、悲伤或者痛苦。这些反应会让我们痛苦，因为这些反应加剧了只是被第一支箭伤害导致的不舒服的体验。而且，往往是第二支箭导致我们更加不愉快。这个想象的关键信息是我们可以学会将自己从第二支箭的痛苦中解放出来，因为正是我们自己点燃了自己。

回顾不愉快事件日历表

当参与者谈论他们的不愉快事件日历表的时候，聚焦于识别厌恶这一主题是特别有帮助的。很多记录都表明，这比完成愉快事件日历表（课程二的资料六）更容易。他们每天更多地注意那些不愉快的事件。再次强调，我们有一个白板可以用来记录下反应、想法、感觉和情绪。我们强调记录下任何对不愉快事件的厌恶反应。特别是，我们看看是否有可能识别躯体上出现的跟厌恶有关的退缩模式。接下来，参与者可以使用对这些模式的觉知，帮助他们在将来对这种习惯性出现的反应保持警觉。我们也希望注意人们是否会对负性的想法和感受表达厌恶，并借此机会探讨一下由于消极想法和情感导致不愉快的这个过程中的恶性循环。（如，"我不应该有这样的感觉，为什么我会如此愚蠢和脆弱呢？"）

依恋和厌恶的核心主题都是"想要事情变得与现在不同"。相反，对愉快和不愉快事件，特别是对可以引发反刍的不愉快心理状态的事件进行有技巧的反应的第一步，都是停留在此时此刻。接下来，在全方位的觉知下，我们再去决定下一步如何反应。"停留在此时此刻"就是去观察，去好奇地了解身体上发生了什么。当我们对"身体是如何反应的"培养了更强的好奇心和热情时，一些事情也就解决了。我们发现实际上我们可以停止挣扎，停留在此时此刻，这可以给我们一个机会——用更清晰更有目标的方式去看清和对待我们的环境。这种观察可以很好地帮助我们只是单纯地与不愉快事件待在一起，而不是被它们压倒。这样，迟早，在他们自己好的时间里，这些情绪就会消失。通过这种洞察，我们也有可能选择更有技巧的应对当前环境的行为，而不是让我们的行为自动化地被害怕或旧有心理习惯所驱使。

对不愉快事件日历表的回顾也可以为我们提供一个机会，去探讨事件本身可能并没有什么固有的积极或消极意义。通常都是我们的情绪状态带给事件一定的情绪色彩，这个观点我们在下一节课程中会进一步讲解。

自动的消极想法和抑郁症状：了解这个疾病的边界

治疗师协作方法是结构化心理治疗最有价值的方面之一。结构化心理治疗随着行为疗法发展而来，兴起于20世纪60年代，并且随着20世纪70年代的认知疗法延续下来。协作治疗的治疗师们开放地，并以事实为依据地与病人谈论心理疾病的起因以及治疗目标。这其中的重要方面是，他们会与病人讨论诊断和治疗方案，讨论是什么导致或维持了病人目前的症状。虽然正念认知疗法没有详细讨论病人问题的起因，但是它仍保留了这个重要的特点：如果病人想要学习更有技巧地处理抑郁症的方法，那么关于抑郁症的教育就是非常重要的。

因此，在这个点上，我们将课程的重点从讨论普通的思维转向讨论人们抑郁时的思维方式，他们在体验抑郁时常常报告说出现了这种思维。为了进行这项工作，我们分发了自动想法问卷[88]（Automatic Thoughts Questionaire）（见下文）。这个问卷列出了各种消极的表述（如，"我打不起精神来"，"我的生活总是事与愿违"，"我出了什么问题？"，"我恨我自己"）。

指导者让参与者大声读每一个条目，要求他们反馈他们在多大程度上相信这些想法，无论是现在还是在他们抑郁的时候。这为课程中的人们提供了一个机会，让他们反省自抑郁以来这些信念发生了多大程度上的变化。指导者还会询问是否有人识别出这个列表上的条目。一个接一个的人回答说"是的，几乎所有的条目都符合，我过去完全相信，但是现在几乎都不相信了"是很正常的。当参与者抑郁时，他们毫无疑问地接受这些想法，将它们尽可能地看作事实。但对于每一个静坐的人，静坐可以给他提供一些极有力的证据证明这些想法实际上是临床抑郁症病人的普遍症状（这种疾病的症状，就像食欲和睡眠紊乱带来的身体症状一样*）。这种理解参与者体验的方式为指导者提供了另一个机会去强化正念认知疗法计划的核心信息：想法并非事实。

自动想法问卷

以下列举了一些会突然进入到你头脑中的各种想法。请阅读每一个条目，注意当你这样做的时候发生了什么。

你是否认识它们中的一些？你感觉哪些想法最符合你？

当你感觉到非常低落时，这些想法出现的频率是多高呢？以及你对这些想法的相信程度如何？它们有多大的说服力？

1. 我感觉自己与世界格格不入。

2. 我不好。

3. 为什么我永远无法成功？

4. 没有人理解我。

5. 我让人感到失望了。

---

6. 我觉得我坚持不下去了。

7. 我要是一个更优秀的人就好了。

8. 我太差劲了。

9. 我的生活总是与我想的背道而驰。

10. 我对自己失望透顶了。

11. 没有任何事情让我觉得好受。

12. 我再也无法忍受了。

13. 我无法振奋起来。

14. 我到底怎么了？

15. 我希望自己在别的地方。

16. 我打不起精神来。

17. 我恨我自己。

18. 我是个废物。

19. 我真希望自己能够消失。

20. 我出了什么问题？

21. 我是个失败者。

22. 我的生活一塌糊涂。

23. 我是个失败的人。

24. 我永远也达不到预定的目标。

25. 我感觉如此无助。

26. 有些事情必须要改变。

27. 我一定是出了什么问题。

28. 我的前途一片渺茫。

29. 做什么都是没有价值的。

30. 我做什么事情都有始无终。

当我们感觉到低落，上表中这样的想法通常看起来就像是关于我们的"事实"一样。但是实际上，它们只是抑郁的症状，就像发高烧时的一个症状一样。通过正念开始觉知它们只是"抑郁说话的声音"，这可以使得我们远离它们，开始选择当真还是不当真。事实上，我们或许能学会仅仅注意到它们，承认它们的存在，然后让它们顺其自然。

一个人对这个练习的反应是，她很困惑她的医生为什么早先没有识别出她的抑郁症状。她对指导者说："你知道吗，为什么我的医生不了解呢？因为这已经持续好多年了。"她认为，如果在她抑郁时使用这一问卷，那么至少说明有人能理解，"如果我的情感在表格中被表述出来，可能说明有人能够理解我的感受……我需要花一些时间来识别我的抑郁情绪。我只是感到太劳累了，我感到很沮丧。那些人体会不到我所遭受的抑郁之苦"。

指导者可能会建议参与者从不同的方面来看待表格所列的想法条目：

"这是一种看待负性想法的方式。让我们来看一看你是否可以通过选择那些你最喜欢的条目来使这个练习变得有点儿幽默。这可以帮助你提醒自己这些仅仅是想法而已，并不是事实。你可能还想用一分钟的时间来比较一下，当你感觉抑郁时这些想法在多大程度上是绝对真实的，但是，在这个时间点上，可能又没有了相同的体会。"

"还有另外一种看待这些想法的方法。假设在你觉得抑郁的时候，你的惯常想法是'我永远也无法克服抑郁了'。那么，我们有证据表明你实际上可以克服。因此，虽然这些想法当时令你确信——它们进入到你的内心——但是它们并非事实。正是这些想法控制了你的情感，控制了你的行动，并且如果你认为自己确实无法克服，认为自己一无是处，认为自己对改变现状无能为力，那么你就真的放弃了。"

"因此，我们需要的仅仅是一遍又一遍地识别这些想法，以避免陷入其中。目前的任务就是学会识别它们：'这些公敌编号为1至30。'然后，你需要告诉自己：'哈，原来你们在这里啊。现在我不需要被你们控制了。'"

自动想法问卷提供了一种"抑郁的边界感"，一种将抑郁视为一种整体症状的视角。这为精神科医生和心理学家进行重度抑郁症的诊断提供了进一步实际存在的症状表述［依据精神障碍诊断和统计手册上诊断标准（DSM-IV-

TR）[28]]。对它们的回顾是为了让参与者认识到一些他们认为是个人失败的想法，其实这些是大家熟知的抑郁症状的核心特征。再一次强调，这个观点可以给参与者提供另一个思考的角度，让他们对症状有新的认识。这个内容就是抑郁症是一个整体的症状；他们的任务是学习如何用不同的方式理解这个整体。一旦获得了这种可替代的观点，就可以进一步预防人们陷入那种旧有的、抑郁的、绝对化的思考中。

重度抑郁的诊断标准

就像诊断感冒或者耳朵的感染一样，精神病医生及心理学家观察许多症状来评估抑郁的程度，这些症状大体发生在同一时间，而且他们自己不能解决。以重度抑郁为例，时间方面的诊断要求是一个人至少在一天中的大多数时候都感觉到悲伤，而且至少持续2周的时间。对以前喜欢的活动丧失了兴趣，而且这些变化降低了这个人的工作能力或正常的功能。

如果以上症状都存在，那么只要符合下面症状中的五条就足以达到抑郁症的诊断标准：1.显著的体重减轻或显著的增加；2.食欲增强或下降；3.睡眠困难，早醒或白天嗜睡；4.感觉整天没有精神或烦躁不安；5.感觉疲惫乏力；6.感到没有价值或对过去的行为过度自责；7.发现难以集中精神思考或丧失思考能力；8.反复出现死亡或自杀的想法。

来源：Based on DSM-IV-TR[28]

站在另一位置

注意在这里发生了什么。第四次课程的目的是探讨如何识别厌恶，以及在出现追求快乐和避免不愉快的倾向时如何停留在此时此刻。我们已经看到这涉及放弃旧有的习惯，以使得难以应对的现实自由出入心理。那么我们该如何停留在此时此刻呢？答案就是观察在抑郁改变时抑郁的信号和症状是如何改变的，观察其所伴随的消极想法如何改变，让参与者"站在另一位置"可以更清楚地观察到他们的内心在做些什么。这与参与者在治疗计划开始时进行的练习有关系：了解如何能够更多地觉知到躯体的感觉。学会让身体"停留在此时此刻"，还可以给参与者提供另一个观察的角度。"停留在此时此刻"是非常不容易的，但是当他们的情绪开始发生转变时，如果他们能意识到这种情绪不会永远持续下去，它们只是可以识别的综合症状的一部分，那么"停留在此时此刻"就变得容易起来。人们得以从另一个可选择的角度去看待自己的经历：并不是只有我一个人在经历这些事情。

在课程上进行3分钟休息时间法练习

在前一节课程中，我们介绍了3分钟的休息时间法（课程三的资料二）作为日常的普遍性练习。我们现在把休息时间法进行扩展，使它在一天中的其他时间也可以被使用。在一周中，当人们感觉到不愉快，或感到身体紧绷、难以放松，或者感觉受到重重的打击的时候，可以有意识地使用3分钟休息时间法。你可以使用完整的3分钟来进行"正式的"练习，也可以在忙碌的时候即刻觉知心理或身体正发生着什么，配合进行休息时间。在这一种情况下，尽管参与者不可能在所有时候都闭目或随时调整自己的身体姿态，但是有意脱离自动化运行状态还是非常重要的。这样做的目的在于以这些时刻为基础，进一步探讨技巧性反应和自动化反应之间的差异。

在课程中适当的时候，引入我们所给出的休息时间法的新用途将是非常有帮助的，它可以提供一种新的模式或视角。这在课程迷失于冗长的讨论中或者出现强烈的情绪反应时使用。

例如，当课程对多种话题进行讨论和分析时，每个人的心理（包括指导者）逐渐从当下偏离，并且进入到其他的想法和思维程序中，这样的情景并不少见。对于参与者而言，许多思维会容易引发固有的抑郁思维习惯。特别是在课程四中，我们发现讨论抑郁想法和症状有时候会引起参与者突然的悲伤情绪。对于抑郁的思考会激活很多负面情绪。在这些时候休息时间法可以帮助参与者"转换心理挡位",并且与当下的经验获得联系。

以下是某人在阅读了"自动想法问卷"里的负性想法条目后感到悲伤的例子:

参与者:现在我觉得非常悲伤,真的非常悲伤。

指导者:是有关什么的悲伤呢?是因为读了这些条目吗?

参与者:我感到悲伤……是因为我已经花了太多时间。抑郁症在我的生命中持续了很多年。这就是我所感觉到的……我很容易就进入到抑郁中。只要看到这些列出的条目,我很快就会感到抑郁。

指导者:我们现在要学习的就是如何使用不同的方式来看待这些想法和情绪,一遍又一遍地练习如何不陷入其中。我们为什么不能现在就亲自做一下呢?这间教室充满了悲伤,我们带着对过去经历的事情的想法。所以,让我们来做一次休息时间练习,因为这是让我们切实地回到当下这个时刻的方式之一。因此,开始的时候我们要调整一下姿势……身体坐直。(由指导者指导3分钟的休息时间练习)。

这并不是一种回避的方式,而是一种让我们能够承认自己的情绪,为这些情绪创造空间,然后仅仅将注意力集中于呼吸上,并把意识带到全身的方法。这里的任务是很微妙的。我们使用3分钟的休息时间并不是为了达到某个目标,而是使人们在做练习之后可以感觉好一些。它的真正用意在于:承认我们被很强的情绪包围着;如果我们花一些时间将觉知带回来,看看会发生什么,仅仅允许它的存在,而不带评判,不追根究底,不试图解决问题。用这样的方式去思考:允许人们"触碰实质",回到呼吸的锚定点,转换心理挡位,以帮助他们以不同的视角了解在当下时刻事物是如何发生的。通过这样的方式,最终的结果就是参与者开始展现出不同的可能性,发现自己对各种内心状态的不同的反应方式。在这一周的课程中,我们不仅鼓励参与者在一天中规定的时间里使用休息时间法，而且在任何他们感到需要帮助才能解决困难的时候都可以用，我们称这个方法为"反应性休息时间法"。

正念散步

在课程三中，我们介绍了能够培养参与者对身体运动更好地进行觉知的正式练习。正如前面的正式静坐练习，正念散步的目的在于了解如何将这种对躯体感觉的更好觉知运用于日常生活中。一种可能的方法是使用每天的身体动作，使它慢下来，用正念的方式去做，从而使得动作本身可以作为练习和日常生活连接的桥梁。这就是正念散步所做的。

正念散步可以被运用于日常的散步中，并且这种散步可以作为一个正念练习，以更好地觉知到躯体的感觉（见课程四的资料二）。我们散步，并且觉知到我们在散步，感受我们的散步。

这被描述为"运动中的冥想"：每一步就是为了散步，没有任何其他的目的。作为这个程序中的另一个正念练习，我们使用散步的运动和感受来将自己带到此时此刻。关注点在于时刻对运动的感受保持觉知，放下情感、想法和感觉。这个看似简单的练习是正念认知疗法的核心内容中的重要部分，虽然我们的想法总是在现在和将来之间来回跳跃，但是我们的身体总是能够锚定于此时此刻。这个锚定允许我们更好地觉知当下的自我。虽然我们并没有计划将正念练习作为正式的家庭作业的一部分，但是我们鼓励任何一个希望探索它的参与者在这一周内做一做这个练习。

这个练习被证明对那些感到烦躁不安和不能平静下来的人特别有用。人们认为，散步的躯体感觉可以使他们感到更加"踏实"。在一定程度上，这个练习可以泛化到所有的正念练习中：当内心非常烦躁或者一个人感觉很压抑时，包括身体运动的练习比没有运动的练习更容易让人专注于此时此刻。

结束课程

课程四的结束代表了治疗的一个分水岭。考虑到我们已经来到了课程的中间部分，在以一个简短的静坐冥想练习结束这次课程之前，我们最好与全班成员共同回顾一下整个正念认知疗法模型。我们的主题是"识别厌恶"，这是一个机会，来强调呼吸在形成一个可以观察我们自己的心理和躯体的不同位置时起到的作用。

参与课程的人们学习以不同方式看待他们完整的经历。例如，当他们反刍的时候，觉得自己让别人感到失望的时候，或者对他人生气的时候，他们可以以此为机会来实践不同的、更有技巧的应对方式。正念认知疗法课程记录描述了发生的类似的改变：

"例如，当我想到我的祖母得了重病，就开始感到悲伤。我开始想，'哦，我又开始抑郁了'……但是，某一天我还对某人这样说：'我是感到悲伤，感到疲惫，但是我没有抑郁。'而且我没有必要否认我的悲伤或疲惫。"

"今天，我打了一个很有难度的电话，通常情况下，这件事会在我的头脑中一遍又一遍地重复。但是今天，我打了这个电话，而且我很好地处理了这个电话。以往，我会为这件事担忧很长时间。但是这次打完电话后，我很好。我没有反复考虑这件事。这件事情不再反复持续。对我来说，休息时间法的效果很神奇。它似乎把那些以前会困扰我一个下午的烦恼都带走了。"

这些参与者学会了停止自动化的思维，并且问自己问题："事情现在进展得怎么样了？""现在我的心理发生了什么？""我的身体发生了什么？""现在最有效的反应方式是什么？"这些询问本身变成了提醒他们回来，并让他们自己成为一个仔细的观察者，观察究竟发生了什么。

这一小步会让人发生翻天覆地的变化。练习的结果是，人们不再轻易陷入"糟糕的感觉"中，也不会被强迫回答那些负性想法。相反，他们感到自己有能力看到自己的想法和情绪，他们似乎拥有了一个更宽广的视角。他们不会将他们自己与自己的想法和情感完全割裂开，而是在这个空间里与这些想法和情绪共存。在这种更大的空间感中，他们能够更多的停留在此时此刻，并且当自己做出了最大的努力却仍失败的时候，能够原谅自己。

课程四：资料一

课程四的总结：识别厌恶

困难是生活里重要的一部分。我们的生活是受到这些困难的控制还是轻松地与之相处，取决于我们如何处理这些困难。对自己的想法、情绪和躯体感觉有更多的觉知能够将我们从那些习惯化的、自动化的反应方式中解放出来，以便于我们用更有技巧的方式进行正念反应。

总体来说，我们对经验的反应表现为以下三种方式之一：

1. 伴随着隔开或厌倦，我们从当前的这一刻转移开，转移到"我们的头脑"中的其他地方。

2. 我们想要抓住东西——不允许我们放下当前的体验，或者我们想要拥有尚未体验过的感觉。

3. 希望远离，并且感到气愤——希望摆脱当前的体验，或者避免未来我们不希望得到的体验。

当我们在课程后期进行讨论时，以上的每一种反应方式都会引发问题，特别是对不愉快体验的厌恶倾向。现在主要的问题是我们开始对自己的体验有更多的觉知，使我们可以进行正念的反应而不是自动化的反应。

有规律地做静坐冥想练习给了我们更多的机会，让我们可以注意到意识是在什么时候从当前的时刻游移走了，并且无论什么时候，当注意力远离时，我们就会友善地关注它去了哪里，温和并坚定地将意识带回到我们的关注点上，重新觉知此时此刻。在一天中的其他时间里，无论何时我们注意到不愉快的体验或者感到躯体"紧张"，都可以有意识地使用休息时间法，有助于我们做出主动的选择，而不是自动反应。

课程四：资料二

正念散步

1. 找到一片可以来回走动的地方，不要在意别人是否会看到你。室内或室外都可以——你"散步"的长度大概在7~10步之间。

2. 站在空地的一端，两脚平行分开站立，大概4~6英寸宽，你的膝盖要放松，这样它们可以逐渐地弯曲。让你的手臂松弛地悬在身体两侧，或者双手轻轻握住，放在躯体前面。轻柔地凝视你的正前方。

3. 将你觉知的关注点放在你的脚底，去直接觉知你的脚底接触地面的感觉，以及你身体的重量通过你的腿和脚接触地面的感觉。你会发现，轻轻地弯曲你的膝盖几次，可以更清晰地感觉到脚和腿。

4. 当你准备好后，将身体的重量慢慢移到右腿，当你的左腿"放空"，右腿支撑着身体的大部分重量时，注意腿和脚上的躯体感觉模式的变化。

5. 当左脚"放空"，让左脚从地面慢慢地抬起，注意你在这么做时小腿肌肉的感觉，接着，让你的整个左脚轻柔地抬起来，直到只有脚趾尖接触地面。觉知脚和腿和感觉，慢慢地抬起左脚，小心地将它往前移动，要感觉脚和腿移动时穿过空气，然后将脚后跟放在地面这个过程的感觉。当你将身体的重心从右腿转移到左腿和左脚时，将左脚的剩余部分与地面接触，去觉知左腿和左脚增加的躯体重量，觉知右腿"放空"的感觉，和右脚后跟离开地面的感觉。

6. 将身体的全部重量都转移到左腿，让右脚慢慢地抬起，缓慢地将右脚向前移动，去觉知当你这么做时腿和脚上躯体感觉模式的变化。当右脚接触到地面时，将你的注意力集中于右脚后跟，当右脚轻轻地落到地面时，将身体的重量转移到右脚后跟，去觉知两腿和两脚上躯体感觉模式的转变。

7. 以这种方式，慢慢地从场地的一边移动到另一边，要特别去觉知当脚底和脚后跟接触地面时的感觉，并且觉知当腿向前移动时肌肉的感觉。

8. 当你走完一边时，停留一会儿，然后慢慢地转身，去觉知和欣赏身体改变方向时的复杂运动模式，然后继续散步。

9. 以这种方式来回走，要尽量去觉知到脚和腿上的躯体感觉，并且去觉知脚和地面接触的感觉。要保持你的目光轻柔地看着前方。

10. 当你注意到你的内心从对散步的感受中游移出去时，轻轻地将注意收回到对脚和腿和感觉上，并将它们作为与此时此刻连接的锚定点，就像你在静坐冥想中使用的呼吸一样。如果你发现你的心理游移了，可能站立一会儿会有用，在继续你的散步之前将注意力聚焦起来。

11. 继续散步10~15分钟，或者如果你想的话，也可以更长时间。

12. 在开始的时候，散步要比平时慢一些，给你自己更好的机会来完全觉知和体验散步的感觉。一旦你感到带着觉知缓慢地散步很舒服，你就可以开始尝试性地稍微加快一点儿速度，直到超过平时散步的速度。如果你感觉到特别的烦躁，那开始散步的时候快一点儿是有帮助的，然后再减慢到你的正常速度。

13. 尽可能多地进行这种散步，要将你在散步冥想中培养觉知运用到你每天正常的散步体验中去。

课程四：资料三

课程四的家庭作业

1. 在接下来7天，练习静坐冥想（音频11），并且在家庭作业记录表上记下你的反应。（可有的选项：静坐冥想、正念散步或正念运动。在家庭作业记录表上做好记录。）

2. 3分钟的休息时间——常规型版本（音频8）：一天练习三次，在你预先设定好的时间里。在家庭作业记录表上相应的日期里圈出一个字母"R"以记录每一次练习；记录任何的评价和难点。

3. 3分钟休息时间——反应型版本（音频9）：在你注意到不愉快时进行练习。在家庭作业记录表上相应的日期里圈出一个字母"X"以记录每一次练习；记录所有的评价和难点。

课程四：资料四

家庭作业记录表——课程四

姓名：_____

在家庭作业记录表上记录你每一次的练习。家庭练习中出现的任何事情
也都要记录下来，以便于我们在下一次见面的时候进行讨论。

星期/日期	练习（是/否）	内容
星期三 日期：_____	静坐冥想 R R R X X X X X X X X X	
星期四 日期：_____	静坐冥想 R R R X X X X X X X X X	
星期五 日期：_____	静坐冥想 R R R X X X X X X X X X	
星期六 日期：_____	静坐冥想 R R R X X X X X X X X X	

星期日 日期：_____	静坐冥想 R R R X X X X X X X X X	
星期一 日期：_____	静坐冥想 R R R X X X X X X X X X	
星期二 日期：_____	静坐冥想 R R R X X X X X X X X X	
星期三 日期：_____	静坐冥想 R R R X X X X X X X X X	

R，3分钟休息时间——常规型版本；X，3分钟休息时间——反应型版本

课程四：资料五

停留在此时此刻

牢牢记住，要把你的身体作为觉知的途径。如同对姿势进行正念一样，你在阅读时可以保持坐姿。此时此刻你的躯体感觉是怎么样的呢？当你阅读完毕站起身来时，感受站立的时刻，以及行走时的活动性，以及一天结束后躺下的感觉。将注意保持在你的身体上，当你移动，伸手够某物，或在转身时。就是这么简单。

只要有耐心地练习感受此时此刻——感受一直在那里的身体——直到让它成为你的自然属性，哪怕很小的动作你也可以感觉。当你伸手够某物时，你可以随意去做。你不需要过多地做什么，只是简单地觉知伸手的动作。你能够训练自己停留在此时此刻，感受它吗？

这是非常简单的。你需要反复练习把注意力带回到你的身体上。这些基础练习是从正式冥想扩展到正念日常生活的关键。不要低估了来自于觉知日常简单动作的能量。

第十二章

探究实践与实践探究

自从这本书的第一版本出版以来，我们常被询问一些如何更好地教授正念认知疗法。在练习之后的时间段，或者在对家庭练习进行回顾的时候，或者指导者邀请参与者描述、评论他们自身的体验时，一些最被迫切关注的问题聚焦于"探究（inquiry）"。看起来这是教学的单独领域，无论是被培训的人还是富有经验的指导者，在教学过程中都更可能表达对于实施该项目技能的关注。然而，这也是值得参与者多加学习的领域。基于上述原因，这可能是一个很好的时间点，让我们暂停一下，来考察关于这些课程的这个方面的更多细节。

首先，作为一种更能揭示探究的方式，它指出了我们在书中已经论述过的许多探究的案例。我们逐字逐句来分析指导者与参与者之间的交流，这就是行动中的探究过程。我们可以通过探究的同心圆的三个层次，来对对话的过程进行思考[90]：

1. 在第一层中，主要的关注点在于参与者实际上注意到的他在练习中的体验是什么，即他们对于所觉知到的想法、情绪以及躯体感觉的描述。

2. 在第二层中，关注点在于对注意到的体验的持续性对话。通过一些充满技巧性的问题以及反应，这些经验被置于个体理解的情景之中。

3. 在第三层中，这些体验所产生的特征与正念认知疗法的最终目标（阻止抑郁症复发以及提高幸福感）相联系，将其置于更广泛的情景之中。这种广阔的情景允许学习被泛化，这样就可以使小组中所有的参与者变得更加富有关联性，也可以允许他们探索采取更进一步行动的含义。

Kolb[91]的成人学习模型——"学习循环圈"（见图12.1），提供了一个在探究过程中展开试验性学习的视角。探究是一个持续性的循环圈，循环圈里的每个步骤都成为下一个步骤的基础。

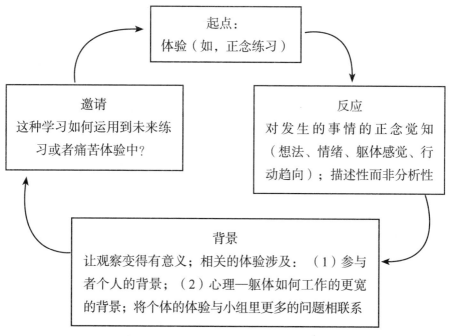

图12.1　Kolb的成人学习模型：学习循环圈。

来源：Kolb, David A., Experiential learning: Experience as a Source of Learning and Development, 1st edition, © 1984. Reprinted by permission of Pearson Education, Inc., Upper Saddle River, NJ.

这些对于探究过程的概括性描述在某种程度上有助于我们对项目的总体"形状"的感知。但是，他们并不直接强调大多数有抱负的指导者所面临的实际问题以及关注点："实际上，我应该如何进行探究？"为了回应这种重要的"怎么做"问题，首先我们需要弄清楚探究的目的与意图是什么。

探究：目的与意图

在正念认知疗法中，有技巧的探究可以达到很多目的。

首先，它可以调整参与者将正念觉知带入到自身体验中的方式。简单的事实在于，指导者通过向自身提问，表现出对于体验的具体细节的兴趣，（"在身体感到最紧张的时候，收缩的意识实际上在哪儿体现出来？""如果真的有这种反应，那么随时间变化的是什么？""伴随这个过程会产生什么想法与感觉？""我对这种状况做出了什么反应？"等），这些体验本身揭示出一系列重要信息。

1. 体验觉知很重要。

2. 正念是关于培养感知的过程，具体来看，体验在每时每刻发生了什么变化，而不是简单地停留在某个具体的地点。

3. 正念的过程包括更普遍地感知心理和身体发生了什么（比如个体如何做出情绪上的反应），超越特定的注意点（比如呼吸）。

指导者提出问题的方式以及他/她用于做出反应的语言，能够巧妙地重塑参与者对自身体验的感知。例如，指导者让参考者分别关注体验的不同层面（"你注意到什么躯体感觉？有什么情绪？有什么想法？"），可以加强对其体验的"解析"，使其分解为不同的部分，我们也在前面提到过愉快以及不愉快体验的日历表（分别对应于课程二的资料六以及课程三的资料五）。同时，指导者对参与者的陈述进行回应，比如"我很生气"可以用替代性的语言表达——"我有一种强烈的愤怒的感觉"，指导者可以含蓄地支持参与者采取更少个人化的方式识别关系与情绪体验。

也许更为重要的是，从总体态势来看，指导者在探究对话中所体现出的对待体验态度在帮助参与者形成自身对待体验的新方式上起到了重要的作用。当探究的焦点集中于不愉快、恐惧、困难或者压倒性的体验时，这一点特别重要。指导者在探究的过程中表现出的好奇、开放对于揭示暗含的信息是一种最强有力的工具。暗含的信息是"这也是能够被完全体验到、拥有以及产生作用的；没有必要逃离、撤出或者感到麻木"。一般来说，在探究的对话中，指导者提供了潜在的实施方案，帮助参与者拥有超越现有项目的全新体验。

与此同时，作为影响参与者如何对待他们体验的重要因子，指导者在探究过程中体现的品质，也是一个关键的治疗影响因素。如同我们在第八章中讨论的那样，我们有足够的理由相信参与为期八周的项目会增加参与者对于自身的友善与同情心。这些变化中和了正念认知疗法的很多正性影响。事实在于：这些变化也可以在缺乏具体条件下产生，比如为了培养友善而明确设计的具体实践活动，这些意见也反映了项目作为整体所带来的隐性的累积效应。指导者所体现的主要是友善与同情心。探究的过程很可能是一个主要的竞技场，当参与者报告关于失败、弱点或者错误的体验时，会引出对于自身的严苛的评价和批判，这时候指导者有很多机会体现出这些品质。基于此，指导者表现出的对于参与者的尊敬、关心以及同情，对于帮助参与者开始表露自身的整体品质有着非常重要的影响。

从哪儿开始？

也许探究的目的是引出参与者对于每种练习的体验的信息以及对更为普遍的生活的体验的信息，帮助他们从新的视角理解这些体验的重要性。这种方式可以降低参与者将来复发抑郁的风险，增加他们生活得更加丰富以及自由的能力。

初学的指导者可能从了解探究的第一个部分受益，在这里，参与者描述了他们在班级以及家庭练习中注意到的东西，这本身也是治疗过程的重要方面。简单地描述自身体验，对于参与者以及小组其他成员来说都是非常有帮助的。对于参与者来说，这是一种邀请，可以有机会来"倾听"自身体验的实际情况。对于其他的小组成员来说，他们可以倾听另一个人的困难与痛苦体验，这些自己曾经也面临过，通过假定"这是我的弱点"来获得一次难得的解脱。从更普遍性的意义来看，这种体验的共通性通过这种方式成为发展对于自身以及他人更多同情的重要因素。小组内的对话帮助参与者意识到，所有人都会体验到共同的弱点，比如都倾向于在不愉快的体验中加入更多的痛苦因子，可以通过充满善意的诱导消除它们。同样，听取其他人在练习中的积极体验，也能够启发那些面临困境时灰心丧气的人。如果这些人在项目的早期阶段对于自身先前遇到难题时的体验进行描述，那么上述方法将变得特别有效。

那么什么时候让参与者对自身的体验进行描述呢？回顾探究程序的核心目的在于它可以给参与者以新的理解方式以及看待体验的方式，这种方式会创造痛苦体验，同时也可以让参与者从痛苦中解脱出来。

这些对于指导者来说意味着什么呢？它体现在探究对话的过程中，指导者缓慢地促进参与者发现和洞察的过程，参与者由此会对项目的核心主题与信息获得更多体验，有技巧的探究可以揭示出体验的重要性，否则这些体验可能会在不知情或者不被认可的情况下流失。例如，大多数人都知道不愉快的体验不可能永远持续，但是这不足以让我们相信，因为当我们处于一种消极的心理状况时，这种特别的体验将会一直持续，直到可预见的未来。另一方面，对参与者困难体验的探究在某个时刻会使参与者感到这种体验会永远持续下去，但实际上在练习期结束时就会消失，这也能为参与者提供新的体验式学习的机会。这种学习模式基于对变化无常的体验的观察与理解，相对于事实性知识，"所有的不愉快体验都将会过去"，它可能会在未来有更多可释放的潜力。类似地，帮助参与者实际上去"看见"特定体验的方式，会让人对不愉快的感觉进行不断回味，也会相应地增加不愉快的感觉。相反，相对于讲事实以及概念性的知识，让参与者重新关注呼吸节奏，会相应减轻不愉快的感觉，也更可能减少未来的大量反刍。所以，反刍是持续性抑郁心理的起因。注意参与者会忽视什么东西，在某种意义上意味着指导者需要"听出来"一些主题，比如自我评价的趋势，但是又要把这些东西藏在想法之下，利用其来指导探究，而不是"列出要点"。例如，在课程二中的探究中，一些参与者提到他们没有完成家庭练习。我们很容易发现从繁忙的生活中空出时间来进行练习是很难的，但是教师会注意到参与者消极的体验，这种体验就是未完成家庭练习所引起的。这不是一个处方单，而是一种探索。指导者首先要进行探索，然后加入一些词汇，将体验情景化或者普遍化。但是要注意，情景化的不是未完成家庭练习的体验，而是参与者似乎想要利用每个机会来责备自己"没有完成"的体验。

怎样引导探究体现出的品质

如同我们所看到的，指导者表现出的品质会对参与者的描述以及小组中其他成员产生重要的影响。不仅如此，这些品质还组成了有效探究过程的基础。我们认为，探究的效果通常直接与指导者的正念练习的深度密切相关。

考虑到这些特质的重要性，在更多地描述探究的细节之前，让我们先考虑一下如下这些因素。

真诚、热忱的好奇与兴趣

当指导者表现出这些特质时，参与者更可能揭示自身的更深层次状况，指导者也更可能分辨参与者所描述的体验的微妙层面。关键是这种好奇心必须是真诚的、热忱的，指导者需要留意参与者的反应。例如，如果我们经常对参与者的表述进行反馈（一般性表述语言为"听起来很有趣"），然后再转换到另外一个话题，但没有更进一步的评论（不经意间表露出对参与者所描述的状况缺乏兴趣），那参与者可能很快就没有动力进一步分享和探索自身的体验。类似地，如果这种兴趣是真诚的，但被参与者认为是冷静的、探究性的，而不是热心的、移情性的，那么参与者也不会愿意冒险去暴露他们体验中更敏感的或者更痛苦的方面，他们可能会闪烁其词或者逃避。

未可知性

如同认知疗法中技术性的苏格拉底式提问[92]，正念认知疗法中的探究程序是一种指导性发现法，而不是要改变想法。指导者所提的问题反映出发现的开放度，而与参与者共同探索体验的细节、意义以及相关度，不用事先了解他们将会怎样或者探究应该如何展开。改变想法的方法正相反，指导者有一个预先存在的计划，使用询问的方式"引导"参与者达到预定的结果。

因此，技术性探究涉及放下期待和对特定结果的需要，唯一的计划在于探索和理解参与者此刻的体验。我们需要相信一些机遇会出现在探究过程中。如果一个人正念地、全身心地投入到探究程序中，一些有用的东西可能会出现。作为指导者，我们没有必要试图深入洞察参与者。在这个程序中，我们会一次又一次地发现"耐心"与"谦逊"是关键的盟友。"耐心"提醒我们，我们只能够与当下的体验一起工作，而不能使它成为我们希望它成为的样子；"谦逊"提醒我们，参与者本身就是专家，他们每个人都对自身的体验非常了解。本着这一精神，指导者有时候需要征得参与者的同意，才能继续进行探究。在没有得到参与者的许可时，指导者在和参与者就一些特殊的话题进行探讨时要保持敏锐，只有在参与者感觉良好的情况下才能继续。

表12.1总结了指导者在探究过程中的特质。对于初学的指导者而言，为什

么在探究中培养这些特质是非常困难的？因为我们知道，探究程序的目的在于帮助参与者理解以及看到自身体验的重要意义，这种新的方式会让他们从抑郁中解脱出来，并且提升他们的幸福感，但我们没有耐心"让信息得到传递"。因此，我们可以试图问一些问题，比如"我在想你是否能看到这种体验能阻止抑郁的复发"。问题在于，这种问题会立即激活"转换模式"，从直接体验转换到概念性思维，从而"找到指导者在心里认为正确的答案"。后者可能给予我们一些知识，但是缺少真正的变革性力量。这种方法与询问问题之间的微妙但关键的区别，将会导致指导者很自然地对其体验进行概括，得出与直接体验密切相关的总体化陈述。

表12.1　指导者的品质与态度

1. 未可知性——探究涉及对自我的认知，即你不可能知道所有的答案，甚至有时候在小组中也要表达这样的想法。

2. 好奇心——探究涉及对参与者描述的任何事物感兴趣，不管是否有价值，尤其是他觉知到的关于想法、躯体感觉和情绪的三角关系。

3. 友善与热情——无论出现什么都要表示欢迎，例如使用细小的、积极的非言语线索。

4. 体现于练习——将意识带到当前的体验中，而不只是塑造它。

5. 不解决——要认识到当我们的目的是促进发现时，我们并不需要解决方法。

6. 开放对话的空间——要认识到可能性以及信任的出现，例如"请再详细谈一下"。

7. 征求许可——当目前的边界或者强烈情感被检测到时，我们在进一步推进之前要和参与者进行确认，例如，"我能问一下这个问题吗？"或者"这个对你来说怎么样？"

8. 顺其自然——在没有详细日程计划，没有非常具体的想达到的目标下工作。

9. 询问开放性的问题——将关注点集中于参与者的体验上，例如，"请再详细谈一下"或者"接下来发生了什么？"

10. 谦逊——注意其他人在自身的体验上都是专家，提问时保持谦逊，例如，"我理解你的意思了吗？"或者"我听到你说的这些是对的吗？"

11. 回避对洞察的依附——探究需要更少问及"当这件事发生时，你为什么会这样想？"当提供心理治疗时，探索是更为合适的。应该多问一些"这件事是怎么发生的？"或者"关于这个你注意到了什么？"

12. 灵活性与开放性——有时候需要选择追问一些问题，有时候只需要说"谢谢"，然后继续问下一个。

怎样引导探究：实际问题

现在让我们来看一下在探究过程中可能会出现的一些实际问题。

没有必要问及所有事情

在正念认知疗法持续了2小时的背景下，探究紧接着一个更长的、正式的练习活动，它可能会花费10～15分钟，这与探究家庭练习的时间是差不多长的。两个活动中，如果一个持续时间长一些，那么另一个的时间就可能需要缩短。这就意味着，对于参与者针对自身体验所做的很多评论，指导者都不会做出任何细节性描述。需要牢记的是，参与者所经历的关节点对他来说已经成为一个重要的程序，对班级也做出了贡献。对于指导者来说，这已经是非常完美的了，应该对参与者表示感谢，然后让所有成员都保持安静，让另一些人讲述自己。指导者没有必要期望所有的人甚至是大多数人都来谈论自己，这需要在个体与团体的需求之间找到平衡。指导者主要通过对个体的特殊体验进行概括，提出更多具有普遍性的内容来平衡个体和团体。

鼓励参与者表达不同的体验

指导者有时候很容易只关注困难的方面，所以那些拥有愉快体验的人发现很难表达自己的体验。另一些时候，探究被快乐的体验所主导，导致其他成员不能与之相连。指导者对于这种可能性要保持警觉，时不时询问有没有人有不同的体验，包括积极的或消极的。通过这种方式，指导者才能对所有的体验有兴趣。

平衡小组中分配的课程与反应

就指导者而言，对每节课程进行准备非常重要，可以帮助其对于课程的每个组成部分的目的进行重新认识。回顾正念减压训练和正念认知疗法项目，研究者都有意地将特殊的冥想练习与课程实践放进来，这样可以给参与者提供很多不同的"可行路径"来进行体验式学习，发现一些相同的基本事实：我们以什么方式创造痛苦，就可能以什么方式从痛苦中解脱出来。一节课接着一节课，这些东西以特定的顺序展开。我们需要容许探究过程反映参与者目前在班级中的状况而不是在课程已经结束了八周课程之后。对每节课进行准备可以提醒自己这个课程的目的与意图，较为有用的方法是将每节课的标题写在白板上，作为引导班级的特殊方式。指导者可将准备的主题作为"锚"，但是无论出现什么，都可以选择以适合的方式做出反应。

改变项目的关注点

我们认识到，探究范围的改变贯穿了整个项目。我们在早期的课程中看到，关注点大多集中在以下三点：（1）直接观察到躯体感觉、想法、冲动（行动倾向）以及情绪，这些是如何与体验相联系；（2）更清楚地看到我们通常对待体验的习惯方式；（3）认知到当我们把正念觉知带入到体验时会发生什么。在后面的课程中，需要更加强调概括我们从日常生活中的正式练习学到的东西，利用休息时间来探究体验，并且明智地对它进行反应。

相信出现的事物

因为存在着直达正念意识的多种途径，指导者从参与者的实际体验中能够抽取出学习的主题，而且只是在他/她允许它出现的时候，而不是强迫其出现的时候。指导者对一个课程的计划越清晰，那么他去实践这个计划时就越有自信，而且相信学习该发生的时候就会发生。就像Jon Kabat-Zinn所说的那样，"心里无论想着什么，身体立即就会付诸实施"。对于我们每个人来说，日常生活中面临的挑战都是真实的；对于教师来说，正念课程带来的挑战和喜悦也是真实的。

如何学习

对于一个新教师来说，没有任何东西可以替代带着一个经验丰富的正念认知疗法指导者坐在教室里。指导者坐在教室里，能够对教学过程中的方法给予特殊的关注。

在探究中常问的问题类型

指导者需要在他询问的不同类型的问题之间维持平衡。一个熟练的指导者会采用的方法如下：

· 使用开放式的问题（如，在那个点上你注意到了什么？），而不是封闭式的问题，这类问题只需要回答"是"或者"否"（如，你有没有注意到身体的任何紧绷感？）。

· 使用一些为发现提供开放空间的问题以及陈述（如，你愿意告诉我更多的细节吗？你能多谈一些吗？），而不是采用没有足够回答空间的问题或表述，比如只能回答"是"或"否"的问题，或者聚焦解决方法的表述（如，对于因坐着而带来的不愉快体验所作出的回应，通过回答"许多人坐着的时候都会感到不愉快"，从而暗示"这就是边界"，所以没有必要进行进一步的调查）。

· 当觉得合适的时候向参与者寻求继续提问的许可，这样参与者会感到安全，在程序结束的时候他们也觉得处于控制中（如，教师可以在一个或两个问题后说"关于这个问题，我可不可以再多问一些？"）。

· 给探究的每个"层次"多一些时间（学习循环圈的每个部分）。

能够有所帮助的询问方式："逐层递进"

第一步：直接体验

在正式的练习之后，或者在讨论家庭练习的时候，指导者应该立即探究的第一个领域就是练习的直接体验。这里要强调对躯体感觉的探索：想法和情绪要与它们是如何相互作用的或者它们是如何作为感觉表达自己的联系在一起进行探索。在这个点上，有一些经常被问到的问题（但是要注意没有必要限定问题的顺序，也没有必要觉得必须问所有的问题）。

- "你注意到了什么？"
- ◆ "在你的身体里？"
  - □ "躯体感觉？"
  - □ "情绪/感受，与它们相联系的感觉？"
- ◆ "在你的头脑里？"
  - □ "想法或形象？"
  - □ "关于现在、过去以及未来？"
  - □ "你在哪儿注意到这些的？"
  - □ "在你的身体之外？"
  - □ "声音？"
- ◆ "当你的意识游移时，它们都去哪里了？"

☐ "想法（记忆、担忧、计划、时间、食物）？"

☐ "躯体感觉（疲倦的，痛苦的，无聊的）？"

☐ "情绪（悲伤的、生气的、害怕的、高兴的、安全的、友爱的）？"

☐ "对于这些体验，你的反应是什么？你是如何对待它们的？"

第二步a：在个体理解的背景下探索直接"注意"

· "当你的意识游移时，你感觉怎么样？"

· "当你的意识游移时，你在做什么（让其神游，陷入想法中，拉回来——当你在拉回思绪时带着温和、镇定、内疚、恼人、娱乐、评判等。随着温和、镇定、内疚、恼人而来的躯体感觉是什么）？"

· "将觉知带回到体验中是如何影响它的？"

· "你描述的这种体验模式是否相似？如果相似，是哪一种方式？"

第二步b：将第一层次和第二层次的学习探索整合至更宽泛的理解背景

我们需要把对个体经验间的潜在关系的理解、对觉知被带到心理过程中所产生的影响以及对"抑郁心理"被触发并得以自我维持的方式的理解整合起来。有时候，促进参与者的过程就是提取这些联系的过程，有时候也提供教学来促进这种整合。

第三步：邀请参与者进一步探究

一个探究可能以指导者邀请参与者在家庭练习中或者日常生活中进一步探索体验为结束。这个可能相对比较正式，而且适用于整个班级（例如，在课程一的葡萄干练习之后邀请参与者用正念的方式吃一顿饭，或者选择一种常规的活动，这种活动常常是通过自动运行完成的，邀请参与者注意自动运行的时刻，观察当我们关注体验之时会注意到什么）。或者可以邀请那些对正念练习的某些方面发表评论的参与者。例如，人们会报告当他们注意到自己的心理游移时，总会感觉自己已经失败了，在探究的过程中可能意识到他们不知道身体在那个时刻感受到了什么。在家庭练习中，他们会被要求注意当他们发现自己的心理游移时以及感觉到失败时，身体会做出怎样的反应。注意这是如何改变练习的精神的：努力保持心理集中，对探究焦躁不安的体验保持开放的心态。在这里，一个"问题"已经转变为一个机会。这种精神可以转向任何机会，去注意它的产生——无论心理游移或者其他任何事——而且这种"寻找机会"本身也传达了参与者对于练习的不同态度。

注意到边界在这里的作用。基于正念学习的效力依赖于直接的体验式感知，这种感知在合适的时间里出现。将这种学习与理解的背景相联系的过程，对巩固和验证体验都会产生影响。因此，指导者需要高超的技术和高度的敏感性。作为教师，我们参与者或者教师在这个过程中需要多少材料。有经验的教师在介绍任何"学习"元素之前会留出足够的时间对参考者体验的真实状况以及与体验的关系进行深入探索。

最后，在以葡萄干练习以及躯体扫描为例解释了一些普遍原理后，让我们回到探究上。

指导者给小组提出第一个问题："关于体验你注意到了什么？""在练习期间你意识到了什么？"或者"没有人想对自己的体验进行评论？"。目的是帮助参与者停留在吃葡萄干的直接体验上：身体、想法以及情绪的反应。这有助于他们更清楚地看到自身的体验，然后看到下一个时间段发生什么（这些反应告诉我们，我们是如何对待这些出现的东西的）。

一个例子是，参与者报告当他咬住葡萄干时注意到一种甜蜜感，然后有了购买葡萄干作为零食的想法，同时为自己的孩子不喜欢葡萄干而感到难过。指导者可以对参与者所叙述的内容进行反馈，或者问参与者在什么时候注意到思维"离开"了（也许可以问参与者思绪是否游移得更遥远了）。在某个点上，指导者可以收集到其他参与者相似的体验，在接触后进行评论：当"认为自己看够了"的时候心理是多么容易"找到其他事情做",或者我们是多么容易疲倦以及"着急的想法"是如何出现的——想法似乎也有它自己的想法。注意指导者是如何将参与者的注意点从简单的体验无缝地转换到情景化或者普遍化体验的——指出想法似乎也有它自己的想法。对于参与者来说,要求他们在日常生活中注意到这些是一个含蓄的邀请,要求他们带着友善的好奇心而不是严厉的评价去注意。

相似地,针对与我们通常吃饭、聚会进行比较的体验与发现会自然地导致我们对在自动运行上所花费的时间的讨论。通常不久之后就会有一个人评论"这种吃葡萄干的方式与我们平常吃葡萄干的方式有所不同"。"在什么方面不同呢?"或者"你能多谈论一些吗?",这种问题可能会促进参与者去反思以正念的方式做某些事情与以习惯性的方式去做某些事情之间有什么不同。

葡萄干的香味,或者它的外观,或者它的质地,都可能会引发大家对"如何慢下来,以及注意到这一点可以改变我们体验的本质发表评论(一些是愉快的,另一些是不愉快的)。

注意这里发生了什么。指导者以参与者的体验开始,当体验仍然是"新鲜"的时候,邀请班级成员对其进行反思;然后依据课程一的主题充分利用发现的结果来对练习进行情景化:自动运行;思维就像平常一样游移,我们注意的方式——一次只做一件事情——能够以微妙的或者不那么微妙的方式对体验进行转化。

更常规的学习可能被认为是相对容易的,简单地说:如果我们花时间在自我运行上,我们的情绪可能在我们还没有意识到它发生的时候就升级了;或者当我们在对某些事进行深思的时候,生命正从身边流逝。

如果指导者初次接触正念认知疗法——尽管他们发现探究在某种程度上令人疑惑,甚至令人恐惧——他们在葡萄干练习后会指出对于探究的一些小问题。所以,对任何探究进行思考的一种方式便是将葡萄干作为原型:体验—反思—情景—邀请。

让我们再举另一个例子。在课程二，参与者注意到他们的呼吸变得轻微，这时指导者可能会询问他们首先注意到了什么，以及他们注意到这些后有没有做出任何反应。这个时候，一些参与者可能会报告他们只是注意到了呼吸的这种状况，然后又关注到感觉层面。其他人在这个时候可能报告他们发现自己分心了。在任何情况下，都存在着不同的选择点。指导者可能询问这种分心持续了多久，然后又发生了什么（要求参与者对体验进行更多的回应），评论此阶段的目的是让参与者注意到思维"已然离开"，无论思维跑到哪儿，都要将注意力再带回到呼吸上。在这些例子中，指导者选择留在学习上，这是我们每个人必须反反复复做的。想法的本质就是不断游移，这不是一个错误，察觉这种心理游移是可能的，所以我们应意识到我们对于让想法待在哪儿有许多选择。在下周的练习中，我们邀请看看是否有可能注意到心理是如何从我们指定的地方游移到其他地方的。

或者，如果指导者愿意，而且这节课有足够的时间，可以询问参与者是否意识到是什么——想法或者情绪——将他们从呼吸上带走的（如，询问更多对于体验的反应）。让我们说说参与者认为他们的呼吸太浅这一点。指导者可能注意到这里有一种含蓄的比较（这并不是事物本来的样子）。但是指导者应该注意到，这并不意味着在这一点上需要说任何事情。更有用的是询问"……然后发生了什么？"参与者可能会谈到他们怀疑这可能意味着："我想也许我只是紧张，那时候我想可能是老问题又出现了。"

这里有另一个选择点。我们可以感觉到自己很想询问"老的问题"是什么，但是这个问题可能会将班级从现在的任务中带出来，然后去调查分心的实际体验，这种分心通常是关于过去的想法，或者对于未来的担忧。所以，如果探究的意图是关注心理的模式，那么需要学习的是关于思维的过程，而不是其内容，即思维如何迅速地从下面的情况中抽离出来：（1）感觉；（2）对事情应该是什么样的比较；（3）询问"为什么"；（4）过去以及未来的想法。所有瞬间的东西都很容易错过。如果这是学习的话，那么这就是指导者应该关注的地方，因为"内容"（如，"我的老问题"）因人而异。许多不同的问题将不同的参与者从他们想要关注的点中抽离出来，但是所有这些内容的差异背后很可能具有共同的特征。其中的一方面便是隐含的对比（"这不是事情本来的样子"），它开始于头脑中的"问题解决者"模块，它非常引人注目，但是通常被证明不是特别具有技巧性，甚至有可能增加我们的痛苦与不满。

需要注意的是，在每个例子中，参与者可能受到自身体验的驱使，跳跃性地提供一些描述，这可能需要指导者在加工水平轻柔地对它们进行新的定向：出现了什么感觉、想法以及情绪？适时地，参与者学习去观察他们的反应和内在体验实际上是由个体的躯体感觉、想法、情绪以及行为倾向这些元素构成的。参与者可能会更清楚地看到他们的自动化倾向及习惯，听到其他人谈论关于行动模式的普遍性心理模式。班级讨论也揭示出我们所有人都倾向于将所有的困难加入到理解现存问题、预测未来或者回顾过去的方式。

为了将讨论整合在一起，指导者可以带着对"反刍思维"能够被触发而且得以延续的方式的理解，对个体体验的观察进行干预。有时候我们想要做的是，指导者促进小组自身发现这些联系，有时提供教学点来支持这种整合也是必要的。

结束语

在接受训练以及教学的早期，大多数指导者都发现探究是很具挑战性的，认识到这一点是非常重要的。简单了解这些也有助于个体将正念认知疗法项目中的任何困难感觉视为"这对于每个人来说都是一样的"，而不是将其视作一个人的不足或失败。

从另一方面来看，同样重要的是强调练习，这不仅仅是说探究的练习越多，就会变得越富有技巧（一般来说是这样的）。同时，我们也认为，指导者个人深入的、持续性的正念练习是对正念认知疗法项目教学的重要支持。指导者的练习能够让自己拥有一些品质——开放、稳定、好奇、耐心、友善、同情——甚至在一些场合中，指导者可能不会知道从这一刻到下一刻会发生什么。教学房间里的场景也是我们在日常生活中练习的场景，在这里，我们也同样不知道在下一个时刻会发生什么。指导者应有的探究精神在于，真的很想知道事情到底是如何展开的。这并不是"假意"或者虚假的好奇心，而是对主体的真诚探索，这对于指导者与参与者来说都是很重要的，因为二者都可以从中学习。

第十三章

课程五：允许/顺其自然

有一个古老的传说，讲的是一个国王的三个儿子。老大英俊潇洒，很讨人喜欢。当他21岁的时候，他的父亲为他在城里建了一座城堡。老二聪明伶俐人见人爱。当他21岁的时候，他的父母也为他在城里建了一座城堡。老三既不英俊也不聪明，而且待人不友好，一点儿也不讨人喜欢。当他21岁时，国王的谋士们说："城里已经没有多余的空间了。就在城外为您的儿子建立一座城堡吧。您可以把它修建得非常坚固。您可以派士兵去保卫它，这足以抵御那些住在城墙外的无赖们的袭击。"所以，国王就为老三建立了一座这样的城堡，并且派了士兵去守卫它。

一年以后，老三送信给他的父亲，说："我不能再住在这里了。那些无赖们太强大了。"这时谋士们说："那就在离城里和无赖们20英里远的地方建立一座更大更坚固的城堡吧。派更多的士兵去那里，应该会容易抵御过路的游牧民族的袭击。"因此，国王建立了一座这样的城堡，并且派了100名士兵去保卫它。

又一年以后，老三又送信来了，说："这里我也不能住了。这里的游牧民族太强大了。"这次，谋士们说："建一座城堡吧，一个巨大的城堡，离这里100英里远。它大到能驻扎500名士兵，坚固到能抵御来自边境的居民们的袭击。"于是，国王又建了这样一座城堡，并派了500名士兵去守卫。

但是一年以后，这个儿子又送信给他的父亲了，说："父亲，邻国的进攻太猛烈了。他们已经攻打我们两次了，如果他们再发动第三次进攻，我怕我和士兵们的性命就要留在这里了。"

这次，国王对他的谋士们说："让他回家吧。他可以和我住在一个宫殿里。因为我发现与举倾国之力去远离他相比，我学会去爱他可能是更好的方法。"

过去曾经抑郁过的人经常会花大力气去逃避或推开那些负性的记忆、情绪和体验。回避不愉快以及试图让我们的不愉快最小化，其实反而会花去我们大量的精力（正如故事里国王所发现的）。虽然这么做使我们精疲力竭，但是很多人仍然觉得这种策略对他们是有用的，而且认为这些精力是值得消耗的。那么，为什么他们会冒险采用这种策略呢？

本次课程的主题是向参与者介绍并且培养他们形成一种与以往不同的态度去应对不喜欢的体验，那就是允许和顺其自然。这个计划的前半部分工作能让参与者对他们的心理游移到哪里了保持警觉，然后让他们利用这种觉知把自己带回到此时此刻，并将呼吸作为媒介来转移他们的注意力。这些努力已经搭建了一个支持该计划后半部分工作的支架，也就是说，这些技术能帮助参与者预防抑郁复发，并且让他们学会一种不同的对待生活的方式。这些努力的核心就是培养一种不同于以往的应对体验的方式。

培养一种不同于以往的应对体验的方式

一种应对内心体验的方式的特征是允许/顺其自然，它不容易被描述，也不容易培养。当我们准备这个任务时，如果在心里保留以下三个问题，将对我们有所帮助：允许/顺其自然的好处是什么？为什么它在预防抑郁症复发中起重要作用？如何才能更好地培养它或使用它？

课程五的主题和内容

主题

　　用不同的方式来对待不愉快的体验或感受——允许事件以它们自然而然的方式存在着。我们可以通过有意识地"允许"所有的体验来打败厌恶，正如它本来的样子那样，不要去评判或试图努力使它变得不一样。这样一种接纳的态度是友善地对待自己体验的基本表现。如果有什么需要改变的地方，我们按照这样的态度来处理，就可以更清楚地看出来。

日程安排

· 　30~40分钟的静坐冥想——觉知呼吸和身体；无论产生什么样的想法、情绪或躯体感觉，去注意我们对它们的反应，通过这些反应去了解我们是如何对待它们的；介绍练习中的困难，记录它对躯体产生的作用以及你对它的反应*。

· 　练习回顾。

· 　家庭作业回顾。

· 　休息时间（补充指导）和回顾。

· 　阅读Rumi的诗歌《客房》。

· 　给参与者分发课程五的资料。

· 　布置家庭作业：

　　◆ 在第1天、第3天和第5天进行有困难的静坐冥想；在第2天、第4天和第6天进行无指导语的练习，自己指导自己进行静坐冥想。

　　◆ 3分钟休息时间——常规型版本（一天3次）。

　　◆ 3分钟休息时间——补充指导（无论何时，当你注意到不愉快感觉的时候）

准备和计划

　　除了你个人的准备之外，你要记得带着"客房"这首诗到课堂上。

---

　　* 一个可选择的形式是以30~40分钟的静坐冥想开始（与课程四一样），然后进行练习和家庭作业练习回顾，允许大家讨论如何应对这些对话中出现的困难，转为更短的练习集中探讨这些困难。

分发给参与者的资料

课程五资料一：课程五的总结：允许/顺其自然

课程五资料二：使用休息时间：补充指导

课程五资料三：课程五的家庭作业

课程五资料四：课程五的家庭作业记录表

课程五资料五：《客房》

允许/顺其自然的好处是什么？

允许困难的感觉被觉知就意味着我们在决定如何对它们做出反应之前就记录了它们的存在。这就让参与者有意识地承担起义务并且有准备地去分配能量。顺从暗示着消极的反应以及一定程度的无助感。人们难以想象接纳的好处，这些困难说明当我们想仅仅用词语作为传达某种特殊状态的载体时是存在一定局限的。

诗歌可被用作另一种工具，来交流对待体验的不同方式。例如，阅读13世纪苏菲派诗人Rumi的诗歌《客房》，思考言简意赅的诗歌中所表达出来的积极接纳的态度。

在课程五中，我们阅读《客房》全文。它说明我们在寻求一种彻底的转变。这里是一个人采用积极的方式来对待不喜欢的情绪，比如使用"欢迎"、"热情地对待每一个人"、"邀请他们进来"和"满怀感激"这样的短语和词汇。这样的态度可能存在吗？我们真的能从根本上培养出一种友善的态度来面对所有体验吗，甚至包括那些最难的和最可怕的体验？

我们很难想象这样的立场，甚至在这个方向上走出尝试性的第一步也可能要付出很大的代价。它涉及我们内心面对的东西，包括我们强烈的情感，我们要放下任何企图把这些内心的东西送出门外的想法。

下一步就是以一种"笑脸相迎"的姿态面对每一个人以及每一种想法、

情绪或躯体感觉，甚至比这更激进。它反对我们把东西分出喜欢的还是害怕的。它反对我们区别对待它们。Saki Santorelli在他写的诗里重申了这一点，他写道："诗歌也许暗示了在面对不同情况时，我们所应该采取的态度。敦促我们思考坦然应对悲伤和痛苦的可能性。它不同于我们平常应对灾祸的方法。"[93]大多数时候，我们会努力去抑制、回避或者退缩，这些做法可以使我们看不到还可能有另一种应对方式存在。另一种方法的惊人呈现是这首诗歌最有价值的方面之一。

《客房》

人是一间客房。
每天早晨都有新的客人来到。

快乐、沮丧、卑鄙，
一些瞬间的意识就像一个不曾预料的客人那样来了。

欢迎并且招待所有的人！
即使他们是一群带来痛苦的人，
他们扫荡了你的房子，
搬光了你的家具。

然而，还是要热情地对待每一位客人。
他或许会因为某些新的喜悦而把你清空。

龌龊的想法、羞耻、怨恨。
在门口碰到了他们，笑脸相迎并且邀他们进门。

无论是谁来了，都要满怀感激，
因为他们每一个人都是来自远方的领路人。

为什么说培养允许/顺其自然是重要的？

允许是如此的重要，因为它的对立面是如此的危险。人们不愿意接受负面情绪、躯体感觉或者存在的想法（由于厌恶）。这些不接受的做法是心理链中的第一环，它可以迅速导致旧有的、自动化的、习惯性的、与复发相关的心理模式的激活。我们总能听到有人说"我这样想实在是太愚蠢了"或者"我本应该有足够的力量去处理这些的"，每当我们听别人这样说的时候我们就可以看到这个过程。

相反，应对负面情绪的另一种做法——允许/顺其自然——对以上的许多情况都有帮助。首先，我们鼓励自己更有意识地去注意，有助于防止我们的内心自动被过去的想法或情绪"劫持"。第二，它转变了我们对体验的基本思维方式，从"不想要"向"开放"转变。这就打破了第一环里的习惯化反应链。第三，它为我们提供了一个机会，去看看我们的想法是否正确，是否符合事实。思考这样一个想法——"如果再这样继续下去，我就会高声尖叫"。仅仅让这样的想法待在那里，尽最大的努力让它待在那里，注意它对身体产生的作用，时刻关注它在强度上的变化，这些方法提供了这样一个机会，可以帮助人们看到这些想法或情绪的消退，我们原来担心的事情并不会出现。我们将会在课程六中更多地讨论如何处理这些想法。

我们如何培养和使用允许/顺其自然？

前面的很多讨论都说明，单纯从概念上或过度努力改变我们应对体验的基本态度或方式的困难性。我们一直提醒参与者要有更多的爱心、更多的关怀和更多的接纳，但问题是，我们该如何做呢？这些品质并不可能只是通过意愿的努力就可以产生。因此，在这节课程中，为了学会不同的应对方式，我们考察了另一条途径：通过身体来工作，把我们的注意/觉知带到这些困难的体验上来。

> 将觉知带到身体上为我们提供了另一个学习如何用不同的方式对待困难体验的方法。

着手"解决困难"的一种方法就是将练习分两步来进行。基本的方法就是让参与者明白在人们瞬间的体验里,无论是什么,能够保持正念觉知是最有优势的。因此,如果心理不断被引向一个特别的地方,特别的想法、情绪或者躯体感觉,那么就让指导语不断地带领觉知有目的地到达那个地方,注意一次又一次被带到相同地方的感觉。这就是第一步。

第二步是要把觉知带到我们是如何对待出现在身体这个部位的东西的。我们会发现我们有很多不同的方式来对待这些反复出现在心里的东西。我们可以与自己产生的想法、情绪或躯体感觉"共存",但是我们却常以一种不接纳的反应方式应对。如果我们喜欢它,我们往往关注它、想要与它待在一起,我们会变得依恋它。如果它在某些方面给我们带来痛苦、不愉快或不舒服的感觉,我们就不喜欢它,我们会因为害怕、愤怒或者烦恼而想要减弱它或者推开它。这反应都是"允许"的对立面。

"允许"提供了一个不同的、更有技巧的应对方法:记录这些(不愉快的)体验,允许它们以本来的面目存在,在此刻,只是觉知到它们的存在。这种反应方式被称为"允许"、"顺其自然"、"保留在觉知中",这传达了"愿意体验"负面情绪状态的核心主题。这与我们对这些想法或情绪所产生的自动化反应形成了对比。

故意让内心面对困难/问题

在这一点上,无论何时,我们在治疗当中都要尽可能地利用课程中自然出现的困难,将它们作为我们练习以不同方式对待内部体验的机会。这些问题可能对人都有利，而且这也是为什么我们在项目的早期就鼓励参与者表达他们的厌倦和愤怒。我们向参与者传达出这样一种欢迎的态度，这态度本身也能培养参与者转变他们对待困难的方式。但是如果参与者没有类似的负性体验，那么在这次课程中，我们就要参与者有意识地拿出一个问题到"内心的工作台"上，以此来练习用不同的方式对待它。此外，有目的地这么做可以传达这样一个隐含的信息：这么做的目的并不是让你消除你的困难。

接纳体验意味着我们只是单纯地允许任何出现的东西存在，而不是试图创造一些其他的状态。通过接纳练习，我们开始很自然地觉知到当前存在的东西。我们顺其自然——只是单纯地去注意和观察已经存在的任何东西。对于那些强烈吸引我们注意力的（负性）体验而言，这是一种新的应对方式。

> 允许体验意味着只是单纯地为出现的任何东西保留空间，而不是试图去创造一些其他的状态。

这个课程的目的是一步步引导参与者通过"探讨困难"冥想学习应对困难的新方法。这个冥想可以教授参与者当他们的觉知反复被带到想法、情绪或者躯体感觉时，他们该如何反应。这里练习的目的是，当拉走注意力的力量很强，心理不断地被带回到相同的地方时（这一点在反刍思维中常发生），学习采用一个新的应对方式，虽然它听起来有悖常理。

> **邀请困难进入及通过身体与它一起工作**
>
> 静坐几分钟，将注意力集中于呼吸上，然后将觉知拓展到身体，将其作为一个整体（见表10.2，静坐冥想）。
>
> 当你坐着的时候，如果你发现自己的注意力持续被痛苦的想法或情感拉走，你可以从我们目前所学的练习中探索一些不同的东西。
>
> 直到现在，当你静坐时注意到自己的心理发生了游移，指导语就是简单地去注意你的心理游移到哪里了，温和而坚定地将你的注意带回到你的呼吸或身体上，或者带回到任何你计划去关注的东西上。

现在，你可以探索一种不同的反应方式。不是将注意从一个想法或情绪中带回来，而是允许想法或情绪待在头脑里。然后，将注意力转移到身体上，看看你是否可以觉知到任何的躯体感觉，这些躯体感觉是伴随着你的想法或情绪出现的。

当你识别到这些感受时，请将你的注意移动到你身体上感觉最强烈的那个地方。或许你可以想象在吸气的时候，"将空气注入"这个区域，呼气的时候"将空气带出"这个区域（就像你在躯体扫描练习中所做的那样，不是改变感觉，而是探索它们，去清楚地看看它们）。

如果现在你没有困难或没有困扰你的东西出现，你又想探索这种新的方法，那么，你可以选择带一个困难——是一些你不介意短时间内跟它待在一块儿的东西——到你此刻的生活中。它没有必要很重要或很关键，但是是一些你能觉知到些许不愉快，一些你没有解决的问题：或许是一次误会或一次争吵；一个让你感觉到有些生气、后悔或者内疚的场景。如果什么也想不起来，你可能需要从过去发生的事情中做出选择，无论是最近的还是很早之前的，只要是曾经让你感到不愉快的都可以。

现在，一旦你聚焦于一些令你困扰的情景——某些担忧或紧张的情绪——允许你自己花一些时间去感受身体面对困难时出现的任何躯体感觉。

看看你是否可以注意、接近以及调查你的内在情绪是什么，开始觉知这些躯体感觉，全神贯注于你身体上感觉最强烈的区域，以一种拥抱和欢迎的姿态。

这种姿态可能包括吸气时将空气注入身体的某个部位，呼气时将空气从该部位移出，也包括探索这些感觉，观察它们从一刻到另一刻的强弱程度。

一旦你将注意转移到躯体感觉上，它们停留在你当前的觉知中，让你感觉到不愉快，你可以尝试着保持对任何你体验到的感觉的接受和开放的态度。比如你可以时不时地告诉自己："就是此时此刻。对它开放是很好的。无论它是什么，它已经在这里了。让我对它开放吧。"软化和坦然面对你觉知到的感觉，有目的地放下紧张和兴奋。告诉自己："每一次呼气都"软化，坦然面对。"

然后看看是否有可能带着觉知去探索这些躯体感觉和你与它们的关系，带着它们去呼吸，接受它们，放下它们，允许它们就是它们本来的样子。

要记住，告诉自己"它已经在这里了"或者"这很好"，不是去评判当初的情景或告诉自己一切都很好，而只是单纯地帮助你的觉知，在当下，坦然面对躯体感觉。

你不需要喜欢这些情感，不希望被它们包围是很正常的。你可能会发现，在心里默默地告诉自己"不喜欢这些情感是没关系；它们已经在这里了；让我坦然面对它们"是有帮助的。

> 如果你愿意，当你一步步带着这些感受呼吸时，你也可以同时觉知躯体感觉和吸气呼气时的情绪。
>
> 在接下来的几分钟，如果不再有强烈的躯体感觉出现，那就带着任何你注意到的躯体感觉自由进行练习，即便它们不再带有特殊的情感。

在这节课程中，我们会介绍拓展先前课程练习的指导，邀请参与者去探索当他们将注意力转移到身体，去注意他们的身体对困难的反应时，允许他们的想法或情绪保持在头脑中的可能性。

在这里发生了什么？当我们感受到体内的某个部分反应最强烈时，我们最好可以觉知到任何厌恶的东西的存在。退缩、兴奋、疼痛或紧张的躯体感觉都是我们对痛苦的厌恶信号，身体向我们展示了我们对厌恶的这种态度。因此，通过这种方式，我们可以更清楚地看到我们的躯体感觉——抑制、保留、推开或紧张而兴奋。这些躯体感觉首先进入意识，然后我们要在呼气时带给它们一种"放下"、"软化"的感觉，为了第二步的工作，放下厌恶。

这就是为什么一旦你的注意力转移到躯体的感觉上，并且你在意识层面感觉到了一些东西，我们邀请你们悄悄地对自己说："没有关系，无论它是什么，都没有关系，让我来感受它。"这个指导语要求参与者有意识地感受这些躯体感觉，用你的方式应对它们，伴随着呼吸，接纳它们，让它们顺其自然。我们建议参与者软化和坦然面对他们觉知到的感受，在每次呼气时，告诉自己："软化，坦然面对。"注意这里的目的并不是改变你的感受；我们也不试图努力"软化"感觉本身，而是软化他们觉知到东西的方式，这就是我们对待它们的方式。

用这种方式练习的目的是探讨让人们探索反转这种逃避痛苦的习惯性倾向后，会有什么样的后果。这个目标是通过练习让人们有意识地、温和地、友善地觉知困难，包括有关的厌恶感，觉知这些困难在体内是如何展示的。渐渐地，这个练习可以教会我们反转那种习惯性的对困难和不愉快的拒绝，并且培养一种接纳和友好的态度。对某些事物有着适度的好奇心，这本身就是接纳的一部分。在觉知中保留一些东西可以含蓄地承认我们可以面对它、命名它并与它共存。同时，放下躯体中的厌恶对于有过抑郁症状的参与者尤其重要，因为它提供了基于想法的另一个方法。聚焦于躯体可能可以帮助参与者避免陷入反刍的思维模式中。

> 有意识地、温和地、友善地觉知困难，包括有关的厌恶感，觉知这些困难在体内是如何展示的，可以教会我们反转那种习惯性的对困难和不愉快的拒绝，并且培养一种接纳和友好的态度。

我们发现，支持这样的内部运作是有用的，对于探索边界、体验强度的起伏、将呼吸作为觉知的方式，我们可以给出详细的建议，我们可以用"一切都好"这样的言语来支持，并且邀请参与者来感受。这些所有的内容合成一种对体验的友好而非对抗的方式集合。如果这一切都真实发生的话，指导者的态度就变得很重要了。

但是它是困难的

当我们在班级里进行这个练习时，思考一下一个参与者所报告的困难：

参与者：我发现对一些事说"一切都好"是很困难的。因为当你说"一切都好"的时候，它并不好。比如，我们不得不处理来自邻居家的那些狗的噪音。实际上，这些狗并不是邻居家的，而是他的岳父岳母外出时，邻居就负责照顾它们。今天就是这种情况。它们不停地狂吠。当邻居出门时，就把它们拴在门外，甚至他们在家的有些时候，也把它们系在门外，它们就整天没完没了地嚎叫。

我努力去呼吸，但最后，我还是不得不离开这个房子。但是这没有用。我不断地往邻居家打电话并且不停地按门铃，使劲地敲门。但是没有人应答。最后，我不得不离开。现在，我发现对这样的侵扰事件说"一切都好"是很困难的。我今天根本就没办法应对它。

指导者：这句话只是在某一个特殊的时刻帮助你达到某个平衡点的方法。实际上，它不是对周围世界状态的一个判断。一位著名的美国冥想教师所写的一本书中提到一个故事，当他在印度时，经过一番努力后，终于在印度的一个山顶找到了一间理想的小房子。他预订了这个房子，想在退休以后用它来享受几个月绝对宁静的日子。当他入住这个房子以后，山下建起了很多的院子，来了一群女导游，在路的周围安装了许多扩音器，从早上6点到晚上10点一直放着嘈杂的流行音乐。

参与者：我敢打赌她们肯定也带着狗。

指导者：狗和流行音乐；并且所有的声音都通过扩音器往外播！他和你的遭遇一样。在他能说出"事情就是这样的"这句话之前，他花了好几个星期的时间。接纳那些不是你能立即转变的东西。它确实需要向非自动化反应的方向做出一些姿态来，而这些自动化的反应往往是能被立即引发的。

很显然，参与者不仅和她的邻居相处不愉快，而且她看不出上这门课对她有什么样的帮助。但是，请注意，其实不是噪音让她感到不安，而是她自己对噪音的反应让她感到不安。在这种情况下，课程有可能会使她增加自己不能很好地处理这些情况的感觉。

参与者：我觉得自己很失败，因为我不能应对它。我做了呼吸练习，我做了任何可以做的事情，但是，最后我还是不得不离开家，因为我不能继续做任何事情。而且我在想"这次失败了，它失控了"。但那是我在那一刻唯一可以做的事。

在这里，我们看到除了噪音的问题，她注意到了自身的反应，并对这些反应做出了苛刻的评价。她是"失败的"，因为行为是失控的。指导者要抓住这一点。

指导者：这是非常非常重要的。也许这确实是你唯一可以做的事情，但是它就是失败的吗？这是值得反复推敲的。给你讲了那个印度教练的故事，因为他也没有能够立即应对发生的一切。有时候事情就是这样的。因此，"这次是失败的"是你额外添加给自己的，并且它会使你产生更多的问题。

参与者：是的。关键是我在家里必须去做一些事情，并且我也需要在屋子里待着。每次我去打电话按门铃，我的怒火就涌上心头。

指导者：你可能对那些噪音做不了什么事情。我的意思是，曾经你做了你认为可以做的所有事，打电话，敲门，结果什么也没有改变；但是，你仍然可以对你自己内心的状态做一些事情。

参与者：我同意。说实话。这也是我为什么仍然来这里的原因；你知道，因为我发现做呼吸练习意味着这种内心的混乱不会持续太长时间。这是我的发现。当我回来的时候，一切都安静了，我并不是始终都焦虑着，并不总是想着"上帝，什么时候这一切又会再一次开始啊"。这一点很好。

指导者：你知道，接纳，也就是我们这里正在讨论的这个游戏的名字，它是很难培养的。但是只要我们在任何时刻都记得尽我们最大的努力来培养它，那么也许我们就能够获益匪浅。

通过躯体来发挥作用

让人们故意想起某些困难的情境的做法是否弊大于利？我们这样做的理

由是，就像瑜伽练习一样，它给了人们处理躯体感觉的机会，这些躯体感觉是通过拉伸来体会的。所以，我们的参与者也许需要经历与那些负面想法和情绪（以及它们在体内的后果）共处的情形，去故意把这些想法带入到意识。参与者们的反馈表明这样做是很有帮助的。考虑一下，在我同事Surbala Morgan的一个课程报告里记录的那个参与者，他是如何（经过一番内心斗争后）把一件痛苦的事情带到内心的，然后，带着这种身体感觉一起工作（通过把它带到意识层面，对它进行呼吸练习，以及发现一个更宽广的空间）。我们收集了这次课程的信息，在这里，参与者与我们讨论了她将困难想法带到心理时自己的反应。

参与者：当你这么要求我时，我想："我不能肯定我能够想到一个困难的想法。我什么也想不起来。"而且我很担心我会在这样的练习中迷失。然后，突然一些事情进入了我的脑海。这是关于我儿子的。最近，我儿子让我们觉得很难受，他把所有的时间都花在与那些我们不信任的人一起鬼混。两个月前，我们遇到了一次真正的危机，还牵涉到了警察。当这一想法进入我的脑海时，我发现要让自己的内心不去想它是很困难的。我努力不去想它，但每一次都不成功。我想："我的问题到底出在哪里呢？"

为了更多地觉知到她的体内发生了什么，接下来的指导语会更深入地带她进入她不想去的地方。

参与者：然后，当你说"你的身体感觉如何"时，当时的感觉是很糟糕的。当我想起家里发生的这一切时，我意识到它是多么正确地表达了我的那种感觉。接着，你说："现在你的身体正在做什么？"在那一刻，我的呼吸似乎完全停止了。你说"去识别紧张的是什么"，我想："是的，我身上的所有地方都是紧张的。"

然后，一个变化就发生了。指导语要求参与者把觉知和呼吸转移到体内最紧张的地方。这对于参与者来说是一个不一样的体验。

参与者：然后，当你说对它进行呼吸，我感觉这样做好极了，因为这种做法为这个部位创造了一个空间。之前，似乎这个部位周围的整个身体都是紧张打结的。然后，你说"把空气注入其中"，这个部位似乎突然变得有了一个很大的空间……允许空气自由出入。你知道，有时候当你度假回来，房子里有很多灰，所以你打开门窗让空气吹进来……嗯，就像这样……把门和窗户敞开，伴随着窗帘的飞舞，空气自由进出。这真是太神奇了。对我儿子的紧张感仍然存在，我想"虽然它仍在那里，不过没有关系，风儿正在吹入，一切都会好的"。

指导者：所以，它仍然在那里，但还有更多的空间是吗？

参与者：嗯，是的。我可以看到它。我身体的感觉还是有点儿紧张，但是已经好了很多，所有的空气在它周围流动。最开始时，它是所有的东西。因为我太紧张了，你知道的，没有任何东西可以挤进来。

指导者能够利用参与者的体验说明正念方法的核心主题，而且参与者用图绘出了这个问题的范围，并且表达了自己在将来进一步探索摆脱这些困难的其他方法的意愿。

指导者：这确实就是我们这里正在做的事。这是一个很好的例子。因为她并没有努力去摆脱这些状态。总有一些事情存在，一些令人沮丧和难过的事情。这里我们并不是不要那些伴随困难所产生的感受，而是在这些感受周围拥有更多的空间，就像你说的那样，在那里存在一些不舒服和沮丧，更多与你有关的东西，还有你的呼吸。

参与者：刚开始，它就像一块儿顽固的石头，巨大、坚固，以至于你不能在它周围到处走动。但是，接下来它收缩成一块儿小石头。它仍然是石头……但是它是细小的。这种感觉很好。我想我以前可能一直把问题推开、压抑它，不让它完全露出表面。以前，我不允许它的存在。我认为它会完全打倒我。

指导者：仿佛这种感觉控制了你还是……

参与者：是的，我想是这样的。这种感觉控制了我。我的问题太大了，以至于其他任何东西都进不来。在上这门课之前，我的自然反应就是紧张并把它推开，甚至不敢面对它。

指导者：那么现在……

参与者：现在我那个难受的部位已经充满了空气。

指导者：这听起来好极了，不是吗？所以，在某种意义上，这些感觉的存在很少会引起惊慌。你知道，它仍然是感觉不愉快的。如果你能够摆脱所有的负性信息，那固然好。但是这是不可能的。现在你却能够允许它们存在，而且不会感到它们压垮了你。

参与者：是的，而且我开始思考"哦，我可能喜欢那样做，就让我再试一次吧"。这是非常令人吃惊的，因为在过去，我从来就没有想过"啊，我会再次拥有这种感觉"。

指导者：嗯，这是非常与众不同的。还记得诗里所说的欢迎进门的每一位客人吗？似乎你现在变得更欢迎所有不同的情绪状态了。

参与者：是的。

聪明的做法是"允许"还是矫正事物？

最微妙和最困难的问题之一是如何把一种接纳的态度引向一些事情，而不带着隐藏的"矫正"程序。人们很难区分矫正和允许，可能是因为大家在讨论允许某些事情时，他们常常会描述他们所注意到的一些正性的和深入的改变，并将它们作为结果。然后，允许就被联系到这些积极的结果上，所以人们就会自然而然地在脑海中重现这种积极的结果，并且把"允许"当作是"行动"模式的一部分，将它作为获得放松或快乐的一种方法。在下面的记录中，我们会读到Katie的报告，她是一个职业的基金筹集人，她自身在应对有关工作压力上取得了一些进步。一开始，她似乎仍然沿用旧的方法，利用分心和推开来应对问题，而且这对她来说似乎更容易操作。但是，当我们带着这次课程的主题重新去读这份记录时，我们就会发现，在某种程度上，她只是利用集中注意力到呼吸上来矫正她的某种困难情境，并没有朝着接纳的方向做任何真正的改变。

"我在工作中常常会碰到一些干傻事的人。我为一家基金筹集公司工作。有个人为一个新岗位设计了一份职业描述，但他没有把它交给人事部门审查。我尝试向他解释这是必须要走的程序，否则我们没有权力为这个新岗位刊登招聘启事，但他就是不明白这一点。我变得越来越不耐烦，我对自己说：'不，我得试着集中精力，让我们心理远离它，关注我的呼吸。'我这么做了，但是我的心很快又回到这个上面来。我对自己说：'不，回来吧。'于是它就回来了。我的心就像一架穿梭机一样！但是我注意到了这一点，这么做使我感到相当愉快。它取代了持续了将近一个小时的紧张感觉。我不再感到紧张。我非常高兴我这么做了。它花了我一点时间（没有让我失望），但是接着我对自己说：'不，我不再想它了。它不会继续下去的。'"

利用呼吸来逃避、矫正或回避事情不能产生一个长期的改变，同时这是很危险的。考虑一下下面的评论：

"再一次集中于呼吸，它带走了我的坏情绪，然后，我开始想：'哦，我还有很多让我压抑的事情'，并且我快速地将注意力转移到它们上面，我开始感觉到一点儿厌恶和恐惧。"

但是，在其他时间里，这种练习明显从根本上改变了人们应对负面体验的方式。Michael在探望了做完手术的父亲后，报告说：

"上周一我去医院探望了我的父亲。在你到达那里之前，你根本不知道在那你会看到什么……我得到了如此多混乱的信息。所以，周日一大早醒来后，我真的感到了担忧和惊慌。我心里想的都是不愉快的事情，我以前从没这样过。我想着'吸口气放松一下吧。'"

注意，在这里，Michael似乎利用了呼吸来放松，以便缓解她的压力。接着，改变发生了：

"……但实际上，我在想：'你真正的感觉是什么？'我很高兴，因为我感觉到了'我的胃在蠕动、手在握紧。我开始感觉到呼吸困难'。"

通过使用休息时间的"承认"，故意把觉知引向躯体感觉，Michael能用一种更温和、更友好的态度来面对所有的一切。

"……然后，我开始呼吸……但没有进展……没有进展。我真正开心的是我所做的一切让我感到每一件事都没有失去控制。虽然它没有立即解决所有的问题，那些问题仍然存在，但它是有帮助的。它确实帮助到了我。"

休息时间

我们通过这些评论可以看到一些人开始探索3分钟的休息时间，并把它作为在烦恼情境下，暂停这种情绪和集中自己注意力的一个途径。它开始允许人们有机会更清楚地看待一个问题（以及处理这个问题的最好方法），而不是局限于使用陈旧、消极的方式看待事物。休息时间的目的是在可能的情况下，尽量多地让时间中断。鼓励人们退出无意识的自动运行，有意识地觉知他们"此时此地"的呼吸和躯体感觉。通过这些做法，我们可能会发现在对情绪或想法的觉知质量上发生了一些变化：一个新的观察方法允许人们采用更宽广的视角来看待他们的体验，而不是让他们只沉浸在这种体验中。

我们要再一次强调，我们要聚焦于觉知那些伴随着强烈想法或情绪的躯体感觉。更可能的是内心应该存在一种似乎要颠覆你的想法或情绪，当它在体内被感受到时，人们能够有意识地觉知到最困难的是什么。因此，从现在开始，我们鼓励参与者在常规的三步休息时间里增加一种"坦然面对困难"的态度。我们除了给他们常规的第3步指导外，还可以增加以下的指导语：

"允许你的注意扩展到整个身体，特别是当你有不舒服、紧张或抑制的感觉时。如果那些感觉在那里，那么，通过吸气把觉知带到那个地方。然后，将空气从那些感觉中呼出来，伴随着呼气，温和且坦然地面对它们。在呼气时，告诉自己：'这感觉很好。一切都好，无论它是什么，让我来坦然面对它。'"

课程五的资料二提供了伴随这些增加的指导语的休息时间，参与者在课程五之后都可以使用。注意它也提供了步骤1和步骤2额外的指导语。这些在参与者感到被发生的事情压垮时也可以有帮助，他们期望通过使用休息时间使自己感到安心。

一则值得注意的警告

参与者利用休息时间来应对各种情形的方式是多种多样的。一些人把它看作"逃生舱"，在他们再一次为自己的生活打拼之前，能在那里得到短暂的休息或片刻的放松。另一些人把它看作一次机会，利用这次机会可以意识到在那一刻自己的内心是什么样的状态。一些证据表明，这种策略虽然提供了短期的好处，但是从长远来看是没有帮助的，这可能是因为它没有改变人们对压力源的看法。第二种策略被证明是一种更有技巧地利用休息时间的方法。它的依据是什么呢？

有个例子也许可以帮助说明这个观点。我们中的大多数人在突然遇到瓢泼大雨时，一般会跑向避雨的地方，也许是一个电话亭，也许是一家商店的门口。我们也许很庆幸自己躲开了大雨。我们一直站在那里，期待着雨停。但是随着雨不停地下，我们迟早都要去面对它；我们尽力逃避的事情仍然无可避免。我们也许会冲回雨中，当它淋湿我们的时候，我们诅咒它。我们也可以采用另一种方式避雨。我们在雨中站一小会儿，发现自己正在被淋湿，但是我们不喜欢被淋得更透。我们注意到自己希望雨停，但是看起来老天似乎没有要停的意思。我们意识到我们会变得越来越湿。我们也发现这种担忧只会增加我们的不舒服感。我们停止了对雨停的期望。这么做使得我们更多地考虑雨本身。我们回到雨中，雨并没有停，但是我们看待它的方式已经改变了整个体验。

如果我们采用第一种策略，并且发现自己在诅咒下雨，那这是不是就意味着我们"在测试中失败了"呢？根本不是这样的，因为没有人可以对这种感觉完全免疫。它们只是让人们发现如何与体验最佳联系在一起的机会。正如我们能在客房门口欢迎困难的事情那样，我们也能为失败的感觉铺上红地毯。学会以这样一种不同以往的方式应对情境需要很多练习。

像"休息时间这样的练习只是更微妙的解决事情的方式"这样的想法是很持久的。一个参与者描述了她的体验：

"上周，当我们在讨论如何面对困难做呼吸练习时，我在努力解决我的问题。这就是我努力在做的事情。一方面，困扰来自身体，但如果你愿意，它也可以是心理的一部分，'好的，它是一种疼痛；好的，它就是正在发生的东西'。如果你把它推广到类似抑郁和焦虑那样的情绪中，并且保持友善的态度，那么，它是一条连接了两方面的线，一方面承认了自己的内心处于何种状态，另一方面不会与之斗争使它变得更糟。找到一种呼吸的方法，而不是想要摆脱它。"

读了这份记录，我们可以很清楚地看到一些人接近了正念认知疗法的最基本的核心挑战之一。

指导者：你已经接触了这种疗法。我的意思是，这就是它本来的样子，它是较难掌握的。人类最自然的倾向就是去伪装——"我不能告诉你我正在做的事情；我对它只是有兴趣而已；我不会真的去矫正它"。但是……无论如何，我们最终都在努力矫正它。

她偶然发现了支撑整个疗程的主题之一：由于我们努力在矫正我们的问题（无论这种矫正多么细微），我们会陷入一种危险的情结。在这种情结中，我们把自己和一些理想状态的标准做比较，然后发现自己（以及我们努力矫正的事情）是存在不足的。如果这一切发生了，那么它就把我们放回到了"驱动"模式中，我们可能会启动这样的反刍，即如果冥想不起作用了，那我们怎样才能到达路的尽头，怎么做才能尽量放弃每一种努力。正念认知疗法的基本观点是"到达某个地方"的最好方法不是努力到达那个地方，而是在那一刻坦然面对一些事情，直接的认知和观察可以为我们展示一些在习惯性的反应模式、观察模式和思考模式之外的新的指导方法。

正念和慢性疼痛

在马萨诸塞州立大学发展正念减压训练时，大多数项目都是被设计用来应对临床上的慢性和持续性疼痛。或许这可以解释为什么这个项目可以快速发展为治疗复发性抑郁的方法。当正念被用来治疗身体疼痛时，对于病人来说，最主要的改变不是疼痛真实地减少了，而是疼痛带来的痛苦感降低了。类似地，对于承受着反复抑郁的人来说，"允许"和"顺其自然"的主题是很重要的。关键是以不同的方式对待不同时刻发生的事情。告诉自己："好的。你在这里。让我转向你，即使这会吓到我。"所以，我们靠近，为我们害怕的东西打开客房的门，铺上红地毯。

我们如何才可以做到这一点呢？第一步是清楚地观察心理的疼痛，以及观察我们对体验的反应。我们注意到，我们希望它不要在这里。在这种"不想要"以及"不喜欢"的背景下，我们的疼痛更加强烈。

因此，我们邀请参与者去看清楚正在发生什么，然后提醒自己我们不需要喜欢或想要这些情绪。事实上，我们可能会对自己说："不喜欢它们没关系，不想让它们待在身边也没关系。"当我们从"不想要"的挣扎中走出来时，我们才可以去探索发生了什么，慢慢地，我们就学会了接受，学会了如何以不同的方式去对待心理的疼痛和痛苦。我们可能也会发现一些特别重要的东西：第一步——放下试图强迫自己喜欢或想要那些本来就不让人愉快的东西——通常这就足够让我们尽可能清楚地将躯体感觉看作躯体感觉，将反刍看作反刍。应用这种新视角，我们可以看到心理疼痛自身的变化，也更明白了什么样的行动对于处理痛苦是最有用的。

尾声

本章开头的那个有关国王和他的三个儿子的故事里没有讲述事情最后是

如何结束的。故事里，国王最后意识到了远方的儿子已经耗用了他太多的资源。这是第一步。但是我们还要继续思考国王仅仅是被迫接受了他的儿子，还是开始向困难"欢迎"的方向转变，做出了根本的改变，改变了他对生活中那些导致他痛苦和烦恼的事物的态度。这种模棱两可的结尾引发了这样的疑问：在这些可能的态度中，哪一种更有可能给国王带来最后的宁静？

课程五：资料一

课程五的总结：允许/顺其自然

转向困难

在课程五中，我们扩展了我们的正式练习，开始尽量带着友善接近痛苦的体验。这个练习的基本方针是时刻觉知在你内心体验里最占优势的是什么。

因此，第一步是，如果我们的内心不断地被引向一个特别的地方，特别的想法、情感或躯体感受，那么我们就有意识地、温和地、友好地去觉知任何出现在我们注意中的东西，注意自己被不断拉向一个地方的感觉。

第二步是尽我们所能，去关注我们对任何出现在身体或心理的东西是如何反应的。我们对想法和情绪的反应可能决定了它们是已经过去的事情还是持续存在的事情。我们经常需要面对来自内心的想法、情绪或躯体感受，但是我们通常是以一种不接纳的方式对它做出反应的。如果我们喜欢它，我们往往希望留住它；我们依恋它。另一方面，如果我们不喜欢它，因为它在某些方面是让人痛苦的、不愉快的或者不舒服的，我们往往就由于害怕、愤怒或紧张而想推开它。以上每一种反应都是接纳的反面。

放下并顺其自然

放松最简单的方法是首先停止改变事物的努力。接纳体验就意味着允许内心的任何事物存在，而不是努力去达到其他的状态。通过培养"接纳体验"的能力，我们需要澄清意识里现存的事物。我们顺其自然，注意并观察目前已经存在的事物，无论它们看起来多么强大有力。这是我们对待对我们有强烈吸引力的体验的一种方式。当我们看清楚它们的时候，它可以帮助我们，阻止我们被拉入到对它们的沉思以及反刍中，或者试图压抑或回避它们。我们开始自由地加工。我们获得了带着激情进行有技巧反应的可能性，而不单单是膝跳反射似的自然反应，不是通过自动使用一些原来的（通常是无用的）策略来应对困扰。

新的练习

在这个课堂中，我们一起探索接近困难的新方法。如果我们注意到我们的注意力不断地从呼吸上（或其他注意点）被拉到痛苦的想法、情绪或情感上，那么首先我们要开始觉知任何出现在身体上的躯体感觉，以及与它同时出现的想法或情绪；然后，我们有意识地将注意力转移到躯体感觉最强烈的那个地方上。我们探索呼吸练习为何可以作为帮助我们做到这一点的一个有用的工具——正如我们所做的躯体扫描练习，我们可以让空气在吸气时进入身体的那个部位，呼气时从那个部位出来，温和而友善地觉知身体的这个部位。

一旦我们的注意力转移到躯体感觉上来，指导语就会告诉我们："一切都很好。无论它是什么，一切都好极了，让我允许自己面对它"。然后我们就与我们觉知到的躯体感觉待在一起，面对它们，与它们一起呼吸，接受它们，顺其自然。重复一遍："一切都很好。无论它是什么，一切都好极了。让我来面对它。"这可能是有用的。使用每一次呼气来软化和面对这些感觉。"允许"并不是口号——作为重要的第一步，它允许我们开始全心地觉知困难，并且有技巧地对它们进行反应。

课程五：资料二

利用休息时间：扩展指导

你已经进行过常规的休息时间练习，一天三次，以及在任何你需要它的时候。现在我们建议，无论何时你身体或心理感觉到不适，第一步总是进行休息时间练习。这里是一些在这些时刻可能帮助到你的额外指导。

1. 觉知

我们已经练习了将你的关注点带到你的内部体验上来，并且注意到你的想法、情感以及躯体感觉发生的一切变化。现在，你可能会发现描述、承认目前出现的东西是有帮助的——把体验用语言表达出来（如，在你的心里说，"正在产生愤怒的感觉"或"有自我批评的想法"）。

2. 改变注意的方向

我们已经练习过温和地将你的全部注意力引到你的呼吸上；自始至终跟随着呼吸进出。而且，尝试注意"在你的脑海中"："吸气……呼气"或从1到5计算呼吸次数，然后开始重复："吸气1次……呼气1次；吸气2次……"以此类推。

3. 扩展注意

我们已经练习了允许注意扩展到整个身体。所以现在我们开始觉知到我们的姿势以及面部表情。现在，我们觉知到身体上的所有感觉，正如它们本来的样子……

现在，扩展这一步，如果你可以选择，尤其要选择那些有不舒服、紧张或抵制的感觉的部位。如果这些感觉存在，那么通过吸气将你的觉知"带进它们"。然后，通过呼气从那些感觉中出来，软化并坦然面对。在呼气时，对自己说："一切都很好……无论它是什么，它已经在这里了。让我来感觉它吧。"

尽你所能，将这种扩展了的觉知带到下一时刻。

课程五：资料三

课程五的家庭作业

1. 在第1、3、5天进行与困难相处的冥想练习（有指导练习音频12），在第2、4、6天进行30~40分钟的静坐冥想（无指导练习），并且将你的反应记录到家庭作业记录表上。

2. 3分钟的休息时间——常规型（音频8）：在事先选定的时间点上，每天练习三次。在家庭作业记录表上，用圈R来记录每一次练习的时间。注意任何有关的评价和困难。

3. 3分钟的休息时间——反应型（音频9），如果自己选择（见课程五资料二）：无论何时你注意到不愉快的感受，都可做此练习。通过在记录表里的合适时间上画一个X来记录每一次的练习；注意任何有关的评价或困难。

课程五：资料四

家庭作业记录表——课程五

姓名：_____

在家庭作业记录表上记录你每一次的练习。同时，记录下在做家庭作业过程中出现的任何东西，以便于我们在下一次见面的时候进行讨论。

星期/日期	练习（是/否）	内容
星期三 日期：_____	与困难相处的冥想——指导型 R R R XXXXXX XXXXXX	
星期四 日期：_____	与困难相处的冥想——指导型 R R R XXXXXX XXXXXX	
星期五 日期：_____	与困难相处的冥想——指导型 R R R XXXXXX XXXXXX	
星期六 日期：_____	与困难相处的冥想——指导型 R R R XXXXXX XXXXXX	

星期日 日期：_____	与困难相处的冥想——指导型 R R R X X X X X X X X X X X X	
星期一 日期：_____	与困难相处的冥想——指导型 R R R X X X X X X X X X X X X	
星期二 日期：_____	与困难相处的冥想——指导型 R R R X X X X X X X X X X X X	
星期三 日期：_____	与困难相处的冥想——指导型 R R R X X X X X X X X X X X X	

R，3分钟休息时间——常规型版本；X，3分钟休息时间——反应型版本

课程五：资料五

《客房》

人是一间客房。

每天早晨都有新的客人来到。

快乐、沮丧、卑鄙，

一些瞬间的意识就像一个不曾预料的客人那样来了。

欢迎并且招待所有的人！

即使他们是一群带来痛苦的人，

他们扫荡了你的房子，

搬光了你的家具。

然而，还是要热情地对待每一位客人。

他或许会因为某些新的喜悦而把你清空。

龌龊的想法、羞耻、怨恨。

在门口碰到了他们，笑脸相迎并且邀他们进门。

无论是谁来了，都要满怀感激，

因为他们每一个人都是来自远方的领路人。

第十四章

课程六：想法不是事实

约翰走在上学的路上。

他担心着自己的数学课。

他不确定自己今天能不能再一次上好这堂课。

这不属于门卫的职责。

当你看到上面的句子时注意到了什么？大多数人会发现，当他们从一个句子转移到另一个句子时，不得不在脑海中"更新"场景。首先，这是一个小男孩正走在去学校的路上，他担心着数学课。突然，场景改变了。对于大多数人来说，"心理模型"变成了一个老师，最终又变成了门卫。这清楚地表明，我们会根据自己所看到的单纯事实做出一个内隐的推论。我们一直在主动给感官输入"制造意义"，而且几乎没有意识到我们正在这么做，直到有人出现并跟我们开了一个玩笑。这几乎就是心理对发生在我们意识当中的所有事件进行了一场实况解说。

我们很容易看到这些出现在我们脑海中的推论，以及这些"解说"是如何引起或者维持情绪反应的。一旦我们做出了推论，情绪便会紧随其后。

朋友的一个电话可能被解释为"她需要我"或者"她在利用我"。由于解释不同，我们的反应将会完全不同。或者可以想象一下这样的家庭场景：丈夫和妻子在厨房里。一个人问："晚餐你是想吃鱼还是想喝汤？"另一个回答说："都可以。"现在我们分别看看站在提问一方和回答一方的立场所做出的推论。设想一下，他们来寻求咨询帮助是因为某些婚姻方面的问题。妻子记得事情是这样的："当我问他晚餐想吃鱼还是想喝汤时，他说他无所谓。"而丈夫则记得："她问我想要什么的时候，我说她煮什么东西我都喜欢；而且我当时正准备帮忙。"这再次表明，同样的一件事情是多么容易有不同的解释。

对于许多人来说，由于解释不同而引起分歧可能给我们造成了很大的麻烦。易受抑郁情绪影响的人常常以自我贬低的方式来解释事情。人们的想法变得像反对自己的传道宣言一样。事实被他们以一种有害的方式理解，并混合了自我贬低的想法，导致了诸如"我无用"、"我是一个失败者"或者"如果人们知道我的真面目，就没有人想认识我了"这样的结论。一旦这种内在的宣传趋势开始，要破坏它就很困难了。因为将来的所有事情都会倾向于强化这种宣传：相反的信息被忽视；而一致的信息则受到关注。

认知治疗和正念认知治疗中的想法应对

在20世纪70年代针对抑郁症的认知疗法出现之前，许多治疗师都忽视了自我引导和负性宣言在引发和维持抑郁症状上的作用。抑郁症病人有某种负性想法的事实是显而易见的，但是临床治疗师认为这些负性想法是由抑郁症引起的，是有关生物学、精神动力学或行为加工的结果。认知治疗师们有不同的理解：连续的负性想法可能引发抑郁症。用最悲观绝望的方式解释事情会对心理有许多影响：它降低了自尊，增加了内疚感，干扰了注意力的集中以及减少了社会互动。此外，这种想法具有生理性影响（食欲不振、打乱睡眠模式、易激惹或者反应迟钝）。一旦时机成熟，这些症状本身就会为负性的自我宣言提供更多的证据，证明自己的愚蠢、懦弱或无价值。

认知治疗改革了原本对抑郁症的治疗方法。它的核心特征是帮助病人认真地感受他们的想法和解释，去"捕捉"它们并记录下来，然后以一个开放的态度去搜集支持及反对他们想法的证据。早在二十世纪五六十年代，临床治疗师就惊讶地发现，将这些方法配合家庭作业练习系统地应用于长期的技能训练中，在一定程度上可以降低抑郁。

在基本原则及练习中，认知疗法都明确强调了想法的内容。例如，一个患抑郁症的女性百分百相信"我的朋友都很讨厌我"，治疗师会鼓励她将这种想法仅仅作为一个观点（假设），这种观点可能是正确的，也可能是错误的，但都必须通过最近发生的事件和今后在家庭作业实践中获得的证据来进行验证。最终，她可能会"反驳"这些负性想法。在这个情境下，她可能会说"我到现在还没有见到我的朋友是因为我和他们都很忙，并不是因为他们都讨厌我"，或者"我上个周末本来打算见Nicky的，但是我不在镇上"。

鉴定关于想法的真实性检验是否有效的关键指标是证据被验证前后参与者对想法的相信程度。但是，我们对认知疗法为何具有持久效用的分析（见前面的章节）显示，在治疗课程期间，参与者如果改变了其思考的方式，那么他的抑郁症复发的可能性会下降；即虽然指导者已经清楚明白地强调要通过挑战、反驳那些想法及寻找证据支持或反对它们的真实性来改变想法的内容，但是我们认为，改变还必须发生在另一个水平。这个水平常常出现在认知治疗中，但是它是内隐的。我们的分析发现，除非在认知治疗中使用认知和行为的技术，开始改变她与想法之间的关联，认识到想法仅仅只是想法而已，否则她仍然很容易复发抑郁。

伴随着"想法只是想法"的静坐练习

认知治疗中内隐的东西在正念认知疗法中被明确，即必须改变个体对待想法的方式以及整个思考过程。课程六的关键目标是帮助参与者找到方法来降低自己对想法的认同程度，鼓励他们认识到想法仅仅只是想法而已（即使有人说它们不只是想法）。我们的目的是使参与者转变他们对待想法的方式，使他们不再只是把想法与自己联系在一起，而是将它们当作自己觉知到的客体。这个目的是让参与者看到他们的想法作为"心理事件"随着抑郁情绪出现，但是没有必要将其个人化。想要阻止今后抑郁症的复发，这个转变是很关键的，但是要做到这一点很难，因为这些想法是如此得强烈和顽固，它们似乎在告诉一个人事实就是如此。

根据正念认知疗法项目中的这个观点，"想法作为心理事件"的信息已经被含蓄地表达过上百次了。参与者进行了大量练习，觉知他们的心理游移，把在内心里正在进行的内容标记为"思考"。他们多次让注意力温和地回到呼吸上、身体上或任何指定的焦点上。想法有时是琐碎的，有时又不那么琐碎。现在是时候更明确地表达想法之间的关系了。我们尤其需要考虑为什么"想法只是心理事件"这个观点如此难以令人接受：为什么我们深陷在这些想法中，而且没有看到是这些想法控制了我们的生活？为什么我们的想法如此"牢固"？这是课程六的核心目标。

在课程中或在家里练习期间，我们注意到，许多想法本身是很强烈的，因为它们似乎要求我们立刻行动："我应该在忘记之前打电话给Mary"，"是不是有人在门口？"，"我明天会记得给Bob那份报告吗？"

越"牢固"的想法似乎越强烈，因为它们与负性情绪紧密结合，看起来似乎完全是真实的一样："我不会做，我还是放弃吧"，"当他这样说时，我知道他带有更多别的意思"，"有这么多工作要做，我肯定完成不了"。在最初的四节课中，指导语都是一样的：注意思维到了哪里，温柔地将它带回到呼吸上。用这种方法，参与者将学会回过神来，从内容中去中心化，只关注想法本身。关于心理游移的想法本身不仅在课程对话中被讨论过，而且在课程二的想法和情绪练习（图9.2）中被更明确地提出了，在课程四的自动想法问卷中作为"抑郁的边界"被讨论过。在课程五中，还增加了另一个维度：通过故意将注意力转移到身体上去看看想法是如何展现在躯体感觉上的，用这种方法来处理强烈的反刍想法。

课程六的主题和内容

主题

区别对待想法。当我们清楚地将负性情绪看作过去的心理状态时，我们就将自己从反刍的行动模式中解放出来了，负性想法是这些心理状态的歪曲产物。本课程大量内容可以帮助大家认识到我们的想法仅仅只是想法而已。

日程安排

· 30~40分钟的静坐冥想——觉知呼吸、身体、声音和想法/情感，特别要注意我们是如何对待这些想法的。

· 练习回顾。

· 家庭作业回顾（包括没有指导的静坐冥想和休息时间）。

· 为课程结束做准备。

· 情绪、想法和观点采择练习。

· 休息时间和回顾。

· 在对想法采用更广泛的观点之前，讨论作为"第一步"的休息时间。

· 分发课程六的资料和10分钟、20分钟的冥想录音。

· 家庭作业任务：

◆选择系列指导冥想中的一个进行练习，每天40分钟。

◆3分钟的休息时间——常规型（每天三次）。

◆3分钟的休息时间——反应型（每当你觉察到不愉快感觉时）。

准备和计划

除了你个人的准备之外，记得带上观点采择练习的资料和录音，包括10分钟和20分钟的冥想录音。

```
                            分发的资料
   课程六资料一：课程六的总结——想法并不是事实

   课程六资料二：区别对待自己的想法

   课程六资料三：阻止复发

   课程六资料四：带着不愉快和抑郁明智地工作

   课程六资料五：课程六的家庭练习

   课程六资料六：家庭作业记录表——课程六

   课程六资料七：想法中无意义的部分

   课程六资料八：联想训练
```

现在在第六课中，我们回到想法本身所隐含的焦点以及我们与它们之间的关系：我们将想法放在我们练习的重要位置。我们以静坐冥想开始这次课程，特别注意去观察和识别想法就是想法，觉知到它们是不相关的心理事件，将每一种想法仅仅作为想法，作为头脑中的一种观点。我们使用短句"想法并不是事实"来表明我们不必相信我们的每一个想法或者认为它绝对就是事实。这个短句并不是说想法本来就是不能信任的或不可信的。我们之所以如此相信这一点完全是因为它常常是让我们认识到事情本来面目的可信任的指导，所以我们并没有质疑它的有效性。但是事实是每一种想法都是一个心理事件，这个心理事件包含一粒现实的种子，它的周围包绕着推理的外壳。

有很多镜像都表明了这一观点，并且可以帮助参与者看到想法仅仅只是想法而已。例如，我们可能开始关注此刻出现在脑海中的想法，想象自己正坐在电影院里。我们正在注视着空白的银幕，等待着想法的出现。当它们出现时，你能清楚地看到它们是什么，发生了什么。当你开始注意它们时，它们中的一些将会消失。

Joseph Goldstein提出了另一个比喻：

当我们在想法中迷失自己的时候，想法扫荡了我们的内心，并且把它带走。在一个很短的时间里，我们的确能被带得很远。我们偶然间跳上了一列联想的火车，自己却浑然不知，自然也不知道目的地在哪儿。我们可能在途中的某个地方醒来过，意识到我们已经乘上了思考的列车，一直在思考。当我们下车时，我们的心理状态可能已经与我们上车时的心境大不相同了[89]。

正如课程五一样，在这次课程中冥想练习的结尾，我们鼓励参与者有意识地把某些顾虑、困难或不愉快的记忆引入内心——开始关注它们并且将伴随它们出现的任何想法都暂时地引入到内心来。一些参与者发现电影屏幕的比喻非常有帮助，而其他参与者发现不同的比喻和类比是有用的。一些人看到"想法"出现在空荡荡的舞台上，飞向相反的方向后退场。其他人把他们的心理想象成天空，云朵以变幻的速度从空中飘过，他们发现这样很有帮助。有些云朵变幻莫测，有时候可能很小，有时候它们幽暗阴沉，盖住了整个天空。虽然如此，但是天空仍然保持不变。一旦一个困难的情境出现在脑海中，观察伴随它出现的任何想法，然后邀请参与者将注意转移到身体上，观察想法对身体哪个部位产生了影响（正如课程五中的做法）。

站在瀑布般的思绪背后

到目前为止，我们强调的是将想法作为心理事件。这对于我们每个人来说都非常具有挑战性。但是，有时参与者可能会发现想法伴随着某种情绪负荷出现，这种情绪负荷很难不被拉入到产生强烈情感的故事漩涡。如果这种事件反复发生，那么指导语就是让参与者将注意力转向身体，正如在课程五中练习的那样：与困难（无论是从强度还是粘着度上看都是"不能解除"的种类）呆在一起，通过躯体感觉来探索这个困难。的确，说"将注意转移到身体上"是正念认知疗法的主要策略一点儿也不夸张——从现在开始，它总是第一步——学习从反刍思维和情感中去中心化。

"如果你身体的某一部分正体验着强烈的感觉，那么就把觉知带到那个领域，带着一种友善的兴趣。"

"或许，在每一次呼气时，说'不要紧。无论它是什么都没关系'。软化并且打开你体验到的感觉。特别是感到有阻力的时候，轻柔地觉知它，在每次呼气时，尽可能地打开并且软化，而不是绷紧或拥抱它。"

"当你感到舒适时，让关注点重新回到呼吸或整个身体上来。"

这些指导语作为冥想指导的一部分，提醒参与者他们可以学习区分与想法和情绪有关的两种方式：从"内部心理状态"来说相关的想法和情绪，以便于拥有一个更空灵的觉知，看到它们，就像它是来自于"瀑布之后"。

这种新观点如何可以在课程中被教授，在练习后的对话中还是关于家庭练习的讨论中？在调查中，当事情很糟糕时或当与特定情绪紧密相连的想法来得很突然时，会有很多报告。在课程二中，讨论的焦点是对事件的想法和解释会直接影响情绪（如，在大街上被某人忽视）。那次课程的主要目的是聚焦于图14.1的箭头顶部。现在，花点时间聚焦于下面（反过来）的链接：位于情绪和想法之间。

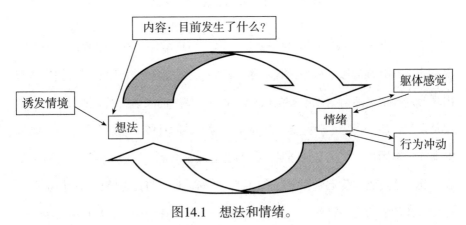

图14.1　想法和情绪。

> 我们要求自己直接聚焦于情绪对想法产生的作用：不是纠结于想法中，而是通过提问探索选择："我现在是什么感觉，特别是当下这一刻？"当我们这样做时，我们可能会发现比之前更隐含、更多的情绪。

例如，如果这个想法是"我干什么都没用，我啥事也完成不了"，那么我们就有可能陷入瀑布般强大的对失败后果的反刍中。把注意力聚焦于部分引发恶性循环思想的感觉上能为我们提供另一个立足点。我们可能会发现自己正站在瀑布般落下的负性想法和情绪后面，能更清楚地看到它们的力量而不被拖下去。

Louise的体验证明，这个方法可能对参与者（在第九章中我们曾提到过这个参与者）有帮助。有好几周她都非常困难，当时她感到情绪非常低落，她知道，通常她的情绪会再次螺旋下降。于是在某次出现这种情况时，她带着孩子来到了医生的办公室。她感到有压力，因为她不得不请假来到这里，她不但会想"老板会说些什么"，还会想"为什么我不该在这里？我来这里已经得到批准了"，等等。

通过课程，她注意到了正在发生什么，但不是以旧有的方式，那时她通过告诉自己不要那么愚蠢来应对。相反，她开始花时间在这上面。她承认她的情感：生气、疲惫、烦恼以及担忧孩子。于是，她感到自己的视野开阔了，而且自己会说，"感受到这些也不要紧，没关系的"。她允许那些感觉存在，没有努力想把它们赶走，而这些想法竟然奇迹般地慢慢消散了。在她之前的生活中从未有过这种体验。

所以认知疗法和正念认知疗法都强调将想法看作心理事件，这些事件在日常生活中与我们如此贴近，以至于我们很难意识到它们只是心理事件而已。对于要以不同的方式对待想法这一观点，正念给予了更加明确的重视。作为远离想法的第一步，它既不强调收集证据去支持或反对这些想法，也没有辩论，而是鼓励人们引入一种不同的思维，一种对想法的不同性质的注意；将想法作为整体的一部分来观察。虽然我们不知道这些想法来自哪里，但是此刻必须承认它们，并以一种温和的、接纳的态度对待它们。

注意这里强调将想法作为"整体"的一部分。如果我们重新去看图14.1，那么我们就可以看到想法和情绪是如何引发躯体感觉和以某种方式行动的冲动的，但是这个图并不完整，因为它并没有体现：（1）通常在情境后有一背景——最近发生的一些事情影响了我们的情绪（稍后讨论）；（2）从躯体感觉和行动冲动到我们的情绪有重要的反馈回路。

基于这个观点，我们体验到的"情绪"其实是想法、情绪、躯体感觉和冲动的结合。这些元素交织得如此紧密，以至于我们有时很难区分它们——通过之前的学习接近它们，再去探索它们，我们可以看到这些元素是如何相互强化的，是如何放大和加深我们的痛苦的，以及我们是如何努力想要修复由于痛苦带来的伤害。一旦我们可以清楚地看到这一点，我们就可以更容易地减少一些消耗在应对这些想法上的努力，就像它们正在讲述着关于世界或自我、过去或将来的事实一样。我们也不允许自己再受它们的控制，或者至少我们开始意识到当前这种情况发生的趋势。一旦我们以这种角度看待负性想法，就像从瀑布背后看它们一样，我们对它们的情绪反应就会有细微的但是很重要的变化。

> 正念训练鼓励人们将想法作为整体的一部分去观察，虽然我们不知道这些想法来自哪里，但是此刻必须承认它们，并以一种温和的、接纳的态度对待它们。

了解"内心的磁带"是什么

冥想教师Larry Rosenberg[95]指出，当我们开始大量关注内心，注意到相同的旧想法会一次又一次地出现时，我们就不再上当了："这就像第5次或第12次观看《乱世佳人》一样，许多东西已经不同了。第11次情感很强烈，但到第12次就不再起作用了。你只是不在乎了。当你真的开始注视它时，内心的电影也会出现同样的情况。"

　　给我们最熟悉的思维模式命名，可以帮助我们在它们出现时识别出它们。我们可以说："啊哈，我认识这个磁带。这是我的'我无法忍受我的老师'磁带或者我的'没人知道我工作有多努力'磁带。"我们没必要将其关掉，或者即使它消失了，肯定会马上回来，就像假期里的儿童电影一样。不同的是，用这种方式，一方面它会像"事实"一样被认真地提出，比如打电话给老板向他（她）抱怨；或者另一方面，作为头脑中运转的磁带，它会不断影响我们，直到"电池耗完"才会停止。识别这些熟悉的模式，以及它们会带来的伤害，可以让我们意识到即使我们不喜欢或不希望这些心理状态伴随左右也没有关系。这种认识可以将我们从固着的状态中解放出来，讽刺的是，这种固着的状态正是来自我们对它们的极端厌恶。

　　这种对自身想法的态度不是自然出现的。对于曾经患过抑郁的人来说，某些想法可能特别强烈，以至于"将它们仅仅作为想法"会成为一个巨大的挑战。此外，许多人没有体验到他们的内心有这些"想法"。他们可能会用意象或图片进行"思考"。例如，如果他们感到被朋友拒绝，那么他们可能不会有"我的朋友讨厌我"这种想法。他们可能只是用头脑想到一幅朋友们挤在一个角落里笑着谈论他的画面。

　　很多参与者注意到，躯体感觉似乎常常与想法相关。想法可能作为对感觉关注的反应而出现："为什么我会感觉这样？"；"因为年龄关系，我绝不会再像以前那样有精力"；"如果我的头疼不好的话，我将不得不取消今晚的计划"。正念地接近这些想法并不需要我们为感觉和情绪做任何不同于以往的事情。我们可以想象我们正在电影院或戏院里，随着想法的出现或消失在屏幕或舞台上，我们只是决定观看内心的电影或戏剧而已。我们也可以注意这些似乎"来自于戏院后面"的想法——就像来自于座位后面的一个说悄悄话的人（如，"这不会如此顺利的"；"这样做是没用的"；"既然这样做没用，那为什么还要做呢？"；"我痛苦得要死了"；"我希望练习到此为止"；"这太难了，我永远也不可能做好，事情永远不会改变的"）。我们很难将这些想法视为心理事件，因为它们没有从我们观察的"舞台"上消失。

所以指导者可以指出一些想法来自于其他"地方"，而且这些想法可以得到我们"观察想法"的练习"下面的雷达"。我们邀请参与者将他们的戏院作为周围有声音的地方，或者想象自己坐在河岸，一部分河流从他们身后穿过，轻易流走，但是在溪流里也带着一些树叶。但是，我们也指出，这么做并不容易，在早期阶段每次需要练习3~4分钟。

家庭练习报告

在本次课程前的一周里，我们要求参与者抽出某些天在不使用录音的情况下尝试正规练习。实践证明这种方式对某些人来说是困难的，对他们来说集中注意力非常困难。大量的负性想法和画面会出现，而且大多数常常是自我批评的和无用的。

在下面这个例子中，请注意对一个参与者来说这些困难是如何由想法混合而形成的。首先，对照来看，前几周练习得很好以至于现在的表现让人失望；其次，如果他们不能把它做"好"，那就一点儿用都没有了：

参与者：我度过了可怕的一周，真的非常可怕。我没有做任何冥想，没有腾出时间来看任何书籍。这周之前一切都很好，我当时真的已经进入状态了。此刻我完全没有办法把注意力集中在任何事情上。

指导者：你认为这样会发生什么呢？

参与者：我真的不知道。我想只是孤单吧。我一直很忙，但是此前我都抽出时间了。因为我很享受冥想，所以我有意识地抽出了时间。这是属于我的时间。

指导者：对。但是当你最需要冥想的时候，你丢失它了吗？

参与者：是的。这周有几次我试图在工作中进行，但是我完全没有办法做到。我的头脑无法集中注意力。它在不断地运转着。

在这个案例中，事实（她的头脑不断地运转）混合着一种解释（这意味着"我做不到"）。此时对指导者来说可以有两种选择。他可以指出解释的问题，或者可以指出练习实际上的要求。本例中的指导者选择了后者。

"这很好。我认为，特别是像这种时候，真正重要的不是去假设你成功地坐下来了，而且能够'做得很正确'。只要你能在安排的时间里坐下，注视自己的内心活动，这就比什么都不做好多了，即使在这种情况下让自己进入练习状态并非那么容易。事实上，如果你事后回想起这样做的好处，就会发现，你在干扰不断出现时坚持静坐的效果与你平心静气时练习的效果是一样的，甚至更加有用。"

随后，指导者找到了机会再次讨论想法与事实混淆的情况。

"通常情况下，当我们练习时，内心总是走神，我们发现自己因此感到生气和挫败。想法和情感像是巨大的瀑布，我们觉得自己好像要被猛烈的水流冲倒。在这些时候，你尽可能地看看你是否可以站在瀑布后面，去观察这些想法和情绪，包括你感受到的挫败。想法和情绪越过你瀑布般地倾泻下来。它们与你非常接近，你能感受到它们的力量，但是它们并不是你。"

所有这些观点在课程开始的正念静坐练习阶段，以及家庭作业练习中都可以被提出来讨论。参与者需要回忆每天进行的3分钟休息时间常规练习，以及每次出现困难时的休息时间练习。这将会成为应对困难（包括负性想法）以及稍后恢复得越来越重要的"脚手架"。现在，我们希望探讨阐明本次课程核心主题的另一种方式：对待想法的可替代方式。

当环境、情绪和想法共同阻止我们看到可替代的观点时

我们的同事Isabel Hargreaves设计了下面的情绪和想法练习，这些练习向参与者展示了我们感受情绪的一些方式决定了我们如何思考一个特殊的情境（此处的改编得到了Isabel Hargreaves的许可）。指导者给每个人一张写有某种特定情景的纸：正面是版本1，背面是版本2。参与者首先看版本1，写下他们的想法，然后再看版本2，记下他们的想法。

版本1是：

"因为你刚刚在工作上和同事吵了一架，所以你正感到情绪低落。过了一会儿，你在办公室看到另一个同事匆匆离开，说他/她不能逗留。你会怎么想？"

版本2是：

"你和一位同事刚刚因为工作出色而得到表扬，你感觉很高兴。过了一会儿，你在办公室看到另一个同事匆匆离开，说他/她不能逗留。你会怎么想？"

在下面的讨论中，参与者对比由这两个版本引发的想法和情绪。结果发现，两者的区别不只是简单的对一种情境的积极解释和对另一种情境的消极解释。常与第一个情境联系的想法是：由于同事的匆匆离开而感觉到被拒绝或受伤；常与第二个情境联系的想法是：由于同事的匆匆离开而感觉到他/她可能是在嫉妒，或者对此感到好奇或关心他或她的幸福。例如：

参与者：在第一个情境中，我会在心里不断地仔细检查，为什么同事没有跟我说话，而在另一个情境中，我只是接受了这件事，并没有其他的想法。

指导者：所以，我们碰到的是完全相同的客观情境（事实是一个人说自己无法逗留，匆匆离开了），但是至少对一些人来说，他们带入其中的思维框架造成了完全不同的解释和一系列不同的情绪。这显然仅仅是因为我们认为事情不会只是那样。

思维框架

想法具有可信性。我们相信它们。但是请记住，想法是包括一颗信任种子的心理事件，只是这颗种子周围有很多干扰因素。我们有可能对相同的情境做出不同的解释。如果这些想法是由我们带入其中的思维框架决定的，那么我们就进入了消极的思维框架，我们就会陷入由消极框架所产生的解释的危险中，情绪就会变得更糟，继而沉沦。

所以第一阶段是真正透彻地认识想法和事实之间的区别。冥想的部分要求就是意识到这种区别，我们注意将想法看作经过意识领域的事件，我们注意它们的内容和它们的"情绪负荷"，然后让注意力回到呼吸上。尽可能地不要让自己陷入想法之流中。我们只说，"哦，还存在另外一种想法"；然后，我们就温和但是坚决地回到呼吸上。

这里的重点是，对事件的解释反映了我们所带入的信息与事实一样多，或者可能比事实还多。我们已经知道了想法如何影响我们的感觉，但是这里新的要素是我们的想法也由我们思考时的背景情绪或者"内容"决定。

> 情绪"引发"了想法。我们的想法也由我们思考时的情绪所决定。

"想法不是事实"的观点既涉及已经康复的抑郁症患者，也涉及未康复的抑郁症患者。通过讨论相同的事件是如何由于之前发生的事情而产生不同的解释，我们发现，我们的想法告诉我们的不只是单纯的事实。这个练习也显示，想法能够反映许多不同影响的解释，包括从过去和当前的情绪状态中学习到的东西。虽然我们的想法是非常强烈的，但是并不能使它们成为事实。

这节课的信息建立在课程二和课程四的信息之上，即关注想法、解释它和情绪之间的联系。这节课多加了些什么内容呢？首先，正如我们在"John在去学校的路上"的例子中，解释出现的如此之快，作为我们即时加工世界发生了什么的一部分，以至于我们看不到它们对情境的丰富反应。其次，这节课关注情绪怎样引发想法：情绪（通常由近期发生的一些事情所引发，或者回想起过去的事件）可以决定整个思维框架，然后决定了大脑会出现什么样的想法和解释。第三，这节课也探究为什么我们如此难以看到想法只是心理事件。因为想法来源于环境和情绪，它们看起来很真实：它们在环境中伪装得如此之好，以至于我们很难发现它们。

那么下一步是什么？

参与者感觉到有些事件他们可以立即去做，这时他们会感到自己的想法变得好一些了。因此，我们强调休息时间（无论多短暂）永远是第一步的。从自动运行状态中出来，将觉知带到想法—情绪—躯体感觉的整个"包裹"中，这些想法—情绪—躯体感觉出现于将注意力转到呼吸上之前。将注意力集中于呼吸上可以使个体有机会更好地了解到此刻自己正在发生着什么，而不会将其个体化。伴随着这种关注，个体常常可以更好地选择如何做出反应。

> 当被想法吞没时，休息时间（无论多短暂）永远是第一步。

我们脑海中的画面是，休息时间就好像一扇门。打开这扇门会出现许多不同的走廊，我们可以选择走哪一条路。在课程五中，我们探索如何增加休息时间去观察任何不同的想法对身体有什么样的影响，对伴随着躯体感觉重复出现的想法和情绪保持开放的态度。在下一次课程中，我们将考察在休息时间练习之后，人们会如何选择采取行动。在这里，我们关注如何更好地处理想法。最关键的事情是，参与者开始意识到他可以有选择。但是这个信息仍然是：将休息时间练习作为课程的第一步。

所以，如果消极想法围绕在周围，进行完休息时间练习后，如果参与者希望聚焦于想法本身，那么接下来做什么，参与者有很多选择。第一，参与者可以使用认知治疗师开发的一些工具，这些工具是为开始觉知到想法链带有强烈情绪负荷的人开发的[96]。为了让参与者可以亲自来试一试，我们在参与者手册中包含了这些内容：

1. 在意识领域中单纯地去注视自己想法的出现与消失，你没有必要跟随它们的感觉。

2. 观察自己所有的想法，特别是负性想法，把它作为心理事件而不是事实。也许特殊的想法"事件"的确常常与强烈的情感相联系，因此把它想象成事实是很有诱惑力的。但是即使是这样，它的真实程度和应对它的方式仍由你来决定。

3. 在纸上写下你的想法。这在某种程度上可以让你在看待它们时较少情绪化或情绪太过强烈。而且，存在这种想法和写下它之间的间隙可以让你有片刻时间采用一个更宽广的视角。

4. 带着同情感，聚焦于情绪可以引发想法，问自己以下问题："此时此刻有什么情绪？"；"是什么情绪导致这些想法：它是什么？害怕吗？孤单吗？生气吗？伤心吗？"；"此时我身体上有什么感觉？"；"现在我可以如何关爱自己？"

随着时间的推移，参与者开始把思考作为一种行为，当它发生时只关注它的存在。当它展开后，可以显示出思考的过程，但是不包括参与者所忽略的想法内容，或者这些想法尝试表达的东西。如果参与者能够以这种方式来对待他们的思考体验，那么他们就能在他们想要行动的想法和仅仅顺其自然的想法之间做出选择。

一个基本的观点是，如果我们能用这种方法识别我们的自言自语，那么我们就能更好地选择对于这些想法我们应该做些什么。当我们注意到自己的思维正在奔涌时，如果进行休息时间练习，我们接下来可以做很多事情。这些事情不但包括观察我们的自言自语，或把它写下来，还包括尽可能采用温和的态度把觉知引入到此后的情感中："此刻可能还有其他方式来看到底发生了什么。"

最后，细心关注我们的感觉和想法能给我们片刻时间，以不同的观点来看待遇到的困难，这样会感到压力小一些。例如，如果在工作中被老板批评了，我们不是让自己的不安全感和防御心理像滚雪球一样迅速增加，而是通过正念，我们可以关注自己在说话之前所出现的初始反应，然后我们在说话时会更加有意识，因此也更加有效。

重点是，所有的想法都是心理事件（包括想法自己说它们不只是想法）。

"区别对待想法"不只是反驳它们

很多人报告，在应对负性想法时，将休息时间作为第一步被证实是非常有用的。但是，我们运用起来必须谨慎。运用休息时间来努力抑制这些想法与用不同的方式对待这些想法两者之间有着微妙但很重要的区别。在第一种情况下，只要想办法找到越来越多的对负性想法的更巧妙的回答就可以使我们远离更大的绝望感。

在下面的记录中，注意个体是如何从只想"反驳"她的负性想法转为仅把它们当作想法的。特别要注意使用"反驳"模式的危险；它太容易令我们重新陷入自我批评当中，而"把想法作为想法"的模式则带来了不同的情况。

参与者：从一开始我就知道今天将会是糟糕的一天。

指导者：你一醒来就开始了吗？

参与者：嗯，是的。也许我能有一个好的开始，但它可能在一天中变坏。但是有时候，早上的第一件事会一直存在于那一天中。有时候由于不能做自己认为应该做到的事情，我会感觉到越来越沮丧。如果此时提醒自己这不是我的错，过些时候会好起来的，这样在接下来的一天或者接下来的几个小时比较有帮助。

指导者：所以你用那些想法来对抗你的某些想法？

参与者：是的，我运用休息时间来应对这类事情……以及过去已经发生但没有影响或者本该没有任何影响的事情。某个人说过的并非恶意的话突然伤害了我。他们无意要伤害我，我也不应该把这些话放在心上。但我突然想起某个人两星期前跟我说过的事情——"我打赌她的意思是如此如此"，"为什么她要那么说？"——我的大脑不停地运转着。

指导者：从很小的事情中也会出现这种想法？

参与者：真的。你知道，这很愚蠢。在有了这些想法之后无论什么都没有意义了，它不断地在你的脑海中打转。它只是这样做了。

注意，在这个时候，看起来参与者正在运用休息时间作为"让自己恢复镇静"的工具。这种做法显然是在对抗她的负性思考方式，这些认为自己"很愚蠢"以及"有这种想法后任何事情都没有意义"的评论很明显带有自我批评的倾向。但是此后更明显的是，休息时间的确把她与课程的其他方面联系起来了：

参与者：我也想过这种说法——"想法不是事实"，是吗？我真的很认同这个说法。"想法并非事实"，"……即使有人告诉你它们是真的"。我想那真的很好笑，"想法不是事实，即使有人告诉你它们是真的"，因为如果你让这种事情在你的脑海里打转，你会说："现在开始，那不是真的，这才是真的，即你现在在这个房间，看着所有美好的事情都围绕着你。"然后另一个想法会反驳你。"但是她真的说了那些。那是真实发生的。"然后我可以用下一句回应，"……即使有人说它们是真的"（笑）。然后我开始做休息时间练习，通常我会发现这些想法就这么消失了。

识别复发的征兆

我们在第三章里提到的研究表明，当人们抑郁了很多次后，抑郁的过程就会变得越来越自动化。抑郁复发的进程变得非常快，而且看起来并不需要外部的诱发因素。这就意味着当情绪稳定后，提前识别抑郁复发的征兆非常重要，这些变化（心理和身体）可能预示着抑郁正在发展中。通过早期识别这些征兆，参与者可以更有效地使用他们在练习的这些技巧。这些复发的征兆，也就是"复发迹象"，对每一个人都是独特的。

注意这里的假设是承认抑郁会再次发作，但是我们现在做的是当它发生时如何对付它。上了正念课就认为自己可能再也不会感到难过了是错误的。当抑郁发生时，学习如何更好地关爱自己更有意义，标出抑郁的特征，以便于我们减少恐惧感，更好地驾驭它。

在这本书的第一版里，我们在第七节课程中讲到了如何识别抑郁症复发的迹象。这个课程后期的经验告诉我们，更早一些介绍这部分内容可能更好，我们在课程六中讨论了想法，以及如何将它们作为"心理事件"来识别，这也自然而然地引发了我们讨论如何使用负性想法（以及它们是多么顽固）。这些负性想法作为抑郁症复发的重要征兆，它们可能预示着抑郁者回到旧有的、无用的思维模式的倾向，这加速了抑郁症的复发。

在课堂上，我们最好以成对或小组的形式开始做练习，以检查复发迹象。参与者的任务是列出抑郁症可能再次发生时的具体预警清单。一旦完成，指导者在黑板上写下一些信号。这里有一些从课堂中收集到的例子。

- 看到负性想法和情绪的影响，发现它们很顽固，很难驱散
- 对自己和他人易怒
- 回避社会参与，即"不想见人"
- 改变睡眠习惯
- 改变饮食习惯
- 容易疲劳
- 放弃锻炼
- 不想处理事情（打开信件，付账等）
- 推迟最后期限

　　加重每个人负面情绪的特殊综合征兆都是独特的，可能即将复发或再发的信号都是不一样——这就是为什么它被叫作"迹象"。重要的平衡点是觉知到这些信号，而不会变得过度警觉。但是，仅仅注意到这些变化是不够的。我们在感觉好的时候，列出这些征兆非常重要，但是当我们的情绪开始变得糟糕时，我们可能根本不再相信留意这些警示是有用的。回忆抑郁的"边界"部分是无望的，这种无望感会导致我们觉得这些练习没有一个是值得做的，"我又变成一个保守的人了"。这就是为什么要鼓励参与者利用他们当前的清单来关爱他们自己，包括将其他人纳入到计划中来。他们需要问自己两个问题："在过去是什么阻止我注意和靠近这些情绪（如推开、否认、分心、用酒精自我麻醉、争论、责备家人或同事）？"以及"在我的早期预警系统中，我以及其他家人如何可以检测到复发的征兆？"我们带着不幸和抑郁明智地工作。参与者可以在课程中开始，然后在家里完成。

为将来做准备

本次课程结束后，还有两次课。因此，在这个时候，我们为参与者留出了一段时间，探讨如何用自己的方式来进行生活中的日常训练。为了帮助他们，指导者会提供正念冥想练习的录音，10分钟和20分钟的静坐冥想练习的录音，以及只有间隔铃声的录音为个体自行练习提供了最基础的框架。我们要求参与者从这些或更早的冥想练习中选择自己的训练方法，每天至少练习40分钟。

这里暗含的信息是通过提供探讨不同方法的机会，我们让参与者习惯于长期的练习。正念是一种生活方式，而不是一种"治愈"个体问题的短期治疗。人们越能将这种正式练习融入日常生活中，使它们像刷牙或洗澡那样常规化，那么在八周的治疗计划中开始出现的改变就越有可能继续下去。最终，练习的"日常化"很重要，个体并不一定要使用哪一种练习或使用多长时间。一些人会听到这样的信息，"除非我每天坚持40分钟，否则将无法很好地保持"。这并不是我们想要展示的。但是，我们越来越确信明确将来是很重要的：抛开一天天的时间观念，去尝试"存在"模式，而不是"行动"模式，这是人们所能给予自己的最有用的礼物。如果我们希望一天中所有的时刻都在正念，那么当我们只是在练习正念时，从一天中找一些时刻是有用的。在这些时刻中，我们允许自己看到，然后拥抱我们生命中最深的和最美好的东西。

课程六：资料一

课程六的总结：想法不是事实

观察我们在不知不觉中赋予了不受欢迎的想法多么大的力量是非常惊人的："这么做，那么说，记住，计划，迷惑，评判。"它们有能力将我们逼疯，而且它们常常这样做！

——Joseph Goldstein[89]

我们的想法对我们的情绪和行为有非常强烈的影响。那些想法常常会自动地出现和消失。一次又一次，我们通过觉知到穿过脑海中的想法和意象，以及当我们将注意力转回到呼吸上时它们消失，来让自己一段距离之外观察它们。这样做能让我们认识到有另外一种思考情境的方式，从旧思维方式的专制中释放出来。最重要的是，我们最终会深刻地认识到，所有想法都只是心理事件（包括想法本身会说它不只是想法），想法不是事实，也不是我们的想法。

想法和意象常常为我们提供线索，让我们发现在脑海中逐渐变深的东西是什么；我们可以"抓住它们"，以便于我们可以从不同的视角仔细观察它们，通过逐渐熟悉我们自己"前十位"习惯化、自动化、无助的思维模式，我们可以更容易地认识（和改变）导致我们陷入负性情绪漩涡的思维过程。

关注可能妨碍或破坏练习的想法特别重要，例如"没有必要这么做"或"这样做没用，那为什么还要做"。这种悲观、绝望的思维模式是抑郁情绪状态的最典型的特征之一，也是阻止我们采取行动从那些状态中摆脱出来的主要因素之一。所以，识别这些"负性想法"，不自动放弃采用擅长的方法来改变感受的方式尤其重要。

　　行动来源于想法。所有类别的结果都来源于行动。

　　我们想了解什么样的想法？我们最大的任务就是看清它们，以便于我们可以选择对哪些做出反应，哪些只是让它顺其自然。

——Joseph Goldstein[89]

课程六：资料二

以不同方式看待你的想法

这里有一些你可以用来应对想法的方式：

1. 只是单纯地注视着它们出现与消失，你没有必要跟随它们的感觉。

2. 看看是否有可能关注情绪引发的想法：你的想法所在的"环境"，但是是与事件链有关的那一个环境。

3. 把你的想法看作心理事件而不是事实。这些"事件"确实常常与其他情绪相连，因此把它看成事实很具诱惑力。但是即使是这样，它的真实程度和应对它的方式仍由你来决定。

4. 在纸上写下你的想法。这在某种程度上可以让你在看待它们时避免情绪太过强烈。而且，存在这种想法和写下它之间的时间间隙可以让你有机会采用一个更宽广的视角。

5. 对于特别困难的想法，有意识地从另外一个视角去看可能会有帮助，在开放的心态下，作为静坐练习的一部分。让你的"睿智大脑"发表看法，或者给伴随出现的情绪命名，尽可能地带着好奇。"啊，这是伤心"；"这是抑郁的声音"；"这是很熟悉的严厉和批评的声音"。伴随着想法的关键态度应该是兴趣和好奇心。

Based in part on Fennell.[96]

课程六：资料三

预防抑郁复发

关于抑郁可能再来的预警信号是什么？（如，变得易怒；社交减少；睡眠习惯改变；饮食习惯改变；很容易疲劳；不再锻炼；不想处理事务，如打开信件，付账等；推迟最后期限）

建立早期预警系统——在一张新的工作单上写下你应该注意的变化（包括与你共同生活的人，大家一起合作，努力去注意，然后做出合理的反应而不是做出自动的反应）。

课程六：资料四

带着不幸与抑郁明智地工作-I

看清楚（关注抑郁的早期征兆）

当抑郁出现时，这个工作表为你提供了一个发现你觉知到发生了什么的机会。这个工作表的目的是考察想法、情绪、躯体感觉和行为模式，因为它们会告诉你，你的情绪开始低落了。

导致你抑郁的诱因是什么？

· 诱因可能是外部的（发生在你身上的事件），也可能是内部的（如，想法、情绪、记忆或担忧）。

· 关注微小的以及较大的诱因——有时一些极小的事件也会形成向下的心理漩涡。

当你的情绪开始低落时，是哪一类想法出现在你的脑海中？

出现了什么情绪？

你的身体出现了什么变化？

你做了什么？或者你想做些什么？

是否有任何旧有的思维习惯或行为可能会间接地维持你的抑郁状况（如，反刍、试图压抑或远离痛苦的想法和情绪、与它抗争而不是接受它或探讨它）？

课程六：资料五

课程六的家庭作业

1. 每天至少练习40分钟（如，20+20）你从新的冥想以及前期的冥想（音频4、10和13）中挑选的练习。在家庭作业记录表中记录你的反应。

2. 3分钟的休息时间练习——常规（音频8）：按预先设定的每天练习3次。通过画R在家庭作业记录表上记录每次的练习；记下任何的评论和困难。

3. 3分钟的休息时间练习——应对（音频9），见课程五的资料二：当你注意到不愉快的情绪时进行练习。通过在家庭作业记录表上相应的日期画X记录你每次的练习；记下任何出现的困难。如果在练习完休息时间后负性想法仍然围绕着你，那么你可以使用课程六的资料二中的一些观点，采用不同的视角来看待这些想法。

4. 在课程开始时，完成本课程资料四的工作表-I。如果你愿意，可以请家人和朋友一起。如果你的情绪低落了，他们可能会很早注意到这些预警信号。

课程六：资料六

家庭作业记录表——课程六

姓名：_____

在家庭作业记录表上记录你每一次的练习。同时，记录下在做家庭作业过程中出现的任何东西，以便于我们在下一次见面的时候进行讨论。

星期/日期	练习（是/否）	内容
星期三 日期：_____	选择的哪一个正式练习？ R R R XXXXXX XXXXXX	
星期四 日期：_____	选择的哪一个正式练习？ R R R XXXXXX XXXXXX	
星期五 日期：_____	选择的哪一个正式练习？ R R R XXXXXX XXXXXX	
星期六 日期：_____	选择的哪一个正式练习？ R R R XXXXXX XXXXXX	

星期日 日期：_____	选择的哪一个正式练习？ R R R XXXXX XXXXX	
星期一 日期：_____	选择的哪一个正式练习？ R R R XXXXX XXXXX	
星期二 日期：_____	选择的哪一个正式练习？ R R R XXXXX XXXXX	
星期三 日期：_____	选择的哪一个正式练习？ R R R XXXXX XXXXX	

注：R，3分钟休息时间——常规型版本；X，3分钟休息时间——反应型版本。

课程六：资料七

从想法中走出来

当你可以看到你的想法只是想法，不是"你"，也不是"事实"时，你所感觉到的释放是非常明显的。例如，如果你认为今天必须完成一定数量的事情，你没有把它看作一个想法，而是把它当成"事实"来行动，然后在那一刻你创造了一个事实，由此你真的相信这些事今天必须全部完成。

一个叫Peter的病人，曾经发过一次心脏病，他想阻止它再次发生。一天晚上，他在路灯下洗车时，发现自己对这一点获得了戏剧性的认识。他意识到他这么做不是必需的。这只是他整天试图让每件事都符合他脑海中必须完成的任务的必然结果。当他发现自己正在做事时，他也明白了他已经不能对原有信念的真实性（即每件事今天都必须完成）提出质疑了，因为他已经完全相信了。

如果你发现自己的行为表现类似，很可能也会莫名其妙地感觉到被迫、紧张、焦虑，而且不知道为什么会这样，就像Peter一样。所以如果在你冥想时出现了今天有多少任务需要完成这样的想法，你必须把它当作一个想法而格外关注，或者在你了解它之前继续做事，不要仅仅因为一个想法闪过脑海就决定停止静坐冥想。

另一方面，当这种想法出现时，如果你能够回想一下，看清楚它，那么你就可以区分事情的先后顺序，做出真正明智的决定。你会知道什么时候让这种想法离开。所以只要你认识到你的想法只是想法而已，你就可以从它所造成的歪曲事实中解脱出来，更具有洞察力和掌控生活的能力。

从思维专制中获得的解释直接来自冥想练习本身。当我们每天花一些时间处于非行动状态，在不受干扰的情况下观察呼吸的起伏以及思维和躯体的活动，不去紧跟上这些活动，我们就可以培养冷静和正念。当内心发展了稳定的品质，较少受到思考内容影响时，我们就增强了内心集中注意力和保持镇静的能力。只要每次它一出现，我们就能够意识到这些想法只是想法而已，记下它的内容，并且弄清楚它控制我们的强度和内容的正确性。然后每次我们都放下想法，让注意力回到呼吸和躯体感觉上，那么我们的正念能力就得到加强。我们开始更好地了解自己，更加接纳自己不是我们想成为的样子，而是我们实际的样子。

课程六：资料八

联想训练

头脑的思考水平普遍影响着我们的生活；有意识地或无意识地，我们都在此花了人生的大部分时间。但是冥想是一个不同的过程，它不涉及不着边际的想法或反应。因为冥想不是思维，而是通过连续的无声观察了解想法出现的过程的一种新的方法。

我们不必与想法抗争，不必反对它们或者评价它们。相反，我们可以只是在觉知到它们出现时，选择不追随想法而已。

当我们迷失在想法中时，认同非常重要。想法扫荡了我们的内心然后把它带走，在很短的时间里，我们可能确实被带得很远。我们不知不觉跳上了一列联想的火车，当然也不知道我们的目的地在哪里。沿路上，我们可能醒过来，意识到我们已经乘上了思考的列车。当我们下车的时候，心理状态可能与我们上车时已经大不相同了。

现在花一点时间直接去看出现在你内心的想法。作为练习，你可以闭上眼睛，想象自己坐在电影院里观看空白的银幕。只是等待想法的出现。因为你除了等待想法的出现以外，也做不了任何事情，所以你可以很快地觉知到它们。它们到底是什么？它们怎么了？想法就像魔术展览一样，当我们迷失其中时它仿佛是真的，但是当我们审视它时它又消失不见了。

但是影响我们的强烈想法又是怎样的呢？我们一直在注视、注视、注视，然后突然间，嗖的一下，我们被带走了，迷失在思维中。那是怎么回事？这种不断吸引我们的内心状态或特定的想法到底是什么，以至于我们都忘记了它们只是穿过脑海的空虚现象而已？

观察我们在不知不觉中赋予了不受欢迎的想法多大的力量是令人惊讶

的："这么做、那样说、记住、计划、迷惑、评价"。它们有能力将我们逼疯，而且它们常常这样做！

我们所具有的这种想法和它们对我们生活的影响取决于我们对事情的理解。如果我们能处于清醒的、坚定的立场，只看着想法出现和消失，那么出现在内心的任何种类的想法就真的不是问题了；我们可以把想法仅仅看作一种暂时的展现。

行动来源于想法。所有类别的结果都来源于行动。我们想了解什么样的想法？我们最大的任务就是看清它们，以便于我们可以选择对哪些做出反应，对哪些只是让它顺其自然。

第十五章

正念练习的一天

当我们在1993年开始这个项目时，我们发现八周的正念减压训练计划可能适用于预防抑郁症的复发。在那个时候，我们意识到，课程六和课程七之间的一天正念时间为病人提供了在静默和简单的条件下练习的机会。支持我们的基金会要求我们进行随机试验，更密切地注意健康经济的问题（与其他治疗相比，对参与者和指导者来说所花费的额外时间的直接成本和机会成本）。这就意味着我们需要最小化这个项目的成本和投入的时间，鉴于此，我们没有包括这一天。但是，在过去的十年里，在正念认知疗法项目的教学中，包括或者不包括这样的一整天，我们都可以看到它的益处。

正如在正念减压训练中计划的那样，在课程六和课程七中间通常设计一个全天的练习，在课程六结束之后，病人开始正式的正念练习。他们可以整天回顾这些熟悉的练习是一种什么样的体验，在沉默的静思中做很多事情（见图15.1）。因为全天正念通常发生在周末，它可以代表一种有意识地摆脱繁忙的事务，从而将自己注意力从这一刻转到下一刻。指导者鼓励病人穿上舒服的衣服，以便他们可以在全天随时因热脱衣服和因冷穿衣服。他们带着自己的午餐，包括饮料，也带着雨衣或暖和的夹克，以防当他们想去外面散步冥想时外面下着雨或有点儿冷。课程中提供席子、垫子以及椅子，但是病人可以带任何其他他们觉得在练习期间会让他们感觉舒服的东西。这些东西可能是枕头、毯子或者瑜伽垫。

```
9：45—10：00  到场
10：00—10：05  静坐5分钟
10：05—10：20  欢迎，介绍，小组规则
10：20—10：50  静坐冥想：呼吸，身体，声音，想法以及无选择的觉知
10：50—11：30  正念伸展
11：30—12：00  躯体扫描
12：00—12：05  午餐时间的介绍：觉知吃饭，品尝，咀嚼，吞咽，食
              物缓慢下落
12：05—1：05  午餐：室内或室外进行正念散步
1：05—1：20  简短静坐
1：20—1：50  散步冥想
1：50—2：20  高山冥想
2：20—2：40  正念伸展
2：40—3：00  静坐或延伸休息时间
3：00—3：30  两人一组反馈全天的体验
3：30—4：40  大组讨论
```

图15.1　全天正念练习课程表举例

病人一旦到场，指导者会打铃，邀请他们静坐几分钟。人们可能会相互简单介绍一下自己，然后指导者会对小组表示欢迎，与他们讨论这一天的一些小组规则。这些小组规则意在缩短大家互动的时间，令参与者专注于对正念练习的探索。在练习水平上，指导者要求参与者全天忍住说话的愿望，不与其他人有眼神交流。因为全天练习期间出现大量的躯体或情绪反应很正常，这些规则可以使参与者更容易集中精力来观察任何发生的事情。指导者将告诉参与者当练习开始和练习结束的时候铃声会响（所以他们可以摘下手表），如果任何人有困难或者需要与指导者说话，无论想说什么都不必犹豫。

选择的练习和顺序在不同环境中会有变化。这里是我们用过的时间表。最初的练习可能是30分钟的静坐冥想，伴随聚焦于呼吸、身体、声音、想法和无选择的觉知。病人将他们的注意力从对某一个特定事物的觉知（如呼吸）转移到更具感官性的觉知上，在这种觉知中此时此刻体验到的任何东西都可以成为焦点。紧随其后的是40分钟的缓慢而轻柔的正念运动。正念运动总是能让人们倾听他们的身体。午餐前的最后一个练习是躯体扫描，这样安排可以为参与者们提供一个机会，使得他们可以注意休息时躯体正念与来自正念运动的积极伸展正念之间的区别。

在午餐期间的讨论中，指导者强调在这个时间里病人应与他们自己在一起，要求他们继续保持沉默。指导者邀请参与者去探索吃饭吃得很慢时体验到发生了什么，保持好奇心去咀嚼、品尝和吞咽。根据环境设置，参与者可以选择是在教室里吃还是出去吃。他们吃完后，可以在周围进行正念散步，直到该返回的时间点。如果他们走出去了，那么他们可能想重新带上手表。

因为午饭后参与者的精力很容易涣散，所以在简单地静坐后，我们要介绍的练习可能是散步冥想。在散步冥想中，我们要求参与者找到录音磁带10，在这样的步调下他们可以不受妨碍地来回散步（见课程四的资料二）。再一次指出，放慢散步的速度可以加强重心从一条腿转移到另一条腿时的感觉，抬起脚趾，放下脚跟，感受躯体的移动。散步就是散步，参与者可能会注意到这时不需要任何思考就可以继续这个过程。这是培养时刻觉知我们常常认为的理所当然的事情的机会。

高山冥想（mountain meditation）[66]可能是近期最新的正式全天冥想。指导者通过描述一个高山的形象来帮助人们体验感觉安全的静坐姿势，这种静坐姿势与地球相连。它也展示了无论"气候系统"如何，我们都可以维持安全感。"气候系统"可能经常转换，就像我们可以观察到的我们的思维那样，它们可能是痛苦的感觉或令人困扰的想法和情绪。高山冥想之后，小组会继续进行更多的伸展正念，然后花时间静坐（或者是呼吸练习），以此作为沉默练习的结束，然后开始讨论。

开始讨论时，我们要求参与者两人一组，相互分享他们在这一天的反应：一个作为发言者，一个作为倾听者，然后互换角色。为了保持整个房间的能量不流走得过快，参与者说话的时候以及互换角色的时候要轻柔小声。在小组成员回到整个大组时，他们有一个更自然的谈话期作为过渡。在这个时间里，他们可以分享彼此一天的体验，以及如何练习将更广泛地应用到他们的生活中。

正念认知疗法结束后更大的跟进问题

正如任何一个短期治疗那样，正念认知疗法项目对一些病人来说结束得太快了，指导者也经常面对小组的后续要求。在某种程度上，参与者很难适应失去同伴的支持和结束八周的分享旅程，这是可以理解的。但是这也反映了另一个事实：对想与其他人一起练习的正念认知疗法参与者来说很少可以找到这样的场所。这也是为什么当开始进行全天正念时，邀请早期毕业班的人参与到积极的正念认知疗法组的主要原因之一。通过几个小时的共同练习传递了这样一个信息：我们是有联结的共同体。

另一个跟进的选择是在正念认知疗法组结束了全天的训练后，在接下来的一年为他们提供两到四次的额外课程。这在随机试验中最常使用，在社区练习中用得最少。这些课程类似于典型的正念认知疗法课程，病人将时间分为两部分：练习正念和讨论他们自课程结束后持续陷入抑郁的挑战和发现。很多参与者发现这种方法非常有用（见图15.2）。需要注意的是，从最开始就确定后面会有多少次跟进课程是很重要的。当然，因为这些跟进课程通常只提供给最初的班级成员，所以这可能不是一个加大正念认知疗法参与者数量的解决方法。

正念练习的一天

0：00　欢迎

练习

静坐：呼吸、躯体、声音、想法。静坐后选择读一首诗

0：35　简单的练习回顾

0：45　家庭练习回顾

两人一组→大组

自课程结束后再练习时你有什么体验？

你注意到了什么？

1：05　积极计划回顾（沉思→更新，回顾）

两人一组→大组

有没有困难的情境，感觉低落的时候？

你是如何做反应的？

你学习到了什么？

你想合并哪些东西到你的行动计划中？

1：25　非正式聊天和茶点

1：45　静坐和结束

图15.2　正念认知疗法后跟进会面的时间表举例

　　第三个选择在范围上受限更小，即组建一个常规的（每周或每月）静坐小组，这个小组强调更多的练习，更少的讨论或回顾。一种形式是会面维持1个小时，其中包括20分钟的正念运动，25分钟的静坐冥想，15分钟的讨论。另一种形式是牛津正念中心（the Oxford Mindfulness Centre）使用的一周一次的版本，这是一个傍晚（下午6：15）开始的小组，以由指导者引导的30～40分钟的练习开始，然后是为了"振奋精神"的茶歇，接下来是40分钟的沉默练习时间。一些人会全程参与，另一些人在第一部分或第二部分退出。这种类型的

小组对所有之前参加过正念认知疗法项目的"毕业生"开放，它的优势在于一整年可以不断进行，参与者自己就可以组织。

最后，在一些项目中，在课程八结束时，指导者会送给每一个参与者一本《穿过抑郁的正念之路》的复印件作为"旅程的食物"。Jon Kabat-Zinn叙述过正念，所以参与者可以通过体验不同的声音来引导它们。在第八次课程结束时，无论他们翻到书的哪一页，他们都会看到一个常见的模式或熟悉的教学场景。课程向参与者表明他们并不孤单，他们认为只有他们自己是特殊的、独特的、不完美的，其实这些问题在很多受害者身上普遍存在，这本书说的也是这些。它本身可以极大地解放洞察力。这些课程和书并不止于此：他们将练习与这种洞察力和理解力联结在一起，练习使得我们一遍又一遍地鼓起勇气转向我们最深的痛苦，去看清楚加重痛苦的心理模式，并且带给我们温暖的注意和同情心，这些品质让我们生活得更加充实。

第十六章

课程七："我如何能更好地关爱自己"？

花点时间想一下你在典型的工作日都做些什么。显然，如果你一天中的大多数时间都在做同一件事情，那么尝试将这些活动分成更小的部分：与同事说话、发电子邮件、制作咖啡、整理文档、编辑文字、吃午饭。晚上和周末又怎么样呢？你发现你自己会做哪些种类的事情呢？在心里或纸上列个清单。清单上的什么事情会令你的情绪变好，给你能量，滋养你？清单上的什么事情会令你的情绪变差或者耗干你的能量？

这个练习帮助我们识别我们的活动和我们的情绪之间的亲密联系。对活动的熟练使用是抑郁症的认知和行为方法的核心方面。现在是时候将其纳入正念认知疗法中了。

采取行动应对抑郁的重要性

当我们开始研发这个方法以帮助人们预防抑郁复发时，我们最初的想法是发展认知行为疗法的维持疗法。在我们的计划中，这种方法的突出特点是强调教人如何注意抑郁即将复发的早期迹象，然后采取行动来避免情绪恶化。就像你现在看到的，我们最终采取的计划包含的认知行为疗法比较少，反而更多的是以正念的方法为基础。

但是从一开始，我们也关心一个不应该被忽略的事实，即认知疗法包含很多重要的元素，它们在一起能减少抑郁症复发的机会。认知行为疗法是经过实证的、以行为定向的方法。近期的行为激活（behavioral activation，BA）[98]研究发现行动元素在认知行为疗法中占据重要位置。在这些方法中安排的家庭作业不仅鼓励病人更好地觉知自己的思维模式，还鼓励他们更好地觉知日常的生活（当前正在做的哪些事情会使他们处于抑郁中，当前没做到的哪些事情可能会改善他们的情绪）。学会监测这样的日常活动使得病人注意到他们的生活是在什么时候开始失去控制的。

但是认知行为疗法和行为激活没有停留在监测活动上，它们还安排了活动。作为一种抵消疲劳和消极情绪的方式，或者在认知行为疗法中检测消极想法、态度信念的真实性的方式"采取行动"这一主题在认知行为疗法中非常普遍。我们认为正念认知疗法把这个元素包括进来很重要。当抑郁对个体造成威胁时，就需要探讨什么样的行动可以有所助益[99]。这样的探讨可能只是揭示个体需要增加活动量，或者需要改变活动的质量。

关爱自己

对参与者来说，在注意预警信号和采取行动时，重要的是要留意主要障碍物。除非他们能够关爱自己，很好地去觉知此时此刻的体验，否则觉知到复发的迹象和计划采取行动是不可能影响实际发生在他身上的事情的。（与此相关的是，我们在这一次课程中会读Mary Oliver的诗《夏日》；见下文。）参与者可能会找到101个理由来解释为什么他们不应该体验或做自己喜欢的事情，尤其是当他们正情绪低落时。在这种情况下我们要回忆认知行为疗法的方法。认知行为疗法富有想象力的是它还没等人安排做某件事情时就开始起作用。相反，对每个参与者来说，认知行为疗法能识别这些与非抑郁相关的行动和活动，然后让参与者把这些活动融入日常生活中。

课程七的主题和内容

主题

面对低落的情绪时采取有技巧的行动来关爱我们自己。我们可以通过有意识的、有技巧的行动控制抑郁情绪。我们可以通过学习识别自己的复发预警信号来进行更迅速、更有效的反应。进行一个休息时间练习后，我们通过行动来友善地关爱我们自己，这些行动可以带来快乐或掌控感，或者提供一个清楚的正念焦点。

日程安排

- 30～40分钟的静坐冥想——觉知呼吸和身体；注意当想法、情绪或躯体感觉出现时我们是如何反应的，通过这些反应了解我们是如何对待我们的体验的；特别是在练习期间困难出现的时候，注意它们的影响以及身体对它们的反应。
- 练习回顾。
- 家庭作业回顾（包括更短时间的冥想和休息时间）。
- 练习探索活动和情绪之间的关系（见课程七的资料三）。
- 当情绪太强烈以至于产生威胁时，计划如何更好地制定时间表。
  - 再次平衡滋养的与空虚的活动。
  - 制定愉悦和掌控感的活动清单。
- 在选择是否采取正念行动之前，以3分钟的休息时间作为"第一步"。
- 识别应对复发/再发威胁的行动（课程七的资料四）。
- 3分钟的休息时间或者正念散步。
- 分发课程七的参与者资料。
- 布置家庭练习：
  - 从所有不同的练习形式中选择一个你愿意使用的常规练习。
  - 3分钟的休息时间——常规型（1天3次）。
  - 3分钟的休息时间——反应型（无论何时你注意到不愉快情绪时）。
  - 制定面对低落情绪时要用的行动计划。

准备和计划

除了你的个人准备之外，记着带一块黑板或白板，在课上记录活动和情绪之间的关系以及行动计划练习的书写材料。你也需要读Mary Oliver的《夏日》这首诗。

参与者资料

课程七资料一：课程七的总结："如何最好地关爱自己？"

课程七资料二：当抑郁来袭的时候

课程七资料三：疲惫漏斗

课程七资料四：带着不愉快和抑郁明智地工作——II

课程七资料五：课程七的家庭作业

课程七资料六：家庭作业记录表——课程七

《夏日》

谁创造了世界？

谁创造了天鹅和黑熊？

谁创造了蝗虫？

这个蝗虫，我是指——

飞出草坪的那一只，

吃我手上糖的那一只，

它前后移动下颌，而不是上下移动——

它用巨大而深邃的眼睛四处打量。

现在它举起苍白的前臂，洗了洗整个脸。

现在它拍打着张开翅膀，飞走了。

我的确不知道祈祷什么。

我确实知道如何集中注意力，如何降落在草地上，如何趴在草地上，

如何能悠闲有福，如何能在田野里自在闲逛，

这正是我每天所做的事情。

告诉我，究竟我还能做什么？

万物最终不会灭亡，还是会灭亡得太快？

告诉我，你计划如何面对自己狂野而珍贵的一生？

重要的是，认知治疗师意识到抑郁会使动机过程倒置。通常情况下，我们直到真正想做一件事时才会实际上做这件事；但是在抑郁状态时，我们在想做事情之前就必须做一些事情。此外，抑郁时产生的厌倦和疲劳可能会误导人。当我们不抑郁时，疲倦意味着需要休息。在这种情况下，休息能使我们振奋。然而当我们抑郁时，休息实际上增加了疲倦感。抑郁状态下的疲倦不是正常的疲倦，你不需要休息，而是需要增加活动，如果能有一小会儿的休息也好。在这些时刻，"关爱"自己的一部分是"待在游戏中"或者保持参与活动，即使你的情绪和想法似乎在说那样做没用。

因为正念认知疗法是为抑郁间歇期的人设计的，所以参与者有可能欣赏"关爱自己"的信息。要是参与者可以看到他们在抑郁时的态度和当前态度之间的区别就好了，此时他们的情绪允许他们更为客观地看待这些区别。然而，参与者并不情愿为自己花时间。事实上，这对我们很多人来说也是一样的。

Anna的故事

Anna白天的工作是做一个秘书，但是她对溜冰特别感兴趣，她晚上参加了很多与溜冰有关的课程。她尤其喜欢与同伴们比赛，总是期待着周末的到来。Anna在工作中也有很大的压力，她经常告诉自己要做得更好。当她穿戴好衣服要去上溜冰课时，她开始意识到自己不是一个非常好的溜冰手，在比赛中拿高分的机会很少。

在过去，这样的想法快把她击倒了。在过去的几年里，她有很多次放弃了好玩的活动，因为她觉得对自己而言，浪费时间就是自我放纵。特别是当工作中有压力时，Anna认为她应该将所有可利用的时间都用到为公司加班上。

　　这一次，Anna意识到自己低落的情绪，决定进行休息时间练习。她描述了那些她开始意识到的出现在脑海中的东西，并承认它们，然后将注意力带到呼吸上。最终，将注意力扩展到作为整体的身体上，并且注意它对想法或者情绪的影响。Anna说，这样做了之后，她能走出来并且看到她正在经历的一幅更大的图。她知道自己对比赛的看法是狭隘的，只是聚焦于必须做好它。她也意识到有些怀疑是出于对工作的矛盾情感，不一定是针对自己喜欢的溜冰的。

　　休息时间使得Anna对自己的一些具有批评性的思维有了其他的观点，并且即使在有绝望感的时候也会制定计划采取行动。她认识到尽管怀疑的想法可能仍跟随着她，但是她可以走出去，并且无论如何都可以去参加比赛。Anna说通过从更宽广的视角来看待自己身上正在发生的事情，她可以看到此时的任务就是在今天晚上做最好的自己。这使得她以更高的热情和责任参与到活动中。

　　后来我们发现，休息时间显然不只是让Anna暂停。它使得她与有规律的正式冥想练习连接起来，成为自己新的日常生活的重要一部分。在短暂的休息时间里，Anna似乎可以以"更宽广的视角"来看待情境，此宽广视角是她在培训课程更长、更正式的静坐冥想和工作期间发现的。她发现了一种特别有用的方法，即正式静坐冥想与聚焦于呼吸相结合，无论出现什么，"无选择觉知"都聚焦于呼吸，这就意味着无论此时此刻体验到什么，都可以变成注意的焦点，就如同呼吸本身一样。这个任务就是观察吸引注意的任何事物，允许它保持在觉知中，不要去评价。Anna很惊讶到底有多少意义可以附着于此时此刻的体验，例如，听到简单的声音。大多数情况下，她不希望听到任何带有情感色彩的东西。而且对她来说，用这种方式来听会带来更多的情绪觉知，特别是生气和紧张的情绪。她也开始觉知到，当她紧张的时候，她的本能反应是自己抱紧自己，或者加强身体其他部位的紧张，而这些在以前她是意识不到的。

　　指导者要求对这些情绪保持开放的态度，轻柔地做出反应，允许Anna与这些感受待在一起，并且比之前的时间更长。指导者的态度也很重要，鼓励她对这种观察的好奇，允许她从更宽广的视角来看待体验。她发现指导者的问题变成了自己的。是这种想法或情绪引起她的注意了吗？关于这种体验她注意到了什么？这种体验能持续多长时间？它会发生变化还是保持原样？她意识到伴随着正体验的事物的任何想法了吗？它如何慢慢消失，如果完全没有消失会怎么样呢？对她来说，这所有的正式练习都触手可及，在每个情境中都能更好地意识到正在发生的事情。当准备比赛时，Anna发现休息时间是有帮助的，因为它是自己进行正念练习的延续，而不是孤立的"快速调节方法"和有规律正式练习的替代品。

Anna的体验带来了一个重要的观点：正是对不同想法、情绪和感觉的开放态度，使得她更清楚地看到旧有的、无用的思维方式会使她变脆弱。她开始识别自己的抑郁复发迹象。但是，比这些更重要的是，Anna发现感觉到低落确实会影响她参与活动时的能力，而正是这些活动在滋养着她。注意她的故事开头的描述："在过去的几年里，她有很多次放弃了好玩的活动，因为她觉得对自己而言，浪费时间就是自我放纵。特别是当工作中有压力时，Anna认为她应该将所有可利用的时间都用到为公司加班上。"

Anna不是孤身一人。抑郁使我们空虚。它耗干了我们重要的能量，通常情况下我们需要这些能量让我们在早上起床，在一天中保持活力。更糟糕的是，它带走了任何我们平时喜欢的事物带给我们的愉快体验。即使想想那些高兴的事情都会加重抑郁。Anna采用了休息时间，但是这之后，她知道采取行动才是最重要的事情：她的身体和心理需要的只是鼓起勇气去做她不想做的事情。

注意活动和情绪之间的关系

为了介绍这个主题，在课程开始做完静坐冥想以及探究练习和家庭练习后，我们要求参与者做这个章节开始时做的练习：用沉默做反应，然后记下一些他们每天都做的典型事件。

当这个清单列好后，参与者将这些活动分类，N表示滋养我们的日常生活，D表示日复一日的消耗我们能量的空虚生活。

然后每个参与者看一看N和D活动之间的平衡。有时，参与者觉得这个活动是滋养的还是空虚的取决于他们的情绪或者其他外部环境。在这些情况下，指导者鼓励他们去问"它依赖于什么？"，并且思考是什么导致了相同的活动从"滋养"变为"空虚"。

然后，参与者两人一组或以小组的形式问下面的问题：

"滋养性的活动：我怎么做才能有更多的时间、更频繁地做这些事情？我如何能在做这些事的时候保持更高的觉知？"

"空虚的或耗人的活动：怎么做才能最大限度地减少这些活动？或者可以处理的更得心应手？"

当我们在课堂上做这种练习时，一个常出现的主题是，人们更能觉知到的活动是空虚的活动，而不是滋养的活动。

"当我醒着的时候，我总是感觉半死。将自己从床上拉下来简直太恐怖了。"

"我如此飞快地冲去接孩子放学，这感觉太糟糕了，太空虚了。但是有时，当我没有工作安排时，我可以花更多的时间去谈话，这确实很好，非常滋养人。"

另一个列举这个的方式是谈论疲惫漏斗，有时我们在课堂上会使用这个方法（见课程七的资料三）。

当情绪低落时采取行动

接下来的一步是鼓励参与者去发现他们采取什么行动才能更好地应对情绪低落，因为正是这些低落的情绪导致了抑郁。这些行动可能是最有用的方法。已经获得这些工具意味着参与者很可能已经能够带着它们坚持面对负性想法（如"为什么任何事都烦人？"）。他们自己独立工作或者两人一组工作都可以看到行动和情绪之间的关联，为了应对低落的情绪，参与者继续考虑他们可以用什么样的方式，去改变他们想做的事情或者他们如何做事情的方式让我们先来看看做，再转向做什么。

有技巧地应对日常生活

抑郁时的一个常见主题是绝望感，以及当人们去寻找他们喜欢的东西而做出改变时伴随的内疚感，如为自己花费了更多的时间。

"生活中有些事情是你不能选择的，比如工作。"

"我们中大多数人被父母养育这么大不是为了自己享受的。"

"只有你对别人或者工作完全负责任，并且令人满意，那么你才可以做对自己好的事情。"

"我正在平衡做一个妈妈、职业女性、妻子和家庭主妇。我哪里能为自己找到时间？"

"我的父母年龄大了，需要关爱。对我来说把自己放在首位是错误的。"

这些评论描述了很多时候我们是如何被拖到各个方向的。我们要注意自己会做得好的另一方面：这些评论似乎看起来很普遍，而且暗示着没有其他空间让这些事情变得不同。在这里我们能看到这个僵局。如果我们希望事情不同，但是我们的思维告诉我们事情不会有什么变化，那么我们就僵住了。但是，通过对正在发生的事情有更多的觉知，如果我们开始"品尝葡萄干"，甚至投入更多的注意在这些忙碌中，那事情会怎样呢？当事情棘手时，"寻找空间"是否有可能使关爱自己不是额外的任务？采取行动是从留意你周围正在发生的事情开始的。

Jackie是一所医院的护士，工作很忙，正如她所说的那样，她被接踵而来的事情"磨掉了脚"。对她来说似乎没有时间放松，更不要说静坐以及冥想了。但是她开始更加关注这些繁忙。她注意到即使在最忙的时候也是可以出现小小的空间的。比如，她说她需要给医院另一个部门打个电话以得到病人的一些检验结果。她打了几次但是都没有得到回复。这是她工作中最让人感到挫败的方面之一，当她有那么多事要做的时候，却要等另一个部门里的某个人回电话。她开始感到生气。

然后，她停止了。现在有30秒的时间她不用到处乱撞；这是嘈杂的一天中可能存在的片刻安静。她开始把没有回话的时间当作进行休息时间练习的机会，当成一个让自己心静的机会。慢慢地，她开始注意到许多其他的机会也可以让自己的心静下来，比如，推药车或者走到病房另一端去看病人家属的时候，限制自己走路的速度。在这之前，她原以为冥想最好放在午餐休息时间在休息室里进行。现在，她发现她可以寻找一天中的"缝隙"空间，这些空间能改变她一天中其他活动中的想法、情绪和行为。

在某种程度上，她选择"面对"，而不是逃避或者回避她的体验的方式。这正是我们要求参与者的东西——把握日常生活中困难的方面，以及关于他们的信念或者期望，并和它们靠得更近些。毕竟，这是过去6周里他们在伴随着躯体感觉、情绪和想法的练习中所做的。

确定了框架以后，通过利用休息时间，他们可以更清楚地看到正在发生的事情，现在是时候考虑采取行动了。

改变行动：聚焦于掌控和乐趣

当人们感到悲伤时，有两种活动可以改善他们的情绪，但是抑郁可能会削弱这些活动。

第一种是带来快乐的活动。一旦人们抑郁，他们很难去喜欢他们曾经觉得好玩的活动（如，与朋友出去吃饭，泡个舒服的、长时间的澡，吃甜点；仅仅因为好玩而买东西）。

第二种是削弱抑郁、带来掌握感的活动。这些类型的活动通过让参与者产生成就感而滋养他们，比如写一封信、填写收入税单、去商店购物或者修剪草坪。请注意，这些活动可能并非本身就带有乐趣，但是世界上的很多事在做了之后会有所不同。

扩展清单

所以，如果参与者要考虑什么样的活动可以应对低落的情绪，就需要看看他们日常活动的清单，考虑哪些可以带来快乐，哪些可以带来掌握感，以及如何进行更多的活动来获得快乐和掌握感。看参与者能从自己的体验中引出什么例子是非常有趣的。许多例子看起来很琐碎（如，看视频、给朋友打电话）。它们看起来太微不足道了，以至于不能放到之前所列的可以滋养或者消耗能量的活动清单里。这个课程指导语是扩展"滋养"活动的清单，无论这些事情多么琐碎，将字母P放在带来愉悦的活动旁边，字母M放在带来控制感的活动旁边。

这如何被应用于日常生活中？

对参与者来说，接下来的一步是选择那些在将来安排好的活动（包括将它们分成小步骤），防止因失误而忽略它们。

休息时间：增加行动环节

休息时间的核心包括三个步骤：（1）承认身心正在经历的事情；（2）集中注意力到呼吸上；（3）将注意力扩展到身体上。当你感觉到情绪低落时，要做的第一步总是进行休息。

然后，我们选择接下来做什么：可能是聚焦于身体（见第十三章的课程五）或者想法（见第十四章的课程六），或者在课程七后，进行正念行动。

这里既有普通的信息，也有特殊的信息。普通的信息是，我们通过在大多数时刻里保持临在，并且对我们在这些时刻真正需要的东西做出正念的决定，我们可以通过行动来变得更有觉知和警觉，去调整我们的情绪。特殊的信息是抑郁情绪不能被高估。对于接下来做什么事情我们必须做出选择。

我们在资料中（见课程七的资料三）包含了一些暗示，即参与者在休息时间中重新与觉知建立联结后，怎样能采取一些有技巧的行动。就像我们看到的，在应对抑郁情绪时，快乐的活动或给人掌控感的活动可能是特别有用的。但是，当情绪低落时，要做能提供快乐或增加掌控感的活动是特别困难的。资料包括额外的材料，是参与者在课程外能读并且能与同伴或家庭成员共同分享的资料。无论采取什么行动，想法都是要进行正念行动，要问问"此刻我自己需要什么？此时我怎么做才能更好地关爱自己？"他们对这些问题的回答可能是他们根本不喜欢做任何事，但是只要做了一些事情，无论它看起来是多么小的一步，都是迈向健康和幸福的一大步。

情绪低落时采取行动的一些建议

关于什么活动可以做，什么活动不可以做，有些人发现下面这些"建议"非常有用。

· 尽你所能，就像做实验一样采取行动，不要预先评判完成这项活动后你会感觉怎么样。不管做不做，保持一种开放的态度在任何方面都是有帮助的。

· 将活动分成小的、更能掌握的步骤，无论是在时间上（只需要几分钟就可以做的事情，然后允许自己停下来）还是在活动上（只做一个更大活动的某一个方面，如清理桌子的某一部分而不是全部）。

· 考虑更大范围的活动，不要将自己限制在最喜欢的少数几个活动上。有时，尝试新行为本身可能就是有趣的。"探索"和"调查"通常能有效减少"退缩"行为。

· 不要期望奇迹。尽量按计划执行。期望新方法戏剧性地改变事情显然是不现实的，结果对自己施加太多压力。在面对情绪的转变时，活动对建立整体的控制感是有用的。它们也有助于你看到正念的练习是如何影响你的行为的。

· 记着不要等到你想做的时候才去做。

应对复发/再发威胁的行动计划

这次课程的目的是使参与者到达一个点，在这个点上他们有一些特殊的计划，知道如何应对高度易感性。这个基础的工作已经完成了。现在，参与者带着工作单（见课程七的资料三）工作，然后两人一组或者小组相互检查，并讨论他们的行动计划。他们检查什么样的特殊策略确实可以使用考虑什么样的障碍物可能会阻止他们采取这个行动，以及他们如何应对：

· 第一步总是进行休息时间。

· 参与者需要做的第二步是做选择，用他们在之前发现的其他有用的练习来最大可能地聚焦于他们自己（比如：听正念练习磁带；提醒自己在课堂上所学到的东西；回顾上课期间看到或听到的该项目的核心信息；提醒自己此刻的情感非常强烈，但是现在需要的与当时练习的东西没什么区别）。

· 第三步是采取一些行动，特别是在过去能提供愉悦感或掌握感的行动，即使在此时看来没用（见课程七的资料一）。将活动分成较小的部分。

重要的一点是让过去复发的体验成为老师。有些参与者决定给他们自己写封信，包括一系列活动的清单，至少选择其中一项，即使他们在那时什么都不想做。然后，他们将信封起来，只有当开始感觉到抑郁时才打开它。

参与者报告，最糟糕的时段常常是因沮丧而产生抑郁之时。例如，对很多人来说，早上醒来的时候是很脆弱的。即使是在过去没有抑郁过的人也会发现刚醒的时候是困难的，因为身体可能需要时间清醒过来，头脑中是一天满满的计划，给人带来可预期到的耗竭感。对于那些抑郁的人，清晨的时候可能会出现类似发作期的症状，这会引发巨大的恐惧感，担心它会再度回来。

在这些时刻，我们鼓励他们开始采用休息时间。之后让他们试着询问自己："这时我怎么做对自己最好？此刻我可以送给自己的最好礼物是什么？"问一些具体的问题是有帮助的："我不知道这种情况会持续多久；我怎么做才能最好地关爱自己直到好起来？"在这种情境下，负性想法具有压倒性的力量，参与者在观察这些时刻的内心时可能趋向于反刍（"为什么我喜欢这个？"；"我有什么问题？"；"我应该比这样更好"；"与孩子准备入学，好的父母应该感到更加精力充沛，而我没有，所以这意味着我是个坏家长。"）

为了"开放"和"软化"，很多参与者认为将注意力小心地转移到身体上是有用的。花一些时间去温柔和好奇地观察情绪是如何影响躯体感觉以及影响身体的哪个部位也是有帮助的。接下来他们发现，对下一步干什么做出有意识的选择会比较容易。

我们在这里说的是当事情进展不顺利时，任务确实集中在每个时刻，要"尽你所能处理每个时刻"。如果一个人处理艰难时刻的转变有1%，那么这就是一个重要的转变。因为它会影响下一时刻、再下一时刻，因此一个小小的变动能对最终的结果产生极大的影响。

以家庭作业作为课程的结束

假设这是最后一次安排家庭作业，对参与者来说，重要的是继续保持他们自己练习的习惯（我们回到课程八的主题，以提醒人们常规练习的重要性）。我们请他们用现在和下一次课程之间的宝贵时间来为预防复发做详细的计划。

我们请他们从所有类型的正式正念练习中，选择一种他们试图设定为常规的、接下来几周的日常基础练习的形式，不管选择多长或多短的练习都可以。在他们选择好以后，我们给他们的指导语是这样的：每天进行这种练习，并且在家庭作业记录表上记录你的反应。

除了3分钟的休息时间外，无论何时参与者注意到不愉快的想法或情绪（见课程七的资料一的细节），参与者都需要去增加行动的步骤。

最终，关于如何使家庭成员参与检测复发迹象，如何使他们参与进应对这些脆弱的时刻同时还可以明智地工作这项任务，参与者手里有指导材料。参与者或他们的朋友和家人注意到早期预警信号，我们给参与者的任务是记录下对行动计划的建议，这些建议可以被用作应对行动的框架。我们会提醒他们阐述当时他们的心理框架（例如，"我知道你可能不喜欢这个主意，但是我想，不管怎么样，它对我是非常重要的，你……"）。例如，他们可能做一些正念散步，正念运动、躯体扫描或者听正念磁带练习；提醒他们在课堂上学到了什么，抑郁时什么东西会有帮助；采用休息时间以聚焦于身体，回顾想法；读些能"重新联结"他们"智慧"内心的东西，等等。指导者在下一次课程上回顾这些观点是很重要的。

课程七：资料一

课程七的总结："如何更好地关爱自己？"

从一刻到下一刻、从一个小时到下一个小时、从一年到下一年，我们如何度过我们的时间，强有力地影响我们的幸福感和灵活应对抑郁的能力。

你可能想问你自己这些问题：

1. 我所做的事情中，哪些滋养了我，哪些增加了我真正生活在当下的感觉，而不只是存在的感觉？（N活动——滋养我）

2. 我所做的事情中，哪些消耗了我，哪些减弱了我真正生活在当下的感觉，哪些让我感觉到仅仅是存在，或者更糟糕？（D活动——消耗我）

3. 我是否接受我生活中完全不能改变的一些方面，是否有意识地选择增加积极活动的时间，减少消极活动的时间？

通过在更多时间里真正活在当下，对于在那些时刻中我们真正的需要做出正念的决定，我们能采取行动来使我们变得更有觉知、更警觉，采取行动来调节情绪。

处理日常生活的常规模式和情绪低潮期可能导致抑郁。确实，我们能通过日常练习发现和培养可以被用来应对情绪低潮期的活动。这些活动可以帮助我们坚持面对消极想法（如，"为什么任何事都烦人？"），而消极想法只是抑郁情绪的部分特征。

例如，关爱自己身心健康的一个最简单的方式是每天锻炼身体：按照一个最小的目标，每天至少一次轻快的、10分钟的散步；如果有可能，也可以进行其他类型的练习，如正念伸展、瑜伽、游泳、慢跑，等等。一旦锻炼融入你的日常生活，那么当抑郁情绪出现时，锻炼就是你容易想起的应对方式。

休息时间提供了一个方式，即当不愉快的情绪出现时，我们可以用行动来应对。

使用休息时间：行动步骤

在休息时间中重新联结扩展觉知后，采取一些经过深思熟虑的行动是合适的。在应对抑郁情绪时，下面的活动可能是特别有帮助的：

1. 做令人愉快的事情。
2. 做会带来愉悦和控制感的事情。
3. 正念行动。

问问你自己：此刻我需要为自己做些什么？此刻我怎么做可以更好地关爱自己？

试试下面这些：

1. 做令人愉快的事情。

友好地对待身体：泡个舒服的澡；打个盹；不带内疚感地享用美食；喝你最喜欢喝的饮料；做做美容或修个指甲。

参与愉快的活动：出去散步（可能是与一只小狗或者一个朋友）；拜访一个朋友；做你最喜欢的业余爱好；修剪花园；做些锻炼；给一个朋友打电话；花些时间跟你喜欢的人在一起；做一次饭；看一些有趣的或者令人开心的电视；读一些使你快乐的东西；听使你感觉舒服的音乐。

2. 做会带来愉悦和控制感的事情。

打扫房间；清理食厨或抽屉；及时写信；做一些工作；付账单；做一

些延误的事；锻炼身体。（注意，特别重要的是，无论何时你完成了一个任务或者部分任务，都要祝贺自己。将任务分成更小的部分，并且一次只做一小步。）

3. 正念行动。

将你全部的注意力集中到此刻你正在做的事情上；保持你现在的样子；活在当下（如，"我现在正在下楼……现在我感觉到我手下的楼梯扶手……现在我正在走进厨房……现在我正在开灯……"）；在做其他事情时注意你的呼吸；当你散步时，觉知你的脚与地面的接触。

记住

1. 尽力像做实验一样进行你的活动。不要试图预先判断你会感觉怎么样。无论如何，保持一种开放的态度在任何情况下都是有帮助的。

2. 考虑活动的范围，不要将自己限制在喜欢的几个活动上。有时，尝试新行为本身可能是有意识的。"探索"和"调查"通常与"退缩"和"撤退"抗衡。

3. 不要期望奇迹。尽量按计划执行。期望新方法戏剧性地改变事情显然是不现实的，结果给自己施加太多压力。在面对情绪的转变时，行动对建立整体的控制感是有用的。它们有助于你看到正念练习是如何影响你的行为的。

课程七：资料二

当抑郁来袭时

有时你会发现抑郁来自沮丧。例如，你醒来时可能感觉很疲倦，无精打采，脑子里充满了无望的想法。

当这种情况发生时，这样对自己说可能有帮助："我现在抑郁并不意味着我必须处于抑郁状态。"

当事情发生在沮丧的时刻，它们就容易引发消极的思维方式。

如果你过去抑郁过，那么这就有可能引发特别有破坏性的旧有的思维习惯：过度概括化、预测这会永远持续下去；退回到保守思维。所以，你对于正在发生的事情的感知方式可能会削弱你采取任何行动的动机。

有这些症状并不意味着它会持续很长时间，或者你已经处于完全抑郁期了。

问问你自己："我能做些什么来关爱自己以度过这个低谷期呢？"

进行休息时间有助于让自己聚焦。这可以帮助你从更宽广的视角来看待自己的情境。这个更宽广的视角允许你意识到旧有的思维习惯的力量以及你可以采取的有技巧的应对方式。

课程七：资料三

疲惫漏斗

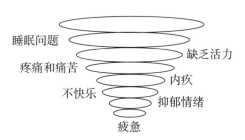

睡眠问题
缺乏活力
疼痛和痛苦
内疚
不快乐
抑郁情绪
疲惫

圆圈的狭窄区域列举了我们生活中的限制，正如我们放弃了我们喜欢的东西，但看起来却是"自选的"。结果就是我们停止去做那些会滋养我们的活动，只留下工作或者其他的压力源来消耗我们的资源。Marie Asberg教授建议：我们当中情况持续恶化的人很可能就是工作中最富有责任心的人，这些人的自信水平非常依赖于他们在工作中的表现（如，这些人常常看起来是最好的工人，不是最懒的人）。图表也显示出一个参与者体验到的逐渐积累的"症状"顺序就如图中狭窄的漏斗，他因此变成越来越耗竭。

课程七：资料四

带着不愉快和抑郁明智地工作–II

明智地反应（当你首次注意到抑郁迹象时，关爱自己）

在课程六的资料四中，你记录下了导致你情绪螺旋向下的诱因是什么，你也注意到你的情绪低落的信号是什么（如，想法、情绪、躯体感觉）。在这个工作单上，我们考虑的是，当你发现自己处在这种状态中时，你可以如何有技巧地进行反应。回顾一下你的课程手册可能会有所帮助，提醒你自己你已经做过什么，以及看看你是否已经发现了什么可以帮助你的东西。

在过去，当你变得抑郁的时候，你注意到有什么东西可以帮助到你?

应对抑郁痛苦的有技巧的反应是什么? 你如何对这些混乱的想法和情绪做出反应才不会加重它（包括你在课堂上学到了什么）?

在困难和痛苦的时候，你如何可以更好地关爱自己（如，可以安慰到你的事情，可以滋养你的事情，你可以接触到的人，对痛苦进行的明智反应）?

你的行动计划

现在写下你的行动计划，一旦你或者你的朋友/家人注意到抑郁复发的早期预警信号，这个行动计划就可以作为应对的框架（记得阐述那时你可能有的心理框架；如，"我知道你可能不喜欢这个主意，但是我想，不管怎么样，它对我是非常重要的，你……"）。例如，你可能做正念运动、躯体扫描或者听静坐冥想录音；提醒你自己在课堂上学到了什么，什么东西会有帮助；频繁使用休息时间回顾想法，或者采取之前考虑过的行动；读些能"重新联结"你做"智慧"内心的东西，等等。

提醒你自己在困难的时刻什么东西对你可能是有用的，这些东西与你在整个课程中已经练习很多次的东西没有什么差异。

课程七：资料五

课程七的家庭作业

1. 从你体验过的所有正式的正念练习类型中选择一个你计划经常使用的练习，每天以此作为基础练习，一直做到第一次随访课程。这周用这个练习作为日常基础练习，并且在家庭作业记录表上记录下你的反应。

2. 完成行动计划（带着不愉快和抑郁明智地工作-II，课程七的资料四），为具有威胁性的情绪来袭做准备。可以选择将其他人——家人或朋友——包含进这个计划。

3. 3分钟休息时间——常规型（录音磁带 8）：提前决定好后，一天练习3次。根据家庭作业记录表，为合适的日子里圈上字母R，记录下你每次所做的，记录下任何评论/困难。

4. 3分钟休息时间——反应型加行动（录音磁带 9）：无论何时，只要你注意到不愉快的想法或情绪就进行练习。根据家庭作业记录表，在合适的日子里圈上字母X，以记录你每次所做的应对休息时间，记录下任何评论/困难。

课程七：资料六

家庭作业记录表——课程七

姓名：＿＿＿＿＿＿＿＿＿＿＿＿＿＿＿＿＿＿＿＿＿＿＿＿

在家庭作业记录表上记录你每一次的练习。同时，记录下在做家庭作业过程中出现的任何东西，以便我们在下一次见面的时候进行讨论。

星期/日期	练习（是/否）	内容
星期三 日期：＿＿＿	你所选择的正式练习是哪一种？ 计划的——R R R 反应的——XXXXXX XXXXXX	
星期四 日期：＿＿＿	你所选择的正式练习是哪一种？ 计划的——R R R 反应的——XXXXXX XXXXXX	
星期五 日期：＿＿＿	你所选择的正式练习是哪一种？ 计划的——R R R 反应的——XXXXXX XXXXXX	
星期六 日期：＿＿＿	你所选择的正式练习是哪一种？ 计划的——R R R 反应的——XXXXXX XXXXXX	

星期日 日期：_____	你所选择的正式练习是哪一种？ 计划的——R R R 反应的——XXXXXX XXXXXX	
星期一 日期：_____	你所选择的正式练习是哪一种？ 计划的——R R R 反应的——XXXXXX XXXXXX	
星期二 日期：_____	你所选择的正式练习是哪一种？ 计划的——R R R 反应的——XXXXXX XXXXXX	
星期三 日期：_____	你所选择的正式练习是哪一种？ 计划的——R R R 反应的——XXXXXX XXXXXX	

注：R，3分钟休息时间——常规型版本；X，3分钟休息时间——反应型版本

第十七章

课程八：保持及扩展新的学习

如果有一种方法可以概括出这个项目的中心思想，那会是什么呢？可能是下面这样的：当与抑郁复发相关的自动思维模式被唤起时，这种方法就会让参与者更早地看到发生了什么，然后有技巧地进行反应。这些方法并没有否认人们必须要去处理一个问题，但是它们会提醒人们还有很多选择，其中之一就是用一种完全不同的方式去面对导致抑郁的诱因以及抑郁本身。除了对问题进行反刍，去问没有答案的问题（如"为什么是我？"和"我身上的什么东西导致了这个问题？"），整日受失败的想法困扰之外，其实还存在另外一种可能性。

这个任务变成了掌控我们已经觉知到的想法、情绪、冲动或感觉，它们是随着呼吸而锚定在此时的一种更空灵的觉知。正如之前我们所看到的那样，我们从来不知道自己会发现什么！在连续的课程中，人们会渐渐明白，并且从很深的层次上体验到我们的内心在用一种令人想象不到的方式去加工"日常生活事件"。学着去相信这个过程会在没有任何干扰的情况下发生。

心理有一种令人想象不到的加工"日常生活事件"的方式。

使用电脑进行类比可能是有帮助的。很多人购买电脑是为了做一些相对简单的工作，如文字加工或者追踪报告。据说，在现代家庭中，个人电脑具有的很多运算功能从来就没有被使用过。现在，请你想象一个类似于大脑运转的情形：在我们的心理—身体系统（可被称为"大电脑内存"）中，我们有一个"加工器"，如果得到允许，它可以加工和处理发生于我们日常生活中的各种困难和问题；而之所以可以得到允许，是因为它能够以一种更加明智、更加温和的方式来处理这些事情；我们能够获得这种不同的心理模式，尽管生活的忙碌状态经常会掩盖住它的光芒。

无论这个类比是否有所帮助，唯一不变的是，不是所有的情况都要求我们为了改变而去行动或者努力。在情绪领域里，事情通常并不是按照正常逻辑发展的。可能在我们生活的某些领域，我们越努力，收获就越多。但是当我们处理自己不想要的情绪或者自我批评的方面时，这项法则却很少奏效。

这可能是自相矛盾的，但是如果我们通过推开或者尝试控制的方式来处理不愉快情绪，那么实际上我们是维持了这些不良情绪。这是我们期望的最后一件事情，但它仍然是真实的。在逃避或者"推开"我们的体验的过程中，我们就无法理解它丰富的内涵了。然而，只要自己接受了我们感觉到的伤心或者焦虑，那么这时的情况就已经不同了。接受某种感觉并不意味着满意这种感觉，也不意味着我们被这种感觉击败了并且只能认输。恰恰相反，通过接受自己的感觉，我们能够告诉自己这是一个新的起点。实际上我们是站在更高的位置来做出决策的。

当然，决定采取哪种方式的能力——是采取行动寻求改变还是接受现实——取决于很多方面的因素，不只是在任何情况下我们瞬间意识到需要做的事情。有时所谓的明智之举是不采取任何行动。

我们所处的情境可能是非常艰难的或者糟糕的。如果是这样，我们只需要简单地与这种艰难的或者糟糕的感觉"待在一起"。"待在一起"并不是咬紧牙关忍受这些事情，而是我们允许自己更清楚地看待它，允许自己去探索困难本身，并温和而热情地对它做出反应。这种对待方式可能会让我们产生一种不确定的感觉，而且会带来焦虑感。但是如果我们愿意体验这种不确定性，抑制住我们只是由于不能忍受不确定性而想采取任何行动的冲动，那么我们就有更多的机会清楚地看到这些事情。

> 通过接受自己的感觉，我们是在提醒自己这是一个新的起点。实际上我们是站在更高的位置来做出决策的。

如果我们能够真实地体验这种糟糕和不确定性，那么这种糟糕状态本身就能把我们带向光明的世界。如果我们需要一种制动力量来阻止头脑中想采取行动的冲动，即阻止宁愿采取一切行动也不要坐以待毙和坚守痛苦的冲动，那么我们什么时候都可以回到对呼吸的体验上来。

回到原点

首先，我们以躯体扫描作为最后一次课程的正式练习的开始，这可以带来一种回到原点的感觉。其次，我们会给参与者一些时间去看看他们在课程七之后制定的预防抑郁复发的行动计划，以及这一周的家庭作业。最后，让参与者回顾整个课程中他们的体验。虽然最后一次班级课程很自然地会带来要结束和分离的感觉，但是在课程八中我们会采用一种更像是开端的而不是结尾的开始。因为我们所要求的是不受时间或者最终期限的限制，就像Jon Kabat-Zinn曾经说过的那样："第八次课程是我们生命过程中的段休息。"

我们安排了一小段时间给参与者，让他们谈谈他们的躯体扫描体验，但并不必要了解所有人的。当人们来参与最后一次课，能够听到他人对躯体扫描是如何反应的是很有意思的。由于人们了解了注意力是如何受到训练和利用的，与八周之前相比，现在大多数人都会从一种不同的角度来看待躯体扫描这件事情。但是这并不意味着所有的参与者都爱上了这个项目。事实上，那些认为此项活动单调或无聊的人仍然会经常这样说。但是，新鲜的是，在人们感到无聊乏味的同时，也会感到受到的干扰少了很多。他们已经学会了用不同的方式对待他们的心理状态。他们可以更好地认识到，如果这就是他们正在经历的"消极"体验的话，那么它们也可以教会他们如何与无聊乏味相伴。课程中的其他成员认为躯体扫描对他们是很有帮助的，当他们进行家庭作业练习时，躯体扫描给了他们机会，他们也以某种形式得到了反馈。对他们来说，再次在课程中进行躯体扫描这个机会是对他们过去七周的练习活动的肯定。

课程八的主题和内容

主题

计划一个新的生活方式。维持和扩展更多的正念活动和关爱自己需要有清晰的目标和计划。它可以帮助建立有规律的正念练习和关爱自己之间的联系。

日程安排

· 躯体扫描练习。

· 简短的练习回顾。

· 家庭作业回顾（包括早期预警系统和预防抑郁复发的行动计划）。

· 回顾整个课程，看看学习到了什么。两人一组，然后回到整个大组讨论。

· 给参与者分发问卷，了解他们对于这个项目的反馈。

· 无论是正式的练习还是非正式的练习，讨论在过去的七周里是如何最好地保持动力的。

· 检查并且讨论所制定的计划，使这些计划能够与保持练习的积极原因联系在一起。

· 分发课程八的参与者手册和书籍（如，穿过抑郁的正念之路[76]）。

· 在总结性的思考中结束本次课程，参与者之间相互祝福。

准备和计划

除了你的个人准备之外，记住带上课程八的问卷。一块黑板或者白板可以帮助你记下参与者对于维持练习的选择或预防复发的计划。同时，根据你的练习，记得给每一个参与者带来一份纪念品或者一本书，作为本次课程结束的标志。

参与者资料

课程八：资料一.课程八的总结：保持和扩展新的学习

课程八：资料二.日常正念

预防复发行动计划

在课程七中讨论的参与者预防复发行动计划是什么？每周的家庭作业中，参与者都要继续执行这些计划。这个观点是：如果人们在早期能够恰当地使用一种预警系统，并且记录下一些对预防复发有帮助的事情，那么它们就会在需要的时候派上用场了。参与者讨论了很多观点，其中一些观点都是以自己的体验为基础的，在他们变得抑郁的时候都没有一个可以用得上的计划。

Jennifer是一个40多岁的女性，她说这个课程使她更好地理解了"抑郁的特征"，特别是如何调整自己的情绪去应对每一天。准备好面对变化的情绪，Jennifer列出了给她带来愉悦或者掌握感的活动，她称为"我的抗抑郁活动清单"。对她而言，这个清单会包括来自参与者手册中的建议，还有她自己的想法，"Jenn，虽然你很可能不愿意去做下面的任何一件事情，但是无论如何，请选择至少一件事情来做。"

- 今天请做一些只是因为你很享受才做的事情；
  ◆ 给一位朋友打电话；
  ◆ 租一盘DVD或者下载一部电影来看；
  ◆ 泡一个舒服的、温暖的热水澡；
  ◆ 小睡一会儿；
  ◆ 赏赐自己最喜爱的食物，而不要有内疚感；
  ◆ 品尝自己最喜欢的热饮；
  ◆ 出去散散步（可以带上狗或者一位朋友）；

◆ 拜访一位朋友；

◆ 做你最喜欢的业余活动；

◆ 花一些时间与一个你喜欢的人在一起；

◆ 做一顿饭；

◆ 出门购物；

◆ 看一些有趣或者令人情绪高涨的电视节目；

◆ 读一些能给你带来快乐的东西；

◆ 听一些能使你感觉舒服的音乐；

● 做一些能够给你带来满足感、成就感或者控制感的事情；

◆ 清理房屋的一部分（不超过20分钟）；

◆ 整理碗柜或者抽屉；

◆ 及时写信；

◆ 付费；

◆ 做一些园艺活动；

◆ 做一些你一直都推迟而没有完成的事情；

◆ 做一些运动；

● 记住要将大的任务分成较小的步骤来完成（如，只做10分钟），做完之后记得恭喜自己一下。

你可能会有很多类似的想法。我们在此强调的是，任何一种这样的想法都要和一种早期预警系统前后搭配使用，只要人们决定足够早地做这些事情就可以了。记住，仅有这些想法还不够：将这些想法付诸行动（无论多小）是最重要的。

回顾

在这个练习及家庭作业反馈之后，我们留出了一些时间让参与者回顾。指导语是：花一些时间，独自一个人或者两人一组，对下面的一些问题进行思考：

"想一想你最初是因为什么来到这里的？你的期望是什么？为什么你会坚持？"

"你想要/希望得到什么？"

"在参与中你得到了什么？你学到了什么？"

"对你来说，你付出的代价是什么？"

"阻止你继续的最大的阻碍/障碍是什么？"

"是什么策略帮助你克服了困难？"

除了这个练习之外，参与者还花费了一些时间来写下他们自己对这个项目的反馈。我们使用了一份简单的问卷，10点评分表（"1"代表一点儿也不重要，"10"代表非常重要），请参与者评定这个项目对他们来说的重要性。然后我们在最后一页留出空白，让参与者回答："为什么你会给出这样的评分。"

在这个项目结束后，读一读这些评论是很重要的，我们发现参与者的体验有很多共同之处：这个项目通常是艰难的，但是他们也一再说这是一个值得接受的挑战。

"这个课程给了我一个机会去学习如何放慢速度并且感受自己的存在状态，特别是此时此刻的存在状态。我知道我在一个安全的地方——一个内部的、安全的空间允许我自己成为自己，没有来自其他任何人的争论、批评等。并且学习给自己的空间优先权，这可以帮助我在负性的心理想法导致更多的破坏之前去平息它们。"

"这个项目再次证明了一些我之前已经了解到的关于抑郁的东西，但是更有效的是我可以和那些同样知道这些东西的人们一起体验这门课程。"

"我对自己开始有了巨大的认识，以及我开始接受所有的想法和情绪。呼吸训练出乎意料地给我带来了回报。"

"我发现了一种内在的力量。"

"现在，当我感到自己情绪低落/抑郁时，我已经有很多策略来面对它们了。"

"它带走了我过去关于抑郁和焦虑的羞耻感，因此使得我能更好地接受自己。"

"我发现了一种进入宁静/平和的内部空间的途径。"

"我的抑郁和焦虑使我变得不开心……现在，我已经可以享受并活在当下……认识到这是我必须经历的独有时刻……所以，我与其担心未来和过去的失败，不如更加平和镇定地接受这个时刻。这使得我认识到是什么使得我变得如此抑郁……以及如何识别可以阻止抑郁复发的因素。"

"最初，冥想带给我很多奇怪的情绪困扰，当时它使我更严重，但是现在我认识到它们只是被压抑了很多年的情绪，它们是我真正经历过的事情，我必须去感受它们。尽管有时候我会再次情绪低落，但是我对生活的整体观念已经改变了。"

这些陈述是在课程八中参与者给予的反馈的代表，都是指导者在旁边记下的。在这种情况下，参与者可能更愿意多说一些他们所得到的益处，而少说一些课程中所遇到的困难。因此，我们很有兴趣了解几个月之后再去访问这些参与者时他们会说些什么。请听听我们的一位同事Oliver Mason在几个月后的访问中，一位参与者在回顾正念认知疗法课程时对他说了什么。

我们选取了参与者与Oliver讨论的关于他的正式练习的早期体验时的访谈。

参与者：我每天都做躯体扫描，并且和其他人一样，发现这可以放松，或许太放松了。但是它也有好处，因为当你抑郁时，想放松自己以及使自己入睡是非常困难的。好像身体内部总有一台引擎在过度地运转着。所以那些使你深度放松的东西是很珍贵的。但是在练习的其他部分，我做到我自己应该做的。

指导者：所以当这个课程出现时，你参与了这个课程。有没有发现使你惊讶的地方？

参与者：重要的事情是明白那些经常进入你脑海中的东西是什么。它们只是心理现象。只是想法，仅此而已，不一定是事实。关于依照什么行动这一点你会有某种选择。我的意思是，这并不意味着做这件事很容易。但是我发现，这个观点非常有帮助，即你不是进入你大脑的那些想法的受害者，不是跟着那些想法而摇摆不定的受害者。你可以选择抛弃一些想法，更深入地观察其他想法，看一看为什么这些想法经常会突然出现在你的脑海中，并且占据相当长的时间。

这位参与者又继续描述了他是如何更好地把一种更广阔的、去中心化的观点带给自己的想法和情绪的。

指导者：也就是说你并没有十分接近这个问题？它就在那里，但是你不是它？

参与者：是的，确实是。它并不只是发生在你身上；你可以看到它正发生在你的身上。我想这有非常大的区别。并且当你感觉到情绪非常低落时，也会感到目前最大的挑战已经来临。因为在这些时刻，要想深入冥想是很不容易的。我发现自己根本就没有什么动力去冥想，但是却很需要去这样做。我认为在情绪很好的时候，往往是不会去进行一些正式的冥想活动的，但是当情况变糟糕之后，这样做就变得很重要，因为它将你和整个项目和其背后所具有的精神特质重新联系起来，你知道，如果你开始情绪低落，这些东西是很容易被遗忘的。

这些话提到了我们在课程七中讨论的问题，即人们是如何识别他们抑郁复发的征兆的。

指导者：所以当你开始情绪低落时，你是如何识别这些信号的？

参与者：对我来说，我认为这些诱因是倦怠感、受干扰的睡眠、整夜失眠、疲劳感和对事情的无望感。没有什么戏剧性的东西，只是一种低迷的精神面貌和一种生理上对事情反应变缓或变弱。

指导者：所以这又直接把你带回到冥想中吗？

参与者：并不是直接的，至少不是一直这样。当然，这是一种提醒方式。我不总是以这个为荣。我对于这些提醒也不总是做出反应。但是，在参与本次活动之前，我本来打算只是跟着学习一下，比较被动，以为我会产生更多的无助感，就好像没有任何力量一样，除了吃药以外没有任何出路。

指导者：所以，这是一种感觉，就是至少有些事情你是可以去做的？

参与者：是的，这个活动并没有保证肯定能够治愈抑郁症，但是却是治疗抑郁症的一种策略，因为它可以让你略微掌控正发生在你身上的事情。我认为这是这种治疗方法的真正关键所在。

这位参与者看起来对自己的抑郁有了不一样的感觉。通过了解即将发生的抑郁征兆是什么，并且将这些征兆作为提醒，他可以有一些选择。他承认当情绪低落的时候会很容易忘记课程上所学的方法，但是可以通过练习来"重新与整个课程内容建立联系"。总体来说，他对待自己想法的方式已经变化了："……这些经过你脑海的东西只是心理现象。它们只是想法，仅此而已，不一定是事实。"他看起来对自己的情绪和想法有一种探索的精神。最终，他对未来没有任何幻想，也没有对找到"治愈"抑郁症的方法抱任何幻想。

他的经验是，即使这次课程结束几个月了，但是他仍然能够通过这种方法来应对烦人的事情，而不会轻易引发严重的抑郁情绪。对他来说，这个项目看起来已经阻止了重度抑郁症的复发。他的经验引出一些重要的主题：第一，在课程结束之后如何保持练习；第二，如何在未来情绪低落时有效而熟练地加以应对。

期待

对所有参与者来说，在结束每周固定的训练课程之后，想要找到一种设定和维持练习活动的方法是一个挑战。留出时间来听一听参与者决定采用哪种练习活动是很重要的。因为有很多选择，各种计划非常不同。我们发现，有时在黑板上列下清单是有帮助的。有些参与者说他们会有规律地进行每次30分钟的练习。其他人则报告称他们在常规静坐练习和瑜伽练习之间选择。通常情况下，参与者会说他们不知道自己是否能够坚持达到与上课时同样的练习水平。相反，他们的目标是每天使用休息时间，然后在周末或者他们觉得需要"更新"他们的练习时，做一些更正式的练习。其他人发现在课程六中布置的多种冥想中的某一种指导性冥想非常有帮助。对其他人来说，磁带中的铃声就可以在他们进行没有指导语的静坐冥想时，带给他们充足的结构感。无论练习的计划是什么样子的，重要的是它应该可以实现。

有时，问题会出现：如果我们静坐的时间足够长，是不是只在周末进行静坐冥想就可以了？对于指导者来说，对自己所给出的选择和指导语要有相当高的敏感性。当然，选择哪一种练习计划是由参与者自己来决定的，但是经验表明：有规律的、每天的、简短的练习比长时间的但是不规律的练习有更好的效果。针对每天进行的练习活动（无论多短），有一些事情是很重要的，即持续发掘和维持动力。因为用正念的方式关注我们的体验并不是抑郁心理的部分特征，所以我们需要来自各方面的帮助来觉知与抑郁相关的因素。人们需要各种各样的支持，无论它是你喜欢的CD、特殊的名言或者其他任何的提醒方式。这就像是在学习一门外语：我们最好是在各种场合下都使用这门语言与人交流，并且保持每天都练习。

指导者在这个主题要花这么多的时间的主要原因之一是，压力是不可预测的。没有人知道抑郁会在什么时候以及什么地方出现。我们也知道，学习认知疗法和正念认知疗法/正念减压训练的人中，受益最大的人是那些坚持做家庭作业的参与者[101]。如果人们能够保持有规律的练习，每天、每周都进行练习，那么这要比三天打鱼两天晒网得到的更多。我们需要给我们的工具多上点油，这样当我们真正需要它们的时候它们就准备就绪了。这就意味着，如果参与者决定使用休息时间作为他们的日常练习，那么为了让它在对困难或有压力的日子做出支持性的反应时能有效，他们最好有规律地每天找到时间进行一次或两次的休息时间练习。

为了支持后续的工作，大多数正念中心都设定有针对这些参与过八周课程的参与者的随访课程。每次课程也有一些与以往的参与者重新见面的时间，即使有些人无法参与，这也给教师们提供了一个与参与者接触，看看他们进展如何的机会。现在许多正念认知疗法计划在课程六和课程七之间都有一个沉默练习，在这个沉默练习中，以前参与过这个项目的人会被邀请加入。

给自己一个坚持练习的理由

我们的经验表明，无论这些解决方法有多好，除非它们与积极的原因相联系，否则我们很难采用它们。因此，我们发现如果让每一位参与者都想出一个坚持练习的积极原因，并且在恰当的时候使用预防复发策略是很有帮助的。这个观点把每天的练习与他们非常关心的一些事情联系在了一起。

作为一个短时间的冥想/沉思练习，我们要求参与者允许下面的问题进入脑海，就像一个小石子可能掉进一口深井一样：

"在我的生活中，哪种重要的东西（我最在乎的东西）可能会对这个练习有帮助？"

一段时间的沉默之后，可能会有一个答案进入脑海，这个石头可以被允许进一步往下走，直到它落入井底。这时出现了什么答案？

在这个短时间的（2～3分钟）练习中，参与者在我们给他们的卡片上记录下任何出现在脑海中的东西。尽管有些参与者希望说出来，但是他们没有必要与其他任何人分享。

一个名叫Joanne的参与者报告称，在上课期间，她发现自己好像有了更多的时间与自己的孩子们在一起，并且感觉到享受到了更多的天伦之乐。很讽刺的是，她在开始上本次课程的时候非常担心上课会导致她没有时间陪孩子和丈夫。后来她能够把坚持练习计划与每天的实际练习活动联系起来，这是因为她希望自己能够更好地成为孩子们所需要的妈妈。

从某种程度上说，我们之所以确信练习是滋养的和值得坚持的，以及在恰当的时候可以作为预防抑郁复发的策略的一个核心原因是："因为我在乎我自己"。当然，处于抑郁状态时，关心自己是一个问题。那么Joanne发现了什么呢？

在威尔士语中，有一个单词是"trugaredd"，词根是"caru"，意思是"去爱"。但是因为它还包含有友善和永久的情感的意思，所以经常被翻译为"仁慈"或者"友好善良"，这也与对自己和对他人的怜悯之情紧密相连。它准确地指出了我们所说的所有正念课程的核心特征，这体现在指导者身上，却"表现"在参与者身上。

抑郁带给"trugaredd"这个词相反的意义。相反，我们体验到自我批评、自我否认或者自我厌恶。抑郁削弱了人友善对待自己的动机以及帮助别人的能力。正念的方法邀请人们去探索他们对待自己或者世界的不同方式，带着类似"trugaredd"的一些东西去注意。Trugaredd，友好善良从来不是只有一个作用于人的方向。令Joanne吃惊的是，她发现只有对自己更加关爱，才可以更好地帮助别人，对自己更大的怜悯可以带来对他人更大的怜悯。并不只是参与者的体验使他们看到这种变化，研究也发现了这一点。

这些看起来好像是不可能达到的目标，但是我们不是在讨论为目标而努力奋斗。相反，我们讨论的是要怀着一个目标：不断地探索如何才能更好地认识每时每刻"我们在哪里"；去探索如何进入"存在"模式而不是"行动"模式。这就需要我们每天都进行正念练习。下面是Larry Rosenberg针对如何做提出的一些建议：

1. 如果有可能，每一次只做一件事。
2. 全神贯注地去做你正在做的事情。
3. 当注意力从你正在做的事情中游移走时，请把它带回来。
4. 亿万次地重复步骤3。
5. 研究一下你的分心物[95]。

未预计的获益

我们发现，这个计划很显然对参与者有深远影响，但这从来不是课程"日程安排"的部分。特别是，正念练习看起来能够使我们拥有更宽广的视角，学到这一点可以帮助我们应对日常生活事件，从而总结出一种出人意料的方法。下面我们来听一听一位参与者回忆他在做正念练习时对感受到的不同之处所进行的描述：首先是处理每天单调的生活事件，然后是应对一段他生活中非常困难的时期，当时他的父亲去世了。

参与者：比如说，今天早上就是一个很好的例子。像往常一样，今天早上我有很多的事情要做。这是一个星期一的早上，屋里的垃圾需要清理，但是我只有大概半个小时的时间来做这些事情，而且我发现这时候的自己，天啊，我已经到达崩溃的边缘了，我必须停下来，我不能去任何地方。当时我就像已经进入头脑超负荷的状态。我想，"噢，坚持"。但是同时脑海里出现了另一个想法："坚持，停止。正念，我们可以从这件小事开始做。"这就像一个自动的纠正。我的想法陷入停滞的状态，好像只知道要努力做好一切事情，我感到自己超负荷了……这时候把思绪拉回来，并且保持理智是一种能力。只需要挑选一下，只选择一件事情来做。我觉得这件事才是我应该去做的。我需要把所有的时间都集中到这件事情上，因为我们的大脑很容易就被其他事情占据了。

指导者：你是说即使在情绪极为低落时这种能力仍然存在吗？

参与者：是的，存在。我不知道是什么在起作用。它是那么有力量，却又是那么简单……我可以通过正念或者冥想，保持在发生的任何事情中达到这一点。比如说，如果我情绪很不好，像去年我父亲去世的时候那样，那么我往往会体验到巨大的痛苦。但是我能够在痛苦中进入冥想状态，这样我就可以真切地看到或者感觉到它的出现，并且允许它的离去。因为我有一个毛病就是喜欢把不好的事情封存起来，所以父亲的离世让我感到很痛苦。现在我可以安静地坐着，允许这种痛苦从身体里涌出来，之后大哭一场。在此之前，我根本不会因此而哭泣，这一直是我心头的一个痛。只是坐下来，只是看着事情发生，这就是我所做的事情……这是一种非常有价值的痛苦，是非常诚实和纯洁的感情，并且现在我发现，当我思念父亲的时候，没有再感到太多的失去和痛苦，取而代之的是一种对父亲的崇敬之情。虽然我仍然很想念他，但是这是另外一回事了。

注意在这里发生了什么。我们如果在课程中处理他对于过去事情的失落感或者丧亲之痛是没有任何意义的，让他以脆弱的心态来面对如此强烈的感情冲击也是非常困难的。现在，他的经历说明有什么本质的东西已经在他身上发生变化了。回想一下，最开始的时候，我们一直想发展出一种方法来帮助那些虽然在当时情绪很好，但是对抑郁症易感的人们。我们之所以选择探索正念，是因为在其他事情之中它能够提供一种方法，这种方法可以被用于生活中每时每刻发生的日常事件，并让人从中学习，以此来帮助人们应对更困难的事件或更严重的情绪困扰。这个参与者的经验告诉我们，对于他来说，这个方法确实有效。正如之前我们读到的一位参与者给出的评论：正念认知疗法似乎可以帮助他处理日常生活事件，而对日常生活事件的有效处理可以帮助他预防重度抑郁症的复发。但是这里仍然有一个问题围绕着我们：是否这种"预防性的"效果会发生在足够多的参与者身上，以便我们能够确信这种效果并不是小概率事件。这个问题只有在我们对整个活动进行足够的统计分析之后才可以得到回答，这一点我们会在第十九章中进行讨论。

结束课程

最后一节课我们应该如何结束呢？只是简单地互道一声"再见，祝你好运"似乎太平淡了。人们很自然地希望能够记住彼此，希望每个人都过得很好。所以，我们安排了一个活动，给每个人一个小物件（如，弹球、石头或者珠子），然后全班一起观察这些东西并且进行一个简短的冥想，就像我们在第一次课程上进行的葡萄干练习一样。这个物件是一个提示物，提示参与者他们在一起上课，提示他们在过去八周中所做过的艰难工作，以及他们在这中间所分享的心路历程。还有很多结束的方式。*有些课程结束的时候是让参与者看看这个班级，从他们左边的人开始，然后一位接着一位地往下凝视，随着呼吸，静静地祝福每一个人，希望他们可以生活得很好。

虽然有很多种结束方式，但是所有包含的东西都在提醒参与者要继续这一过程，寻找一种能够与生命中的痛苦相伴的方法，以更加温和的、更人性化的方式来回应自己脆弱的一面。

---

* In Oxford, in addition, we give participants a copy of the book "The Mindful Way through Depression" 76 as a gift at this last session, so that everyone has something to sustain him or her into the future-a new voice guiding, and new forms of words to explain each practice to add to the handouts given out during the MBCT course.

课程八：资料一

课程八的总结：保持和扩展新的学习

通过本次课程，觉知、接纳和对环境的正念反应，而不是产生预先设定的快速、"自动化"的反应所带来的优势都曾经是所讨论的主题。

接纳通常被认为是某种有技巧的行动形式，它是改变一个人的内在或者外部世界的起始点。但是，也有一些情况和情绪不那么容易应对，或者不可能改变。在这种情况下，我们可能会去尝试解决这个不可能解决的问题，或者拒绝接受这一现实，这样的话，一个人很可能会"头撞上墙"，导致筋疲力尽，实际上这反而增加了自己的无助感和抑郁情绪，这是危险的。其实在这些时候，你也可以在一定程度上保持尊严和对决策的控制，认真地做出不再给自己施加压力的决定，接受既定事实，如果有可能的话，最好抱着一种平和的态度来看待这一切。在经历过多次失败之后选择放弃努力，很可能比选择不采取任何行动会带来更多的抑郁情绪。

我们要求人们优雅平和地接受那些不可能改变的事情，勇敢地去改变那些应该被改变的事，明智地识别和分辨事物之间的不同。

我们在哪里能够找到这种优雅、勇敢和智慧呢？在某种程度上，我们已经都拥有了所有这些品质。我们的任务是要实现这些品质（使它们成真），这个方法就是时时刻刻有意识地去觉知。

未来

现在，请决定你在课程结束的未来几周里将进行的常规练习模式是什么，在我们下次见面之前，尽最大可能做到最好。记下你所面对的任何困难，以便我们下次见面时讨论。

同时，记住每天抽一些时间进行休息时间的练习，这样可以"检查你自己是否良好"。在面对困难、压力或者不愉快时，请让它成为你的第一反应——保持呼吸！

课程八：资料二

日常正念

· 当清早醒来，起床之前，请先将注意力集中在你的呼吸上。观察五次正念呼吸。

· 注意你的姿势的变化。觉知当你从躺下、到坐起、到站立、再到行走时，你的身体和心理感觉如何。注意你从一种姿势换到另一种姿势时的感觉。

· 无论何时当你听到电话铃声、小鸟歌唱、火车经过、笑声、汽车鸣笛声、风声、关门声的时候，请使用任何一种声音作为正念的钟声。认真去听，觉知此时此刻。

· 每天，花几分钟时间将你的注意力集中到呼吸上。观察五次正念呼吸。

· 当你在吃东西或者喝东西时，请花一分钟的时间进行正念呼吸。看着你的食物并且想到它是有助于自己成长的营养。你能在自己的食物中看到阳光、雨水、土地、农民以及卡车吗？当你进食的时候，请注意你是为了身体健康才消耗这些食物。集中注意力，看着你的食物，闻一下你的食物，品尝你的食物，咀嚼你的食物，并且咽下你的食物。

· 当你走路或者站立的时候，注意你的身体。拿出片刻的时间来注意自己的姿势。觉知你的腿与地面的接触。感觉一下行走时接触到你脸上、腿上和胳膊上的空气。你在奔跑吗？

· 集中注意力去听和说。你可以不带有任何意见、喜好，不想着接下来你该说些什么吗？当你说话时，你可以只说你需要说的话，而不说过多的或者过少的话吗？你能注意到你当时的身体和心理感觉是怎么样的吗？

· 当你排队等候时，利用这个时间去注意一下自己的站姿和呼吸。感觉一下双脚与地板之间的接触，以及你的身体的感觉如何。注意腹部呼吸时的一起一落。你能感觉到自己的不耐烦吗？

· 每天，注意你躯体有紧绷感的每一个时刻。看看你是否可以深入地呼吸，并且呼气时释放紧张感。在你身体内的任何地方是否都会存在紧张和压力感？如，你的脖子、肩膀、胃、下巴或者后背？如果可能，请每天做一次伸展运动或者瑜伽。

· 请注意你的日常活动，如刷牙、洗衣服、梳头发、穿鞋或者所做的工作。正念觉知每一个活动。

· 在每天晚上睡觉之前，花一些时间将注意力集中于你的呼吸上。观察五次正念呼吸。

第十八章

"3分钟的休息时间"作为计划的核心

20世纪90年代，正念认知疗法刚刚起步，研究者将大量的注意力都放在保护正念练习的完整性以及明确他们结论的正确性上。毕竟，我们打算让参与者做的事情是让他们进入标准的因素列表之内，从而建立一种简短的、聚焦于认知的预防治疗方法。我们想在认知行为疗法中加入练习，不仅仅是因为这个方法对于治疗抑郁症十分有效，还因为这个方法强调在治疗时间以外进行持续的练习，这一点与我们新的治疗方法的观点完全吻合。在正念认知疗法中，正式的正念练习是核心，我们并没有将它们视为终点，而是将它们作为训练注意力调配、好奇心、友善、案例的技巧，这些技巧可以帮助参与者对他们日常生活中的真实的挑战做出反应。认知治疗总是强调参与者需要对新学习的内容进行反复的练习，特别是对挑战情绪的情境。这就是如何巩固新的治疗性的学习方法。关于认知治疗的大量研究都发现参与者在治疗期间完成家庭作业的情况与他们的治疗效果相关[102]。为了给正念认知疗法小组的成员提供相同的机会，我们发展了"3分钟休息时间"。现在你已经看到了"3分钟休息时间"的多个版本，让我们暂时停一会儿，回顾一下这个简短的练习以及它在整个项目中所起到的重要作用。通过这样做，我们可以提醒自己在整个正念认知疗法项目中很多常见的主题以及策略。

"3分钟休息时间"的普通原理

"3分钟休息时间"是一个迷你的冥想，之所以设计它是因为它可以将更长时间的正式静坐冥想的视角带入参与者的日常生活中。它被用来作为处理困难情境和感受的第一步。从很多方面来讲，它构成了正念认知疗法的脊梁，因为它为参与者提供了一个方法，即在需要时可以快速、有效地转入到存在模式的方法。

在3分钟休息时间中教授的技巧是两种有目的的、灵活的注意：一种是开放的视角的，另一种是聚焦视角的。为了准备练习，指导者要求参与者去注意和调整他们的姿势，以便从自动运行状态中出来，体验到"清醒"感以及愿意将注意力转移到此时此刻正在发生的东西上面。这个练习包括三个步骤：第一步，强调觉知，特别是识别和承认当前的体验；第二步，强调聚焦，将注意力集中到呼吸上，集中到身体上的某个部位；第三步，扩展注意，将特殊的呼吸感作为锚，将觉知和身体作为一个整体，感觉当前体验到的任何东西。一个有用的教学比喻是，在3分钟休息时间中，注意的转移就像是沙漏，开始于一个宽的开口，经过一个窄颈，再延伸到一个宽的底部。指导者给出的指导语之间要留有时间，允许参与者在每一步都花一些时间。新的指导者可能会发现他们自己会不知不觉地加入一些额外的练习中的指导语，但是休息时间的重点就在于直接和简单。为了帮助参与者将"3分钟休息时间"练习整合到他们的日常生活中，在课堂上，当参与者们真正准备做的时候，花一些时间讨论是有帮助的。一个方法是将这个练习与一个人一天当中特殊的活动联系在一起（如，喝咖啡，送孩子去上学，或者坐在电脑旁）。

这样一个直接而简短的三步结构的、将开放和好奇视为重心的练习并不会自动发生。这种简短的练习的风险在于，它们被看作需要从正在经历的危机中浪费时间去做的事情，而且不是将心理模式从行动模式转为存在模式的重要的事情。在指导"3分钟休息时间"练习时，如果指导者可以认真地确定意图——很好地改变任何时刻发生的事情的状态，这将会很有帮助。在介绍"3分钟休息时间"练习的最初阶段，指导者应该明确且精准地引导这三步，给它们贴上标签（第1步，第2步，第3步），这样可以便于参与者非常明确地知道他们正在过程中的哪一步。

更准确地说，虽然"休息时间"这个词暗示了注意力应主要集中在呼吸上，但呼吸直到练习的中间才成为其特征。正如我们提到的那样，练习直到有意识地转换身体的姿势才开始，尤其是对一个人的姿势的觉知以及体现出警觉和清醒的静坐方式。当身体姿势是站立或静坐时，简单的警觉的影响是深远的，它可以传达出我们对体验的态度。第1步就意味着我们承认出现的想法、情绪和躯体感觉，允许它们以本来的样子存在。第2步就将注意力放到呼吸上。在更多地觉知呼吸以前，再次重复这个项目是一个整体，开始于教授参与者如何从自动运行的状态中走出来，所以即使是这个简短的练习，也有停顿、准备、开放和接受的感觉。

除了讨论实施的问题，明确3分钟休息时间背后的意图也很重要。特别是自从它要求参与者付出大量的努力之后，寻求回报似乎就是很自然的事情了。但是，正如所有的冥想练习一样，如果我们变得太过目标取向了，那么我们就会重新回到行动模式，因而减少我们学习新东西的机会。这个意图的一个更有力的证据来自指导者在课程中间的时候进行"3分钟休息时间"的练习。例如，指导者可能会希望介绍另一个模式或者观点，特别是当班级发现他们长时间陷入讨论中，或者发现强烈的情绪或反应的时候。看到"3分钟休息时间"可以被灵活地整合进教学中，而不要求一个特殊的治疗效果，这对于参与者在他们日常生活中使用"3分钟休息时间"非常有利。

最后，鼓励参与者不要担心他们会浪费时间是有帮助的。虽然最初这是一个3分钟的练习，但是之后它可能只是偶尔进行的几次呼吸而已。当不愉快的情绪或感觉出现的时候，一个人可以在不同情境下、不同程度地使用它。

"3分钟休息时间"作为正念认知疗法的核心

"3分钟休息时间"的方法在八周的课程中得到了改善：

· 预定的次数，一天3次（课程三之后）。

预定休息时间的模式在八周里剩余的课程中继续，而且补充了下面的内容：

· 无论何时注意到不愉快的情绪，使用"反应型"休息时间（课程四之后——重新进入）。

· 无论何时注意到不愉快的情绪，使用"反应型"休息时间，通过身体增加"对困难开放"的感觉（课程五之后——身体之门）。

· 在对想法采用更宽广的视角之前，将"反应型"休息时间作为"第1步"（课程六之后——想法之门）。

· 无论何时注意到不愉快的情绪或想法，在采取正念行动之前，将"反应型"休息时间作为"第1步"（课程七之后——行动之门）。

在这个项目中，邀请参与者在应对不愉快的情绪时自然地将3分钟休息时间作为第一步。一个有用的比喻是将它看作一扇门，通过这扇门，我们可以从一个"闷热的、阴暗的、狭窄的、心理压抑的地方到一个更明亮、更凉爽、更舒服的地方"[76]。因为此刻的心理状态会影响下一刻的想法、情绪和行为，"3分钟休息时间"可以让我们以一种新的方法接近下一刻。一旦我们打开了这扇门，与我们心理的不同空间相联系，其他的一些门我们也就自然可以看见了。当我们陷入自动化倾向时，每一扇门都能够给将来的正念反应提供不同的选择，带走困难的想法或者决定如何更好地关爱自己。让我们进一步看一看这些"门"。

重新进入

有时，在完成休息时间的第三步之后最简单的选择是不再去想它。这允许我们在心理上重新进入最初促使我们进行休息时间的情境，但是此时我们带着一种新的心理模式。可能那些不愉快的情绪、想法或者感觉还在，但是在存在模式中遇到它们，通过一个更宽广的视角来看它们，就跟原来不同了。重新进入允许我们直接接近这些体验，避免采用狭隘的视角和自动化的反应类型，而这些只能为我们明确下一步可能是什么添油加醋。而且重新进入的概念提示事件之前和之后的不同时期，指导者也会告诉参与者做3分钟休息时间永远都不晚，即使是经历事实之后才知晓。在这种情况下，重新进入可能也适用于事件已经结束之后，即便那个时候再进行3分钟休息时间，它仍然是有用的。这是因为正在进行的训练是一个方向，是一种练习的意愿，它可以增加下次即刻觉知的可能性，3分钟休息时间表明它自身就是一个有技巧的选择。

身体之门

因为我们经常面临的困难与负性情绪有关，所以在最初的休息时间结束后，我们可能会希望进一步对仍旧存在的情绪做工作。正如我们一直所学的那样，当我们有强烈的情绪时，我们对它们的厌恶或者抵抗经常会给我们带来一些躯体感觉，如紧张、憋气或压力。我们可以明智地与这些现象工作，将注意力集中于我们身体上正感觉到的东西。我们开始带着开放和友善的态度去注意我们身体的部位，这些部位的感觉它们自己是知道的，接着返回在躯体扫描中学到的框架中，我们可以在吸气时将注意力带到该区域，然后在呼气时再将注意力带离该区域。有时简单地觉知到抵抗（不想要）本身可以改变这些感觉的紧张度。另一个转向我们情绪的选项是更直接地将我们的注意力转移到不舒服的区域，花一些时间研究这些感觉的特点，或者轻轻地注意它们是连续的还是断断续续的，强烈的还是微弱的，尖锐的还是迟钝的，等等。如果情绪变得更紧张，那么转用"边缘工作"的策略可能是有用的，将注意力转向强烈感觉的边缘而不是感觉本身，去感受它的大小和形状，自由选择远离还是接近这些感觉。这使得我们可以保持在"转向"体验，但不是一次全部"钻进"体验的状态。无论何时，如果我们的情绪变得强烈，我们都可以慈悲地将注意力转向一些其他基础的和中立的焦点，如呼吸或者脚底。无论使用哪一种方法，与身体之门工作可以培养我们与强烈的不愉快体验之间更"允许"的关系。

想法之门

正如我们的觉知在3分钟休息时间的第一步中得到了扩展那样，我们可能注意到评价或者批评的想法是我们体验中最突出的部分，这种与我们自己说话的方式虽然让人很痛苦，但是却很熟悉。当我们完成3分钟休息时间后，如果这些想法模式仍然存在，你可以选择通过想法之门与它们工作，用不同的方式来对待想法。做这些工作的一些方式包括在纸上记录这些想法；观察它们在脑海中的来和去；看看我们能否将它们视为心理事件而不是事实；看看它们是否是由某种特殊的情绪状态引起的（如，焦虑、悲伤、孤单或者耗竭）；看看它们是不是某个我们很熟悉的模式，即使它们是"伪装"出来的。我们也可以轻轻地问一下自己，这些想法是不是会在我们感觉疲惫或者耗竭的时候出现在我们的脑海中，我们是否掉进了非黑即白的思考方式中。

通过使用想法之门，我们可以快速地发现有很多有创造力的对待困惑的方式。这些策略中很多直接来自参与者之前进行正念练习时的经验，它们可以强化这个核心的信息，即"我们不是我们的想法，想法也不是事实"。随着时间的推移，这个观点可以帮助我们减少思维中的命令成分，允许负性想法更自由地出入脑海，而不是集中我们的心理能量让它们待在某个地方。

有技巧的行动之门

最后一个选项是在3分钟休息时间完成后打开有技巧的行动之门。行动是对步骤3中不愉快体验保持开放和接受的态度的重要补充。与这扇门工作也表明，有时"承认"不仅仅是关爱自己的第一步。但是需要哪一类的行动呢？让人欣慰的是，3分钟休息时间之后得到的更宽广的视角，可以帮助参与者基于更多的觉知做出决定。通常情况下，行动允许我们关爱自己，或者表达对自己的友善，这就是我们需要的行动。

因为低落的情绪会降低我们享受当下或者在日常生活中满足需求的能力，所以有两类活动非常有助于我们关爱自己。在休息时间之后，我们可以选择去做一些曾经给我们带来愉快和享受的事情，如回家的路上买一杯特别的咖啡，与某个朋友一起吃个饭，听一曲使我们感觉很舒服的音乐。或者，我们可以做一些给我们带来控制感或者满意感的事情，就像我们在关爱自己的生意一样。无论多小的行动都可以，在你能掌控的范围内，付费、拿东西去干洗或者洗个车，这些都可以让我们感觉到我们的行动在世界上是起效的。指导者也开始意识到有技巧行动的优势之一在于它不需要等到我们想做的时候再做。确实，它也不能等到我们想做的时候再做。只是将它当作一个实验去做，当参与者的情绪状态是无动机的或者拒绝的，这可以将他们从当时的情绪状态中拉出来。

有技巧的行动之门总结了休息时间练习的意图，无论在项目中还是项目之后使用，当我们面对旧有的思维或情绪模式时，它是体现自我同情和选择的重要机会。

Part III

评估和传播

第十九章

正念认知疗法有用吗？

Mulla Nasrudin是中东地区流传的有教育意义的故事中的智者，一天，他正在他的房子周围扔一些碎屑，这时一个困惑的旁观者问他正在做什么。Mulla回答说："防范老虎。"旁观者说："但是这里确定是没有老虎的。"Mulla会意地说："嗯，所以我这样做很有效，不是吗？"

这个故事表明，虽然我们企图防止一些不希望发生的事情，但是我们不能仅仅因为这件事情没有发生，就确定我们的行动是有效的，因为这些事情可能从来就不会发生。所以，我们发展正念认知疗法项目是为了预防将来抑郁的复发，我们如何确定我们的项目达到了预期的效果呢？很明显，简单地计算已从抑郁中恢复的病人数量，计算在随后的一年中有多少人复发，都不能告诉我们这种方法是否有效。例如，如果只有很少的病人复发，也许事实上其他人本来就不会复发；如果有很多人复发，仍然可能还是比没有参与这个项目的情况下复发人数要少。

正如你预期的那样，我们并不是第一个面对这个问题的人。幸运的是，我们已经发展出久经考验的方法来处理这个问题。所有心理治疗的评估和临床干预使用的评估都可以使结论更具有普遍意义。

随机化的力量

随机控制实验（randomized controlled trial, RCT）是评估临床干预效果的方法，它是20世纪临床和社区医学最重要的结果之一。随机控制实验被用来比较两个治疗的效果，病人通过掷硬币（或者通过计算机产生的机会相等的随机结果）来决定他们接受A治疗方案还是B治疗方案（反面，病人接受A治疗方案；正面，病人接受B治疗方案）。病人获得分配好的治疗方案（治疗者需就此征得病人的同意）。然后所有病人经过评估来明确他们临床上的状态，记录一个分数，现在的情况怎样以及它们改善了多少。然后再通过这些数据评价经过A治疗和B治疗获得的改进。了解可能导致治疗效果差异的偶然因素，即通过已知的置信水平确定A比B好、B比A好或者A与B之间没有统计上的差异。在这种研究中，病人数量越多，我们越有信心确定A治疗方案与B治疗方案之间的差异不仅仅来自偶然。同样地，研究越多的病人，我们越能确信没有遗漏治疗方案间很小但很重要的差异，当病人数量较少时，我们可能将这些差异归因于偶然。

在评估某种新药的药效时，我们通常会在随机控制实验中比较服用新药与安慰剂的患者的状况。安慰剂和新药在外观和味道上一样，但是缺少新药的化学活性成分。如果随机控制实验结果表明接受新药的病人比接受安慰剂的病人病情有所改善，那么我们就可以确信是新药中的化学活性成分产生了效果。当然，实验的关键是评估病人病情改善的程度的评估人员不知道病人接受的治疗类别（A或者B）。否则，他/她可能会在评估两种治疗时因个人的信念而产生有意或无意的偏见。如果评估者在对治疗的有效性判断上存在个人投入的情况，那这将成为一个显而易见的问题。例如，如果他/她对治疗的发展付出了多年的心血。基于这样的原因，对随机控制实验的评估要求评估者不知道治疗情况，也就是说，要做出大量的努力防止评估者知道或发现治疗病人实际的分组情况。

随机控制实验和正念认知疗法

在这种简单却有效的随机控制实验方法中，我们有一种方法可以克服纳斯拉丁错误，即在防止不期望的结果出现时，仅仅由于结果没有出现就认为某个行动是有效的。我们可以随机分配已经康复的抑郁症病人，让他们接受正念认知疗法或者其他比较组的治疗，再跟踪观察两组病人中各有多少人复发，这样我们就可以发现我们的努力是否可以得到回报，即我们的这个项目是否有效。

但是比较组应该是什么呢？事实上，在随机控制实验中，选择适当的比较条件通常是由在特定时间特定领域知识的状态来决定的。在我们最初设计正念认知疗法的随机控制实验时，我们并没有发现有公开的证据可以表明提供心理干预可以减少病人未来抑郁复发的概率。这使得我们选择比较组的治疗方法更容易些，最初也是最重要的步骤是，观察正念认知疗法是否比一般治疗能够产生更好的效果。所以我们设计了随机控制实验，把病人随机分配组，或者只是简单地继续进行他们的常规治疗，或者加上正念认知疗法。

到此为止，我们已经得到了评估正念认知疗法的一般策略，那么我们究竟做了什么，我们又发现了什么呢？

关于正念认知疗法的第一个临床实验

我们进行实验（详细报告在*Teasdale and associates*[103]）的目的是回答下面的问题：从重度抑郁症中恢复的病人与接受一般性治疗的病人相比，接受正念认知疗法后的抑郁复发率和再发率是否下降了？我们最初的考虑是，如果我们想有一个合理的、有说服力的答案，不管怎么说，我们都需要大量的病人。特别是考虑到统计检验力，事实上，如果我们的实验真的存在差异（正念认知疗法可以将50%的复发率降低到28%），那我们至少需要120个病人完成两个治疗，才有80%的概率可以确定两者的差异。考虑到有些病人会在完成实验之前就退出，实验实际需要的样本量会更大。我们获得这个大样本的唯一机会就是在我们工作的三个场所——多伦多、北威尔士、剑桥，给每个合适的病人提供正念认知治疗，然后收集他们的结果。

我们做了什么？

在评估正念认知疗法的三个治疗中心的临床实验中，我们招募了145个重度抑郁恢复期的病人，他们曾患有重度抑郁，但康复超过3个月，没有比正常群体更多的抑郁症状。这些病人被随机分配到两个实验条件中的一个。在第一个条件下，即常规的治疗组（对照组），病人继续接受一般的治疗，就像他们需要的那样，包括从其他资源中寻找帮助，比如说他们的家庭医生。在第二个条件下，允许病人寻求常规的治疗，但是他们要参与包括8次课程的正念认知疗法项目。参加治疗的病人需要至少经历两个阶段的重度抑郁（事实上，77%的人经历过三次或更多次）。所有的病人曾经都服用过抗抑郁药，但是在进行治疗之前至少停止服药3个月以上。

在描述我们的结果之前，我们需要介绍一些临床实验的方法学知识。在临床实验中，比如我们操作的这个临床实验，很容易依据确定的基线变量把每个病人分类，在把这些病人随机分到特定的小组之前，这些变量可能与我们关心的最初临床结果有关。使用这个"分类"程序是为了确保两个治疗组病人的个体特征相当，因为无论接受何种治疗，这些特征都与结果的好坏有关。我们意识到关于抑郁的科学文献已经确定了两个因素，我们决定以这两个因素分层：第一，最近的一次抑郁是如何发生的；第二，病人之前体验过多少次的重度抑郁（两次、三次还是更多）。

我们发现了什么？

我们最关注的结果是在他们基线评估后的60周内抑郁是否复发或者再发。一般来说，在进行主要的统计分析之前，我们首先要确保接受不同组治疗的各个层次的病人之间，治疗效果是相同的。当进行这一步时，我们发现，与对照组相比，正念认知疗法对经历三次或者更多次抑郁的患者比对只经历过两次抑郁的患者更有效。正念认知疗法治疗组病人抑郁复发减少的程度与一般治疗相比存在显著差异。对于经历过三次或者更多次抑郁的病人（总样本量的77%），正念认知疗法比一般治疗降低抑郁复发的效果更显著。对于经历过两次抑郁的病人（总样本量的23%），无论接受一般治疗还是正念认知疗法治疗，抑郁复发减少的程度相同。换言之，只有对抑郁症病史更多的人，正念认知疗法治疗才能显示出更好的效果。这个结果出人意料，虽然在随机分组之前我们知道这个分层的变量很重要：这意味着结果的模式可以作为主分析的报告，而不是事后分析的报告。后面我们会解释造成这个有趣的结果的原因。现在，让我们把焦点集中在数量可观的大部分研究样本上，即经历了三次或者三次以上的抑郁阶段的病人（见图19.1）。

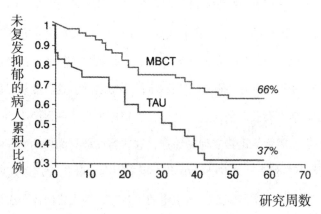

图19.1 经历了三次或以上抑郁阶段的病人在一般治疗（TAU）或者正念认知疗法治疗（MBCT）中复发—未复发重度抑郁的生存曲线比较

在这些病人中，仅仅继续接受一般治疗的病人在之后的60周中的抑郁复发率是66%，而接受正念认知疗法的病人复发率只有37%。两者之间的差异出于偶然（并非真实差异）的可能性低于1/200。在一般治疗中增加正念认知疗法治疗的病人，抑郁复发率降低了近一半。此外，在正念认知疗法中，额外使用抗抑郁药的病人并没有被计算在正念认知疗法的疗效中；事实上，与对照组病人相比，正念认知疗法治疗组在研究期间的任何时候使用抗抑郁药的概率都更小。

这些发现令人振奋。在考虑应用时，非常重要的一点是记住正念认知疗法是经过特别设计的，是针对那些曾经患有抑郁症，但开始接受正念认知疗法治疗时已经相对较好的病人。特别是，我们感觉到谨慎地解释我们的结果是否也支持抑郁急性发作的病人非常重要。在那个时候，没有证据表明正念认知疗法对这一人群有帮助。确实，最合理的猜测是正念认知疗法未必对急性抑郁发作有效，因为抑郁发作时会出现集中注意力困难以及强烈的负性想法，这使得病人很难发展正念认知疗法中关于注意技能的核心能力。

总之，对于经历了三次或更多次的抑郁经历的病人来说，我们似乎达到了我们的目的，即发展一个新的、成本不高的降低抑郁复发/再发风险的方法。但是为什么正念认知疗法不能帮助到之前只有两次抑郁发作的病人呢？

在1998年，Helen Ma曾经到剑桥认知与大脑科学中心与John Teasdale一起工作。这给剑桥的小组成员一个很好的将研究继续的机会。但是下一步应该做什么呢？他们可以分解正念认知疗法中核心的一些成分来进行研究。他们可以进行有家庭练习与没有家庭练习的比较研究，以此来回答正念认知疗法的效果到底在多大程度上取决于参与者自己的努力。

最终，他们决定做一些简单而重要的事情——"程序重复"进行Teasdale及其同事在2000所做的研究[104]。他们抑制了尽快完成的诱惑，找到了75个与2000年的研究准入标准一致的病人，这个研究是他自己的里程碑。为什么？因为它的结果确实重复了2000年的研究。这次，这些有过三次或更多次抑郁发作经历的病人，没有参加正念认知疗法的病人的（只有一般治疗）复发率为

78%，但参加了正念认知疗法的病人复发率为36%[104]。

但是，这次在那些之前只有过两次抑郁经历的病人身上也没有观察到治疗的效果。与第一个实验的结果结合起来看，正念似乎对之前只有两次抑郁发作经历的病人是有害的。因此，这个新实验现在可以帮助回答那个确实非常紧迫的问题：为什么在那些先前经历过三次或更多次抑郁体验的病人身上发现的结果与在只有两次抑郁经历的病人身上发现的结果会有如此大的差异？一个人有过多少次抑郁经历确实是一个问题吗？或者这些数据背后隐藏了其他更重要的变量？

为什么正念认知疗法不能帮助之前只有过两次抑郁发作经历的病人呢?

在第一个实验中，我们没有预料到正念认知疗法的效果仅限于经历过三次或更多次抑郁体验的病人。在那个时候，我们可以为这样的结果列举出一些可能的解释，但是到目前为止，这些想法仅仅只是未经证实的预测，我们观察到的结果仍需得到进一步的证实和探索。因为只有一个实验发现了这个模式，所以还不清楚这个模式是否是"例外"，这个例外在任何研究中都是可能出现的；而有些事情再也不会出现了。所以第二个实验的第一个重要发现是它可以证实这样一个事实：重复的结果表明那些有着更长抑郁病史的人在正念认知疗法中更受益，那些只有两次抑郁经历的人接受正念认知疗法后并无好转，甚至可能会变得更糟。

这个结果与正念认知疗法的理论背景[54, 57]尤其相关。正如我们在第二章中描述的那样，正念认知疗法项目是为避免因悲伤情绪而激活抑郁思考模式专门设计的，悲伤的情绪是导致抑郁复发/再发的因素。我们假定，这种与悲伤相关的思维源于每一次抑郁发作期间抑郁状态与典型的负性思维模式的反复联结。或许正是与反复发作期的联结加强导致了复发越来越自发或者自动化，以至于重新出现抑郁症状需要越来越少的现实诱因。这个观点得到了Post和Kendle及其同事观察到的结果的支持，即随着抑郁发作的次数越来越多，环境压力似乎对抑郁复发/再发所起到的作用越来越小[34, 105]。

在这些正念认知疗法的实验中，这些发现指出了以下可能性：（1）经历过三次或三次以上的抑郁体验的病人抑郁复发的风险更大，这是因为复发过程是自发的，包括悲伤情绪引起的抑郁思维方式的再激活；（2）正念认知疗法的预防效果尤其源于这些潜在的复发/再发过程的中断。

与分析结果一致，正念认知疗法可能对之前只有两次抑郁经历的病人没有特殊的预防效果，因为他们的复发与更自发的、复发相关的过程（旧有的功能不良的思维模式的再发）的再激活没有关系，而是与重大生活事件的发生有关，如失业、死亡、家人的病重或者关系的破裂。在病人身上，这种生活事件与复发的关系现在可以被谨慎地测量到，这就是Ma和Teasdale他们所做的[104]。首先，他们发现与只有两次抑郁经历或者从来没有过抑郁体验的人相比，有过三次或三次以上抑郁经历的病人报告了更多糟糕的早期生活经验。相反，只有两次抑郁经历的病人，与从没发生过抑郁的控制组个体在早期的负性经验的报告率上没有差异。而且，虽然那些之前只有两次抑郁经历的人在童年期和青少年期也有严重的压力源，但是当他们在学习期间复发时，大多数是由严重的生活事件引发的。相反，有过三次或三次以上抑郁经历的病人的复发是更自发性的：它们"源于悲伤"。

这一点明显提示两次与三次或三次以上抑郁经历的病人治疗结果不同的原因是这些病人源于两个不同的"群体"，即他们的抑郁类型是不同的。重要的是，它暗示了病程的数量是另一个更显著的变量标志：抑郁是自发的还是因重大生活事件引起的？换句话说，"只有两次"与"三次或三次以上"并不只是反映病人处于不同的点上，虽然他们具有相同的抑郁轨迹。

为什么这个发现如此重要呢？首先，它提醒我们不要将正念认知疗法作为首选的方法，去帮助那些刚刚经历了严重的生活事件的抑郁症病人。当然，也不排除有些病人通过几年的冥想可能发现练习对于面对悲剧是有帮助的，因为他们很可能知道了什么时候它是有帮助的，什么时候逃离出来。但是我们的病人之前没有做过冥想，如何最好地帮助那些因重大生活事件而导致抑郁的病人仍然是一个很重要的问题。

其次，这些结果很重要是因为它们表明正念认知疗法可以作为那些在青少年期或者童年早期就抑郁发作、已经有20年抑郁史的、有过三次或二次以上抑郁经历的抑郁症病人的首选治疗方法。正念认知疗法可能还对下面的病人有帮助：早期抑郁发作的病人或者对那些有征兆表明属于这个易感群体的青少年，即使在他们还没有累积到三次抑郁经历的时候。这一点会成为我们进一步研究的重点。

正念认识治疗的继发临床实验

到这个时间点上，我们似乎得到了关于正念认知疗法有效性的有力证据，以及对哪一类人群最有效的证据。但是还有另外一个问题。这些结果只是被我们这群发展这个治疗方法的人发现了。根据美国的标准，我们有一个治疗方法，这个方法"可能有效"，但是只有到我们知道这个治疗方法在其他人手上用时会怎么样，它才可能满足有效性的最高标准。一个来自于瑞士[106]的对照组实验的发现似乎得到了不一致的结果。它只选取了之前有三次或三次以上抑郁经历的病人，但是在12个月之内正念认知疗法组和一般治疗组整体上只有很小的差异，虽然与一般治疗组病人相比，正念认知疗法组的病人的复发时间明显延迟了19个星期。另一个由Ghent和Belgium所做的实验是很清楚的。它也选取了那些之前有过三次或三次以上抑郁经历的病人，结果发现在12个月里正念认知疗法组病人的复发率从68%降低到30%。现在有四个实验，其中有两个实验不是由发展这个治疗方法的人做的。因此，正念认知疗法可以作为治疗那些有多次抑郁复发史病人的有力方法。

Belgian的实验从另一个方面来说是非常有意思的。第一次，病人在进行实验时可以继续服用抗抑郁药，每组有3/4的病人在实验最开始的时候都在服药。但是最终的结果还是重复了之前的研究，这个研究中病人都没有再服药。

这一点很重要，说明病人没有必要在正念认知疗法和药物之间做选择：这两者可以同时使用。但是这个研究并没有被设计用来考察正念认知疗法与抗抑郁药哪个更有效。这就需要设计不同的实验，幸运的是，有两项研究正在考察这个问题，一个在美国，一个在加拿大。现在的研究到达了一个点，在这个点上我们需要对比一个更活跃的、更有力的对照组——维持抗抑郁药的药物治疗，以此来评估我们的正念认知疗法。

与药物治疗相比，正念认知疗法如何保护病人？

正如在20世纪80年代初，通过与抗抑郁药的药物治疗进行比较，认知行为治疗在治疗抑郁症方面的可靠性得到了证明。正念认知疗法要想贡献真正的临床价值就需要清楚，它如何为当前处于缓解期的病人提供护理。在恢复期持续的抗抑郁治疗可以很好地预防抑郁复发，可以将复发率降低到30%～40%[22]。在埃克赛特大学的Willem Kuyken[108]是第一个比较这两种治疗方法的人，在他和同事的研究中有123个当前抑郁的病人，所有人都接受了至少6个月的抗抑郁药治疗，他们现在都处于缓解期或者半缓解期。为了研究一旦这些病人的药物被撤除后他们会发生什么，病人被随机分组，一组接受正念认知疗法，这些病人知道他们在开始正念认知疗法的6个月内会中止服用药物，另一组继续服用15个月的药物。在随后的15个月里，两组病人的复发率没有显著性差异，药物治疗组（60%），正念认知疗法组（47%）。需要指出的是，在正念认知疗法组中，75%的人完全停止了服用抗抑郁药。这个重要的发现表明，正念认知疗法在预防抑郁复发上可以与当前选择的治疗方法有一样的效果。令人印象更深的是，正念认知疗法在减少抑郁的残留症状、减少精神病的并发症以及提高生活质量上的效果都显著优于药物治疗。这两组在平均年度费用的支出上没有差异。

针对这个问题的另一个方法涉及研究当抗抑郁药与正念认知疗法先后使用时会发生什么，这样病人可以在急性抑郁症状出现时使用药物，然后停止服药，开始接受正念认知疗法来预防抑郁的复发。一旦病人可以真实地模仿发生在大多数医生办公室的事情时就要求他们停止服药（超过40%的病人过早停止了治疗，或者是因为药物的副作用，或者是因为不想常年服用药物）[36]。正念认知疗法可以弥补这个缺陷，给这些病人提供进一步的保护吗？Segal及其同事[109]在第一次单独使用药物治疗160个抑郁症病人时直接提出了这个问题，将84个已经得到缓解的病人随机分配到三个实验组中的其中一组。在第一组中，病人停止了服用药物，接受正念认知疗法；第二组病人也停止了服用药物，接受安慰剂（与他们在急性发作期接受的药物外形一样，但是没有药物活性成分）；第三组病人继续服用药物18个月。这项研究比较新颖的地方在于它允许调查者比较药物治疗和心理治疗先后顺序的效果，从长远、适当的角度与保持相同的治疗——抗抑郁药治疗进行比较。

因为Segal及其同事[109]的研究本身招募及治疗的是急性抑郁期的病人，这使得测量病人继续接受药物与预防类治疗的交互作用成为可能[110]。换句话说，我们可以看看在治疗顺序的第一个阶段发生的事情是否会影响第二个阶段。事实上，这就是他们所发现的。对于那些经历抑郁症状周期性波动的病人（处于不稳定缓解期的病人）来说，在急性抑郁期，停止服用药物和接受正念认知疗法显著地降低了他们复发或者再发抑郁的风险（28%）——与单独继续服用药物的小组没有差异（27%）。相反，那些停止急性期治疗，进入安慰剂组的不稳定的缓解期病人，复发率显著地升高了（71%，见图19.2）。

对于那些反应很好以及缓解期稳定的病人——没有标定为短期内抑郁症状上升——所有这三组都表现出类似的预防性效果（40%～50%）。

这些结果在真实世界的意义是非常重要的，因为大量的病人不愿意或者不能忍受维持性的抗抑郁药物治疗。我们现在知道，对他们来说，正念认知疗法可以提供相同的防止复发的保护。然而这个顺序性的药物和心理干预的观点还是非常新颖的，它可能可以帮助更多的病人维持治疗，在更长的时间里对他们进行保护，这一事实提示它会有更广泛的应用。

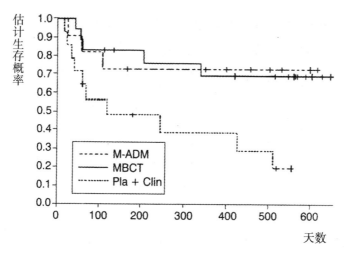

图19.2　不稳定缓解期病人在维持/随访期没有复发抑郁的累积概率

注：M-ADM，维持抗抑郁药物治疗；Pla+Clin，安慰剂加临床管理。

元分析、正念认知疗法以及预防复发

　　抑郁症的病人想要保持良好通常会面临一个两难的决定。继续参与某个特定的治疗课程还是停止这些课程。咨询一些个体的、随机的实验作为指导可能并不是最好的信息来源，因为这些研究通常是设计用来提供一个更宽的关注范围。一个处理这个两难问题的解决方法就是依据统计结果，将大量的研究结果汇总为一个单一的数据，这个数据可以反映特定治疗的效果。如果调查者们报告的临床结果是类似的，那么计算会更容易。例如，源于同一个问卷的抑郁得分，或者源于一个访谈的对临床症状改善程度的评定。

　　当我们写这本书的第一版时，我们面临的问题是当时的研究太少，所以我们不能做这种类型的概括。随着正念认知疗法研究数量的增长，现在这变得可行了。"元分析"是这个统计程序的名字，它可以对来自多个临床实验的结果进行加权平均数的计算。这个指标，我们称为"效应量"，当它的值比较小时提示患者接受治疗的获益较小，当效应量的值较大时提示患者接受一个干预治疗的获益较大。因为元分析提供了一个治疗方法影响大小的量化指标，所以它越来越受到其他类型临床证据评估的青睐。

Aarhus和Denmark小组进行的元分析中包括了对正念认知疗法与不活跃的控制组进行了比较，结果表明，与接受常规治疗的小组相比，正念认知疗法组显著降低了35%的复发风险，对有过三次或三次以上抑郁经历的病人来说，则降低了44%的复发风险[111]。他们也报告了正念认知疗法和抗抑郁药物治疗可以降低相同程度的复发风险。在第二个元分析中，Hoffman及其同事[112]从不同的角度提出了这个问题。他们筛选了1140个病人接受多种心理健康条件的正念干预，考察焦虑和抑郁症状的改善情况，而不是一个人复发与否。治疗以正念练习为特征，其中正念认知疗法是最突出的例子。这些治疗对焦虑症状的效应量为0.97，对抑郁症状的效应量为0.95。他们也发现，正如预期的框架一样，鼓励病人将正念作为常规的生活技能，这些益处可维持到病人不再接受治疗[97]为止。

或许对正念认知疗法来说，最具权威性的认可源于英国的国际健康与临床服务机构（NICE），它是一个独立的国际组织，可以提供国际已认证的护理病人的临床指南。这些指南是通过对某一种特定的医学或心理学病况方面的临床研究和经验进行总结而形成的，它的推荐榜反映了各种治疗方法支持平平的排名。从2004年起，NICE将正念认知疗法列为最有效的预防抑郁复发和再发的工具，这为病人放弃综合护理提供了额外的资源。[9]

扩展正念认知疗法到抑郁复发之外

最后，其他研究者对正念认知疗法的支持，使得我们也被鼓励将正念认知疗法的适用框架扩展到其他疾病上。正如我们期望的那样，正念认知疗法这八节课的框架的要素被用来作为治疗特殊疾病的材料。比较有希望的一些例子：正念认知疗法治疗孩子[113, 114]；正念预防物质滥用的复发[115]；正念认知疗法用来预防孕妇的抑郁[116]；正念认知疗法治疗疑病症[117]、慢性疲劳综合征[118]、耳鸣[119]、幻听[120]、失眠[121]、社交恐惧[122]、广泛性焦虑障碍[123]、惊恐障碍[124]、以及抑郁症的基础护理[125]；正念认知疗法治疗癌症病人[126, 127]。更普遍的是，正念认知疗法可以增加积极的情绪，减少消极的情绪[128, 129]，这可以帮助人们对生活目标进行分类。

回到情绪障碍领域，我们对于正念认知疗法是否可以被应用于治疗阻抗或者慢性抑郁也有很大的兴趣。两个非控制性研究[123, 133]和两个随机控制实验研究[134, 135]的积极结果表明这是一个值得进一步研究的领域。类似地，基于正念认知疗法在降低焦虑和提高执行功能方面的效果，它也许能够使服用心境稳定剂的双相情感障碍的病人获益[136-139]。届时，我们应该有了足够多的新数据来决定所有有前途的趋势中的中坚力量。

第二十章

正念认知疗法是如何达到预期效果的？

我们知道正念认知疗法项目在降低抑郁复发/再发率上可以产生显著的效果。这支持了它的临床应用和传播。但是，关于它的有效性背后的积极因素我们知道些什么呢？人们到底会说是什么东西帮助到了他们？一个指标可能源于最直接明了的资料——最后一节正念认知疗法课程上从病人那里收集到的关于我们的评论，在那里面他们会说是什么帮助了他们。两个病人写道："我现在可以更好地意识到什么时候我的'列车残骸'思维区会出现，以及什么时候将自己分离出来"，"我学习到的策略可以帮助我更好地觉知我的想法和躯体反应，即使我可能还不能阻止自动化的反应，但是我可以觉知到它，并且将自己带回来或者'返回到最初的状态'"。与困难情绪一起工作是出现在病人反馈中的另一个主题："现在我可以分辨好情绪与坏情绪……我不再害怕坏的情绪出现，因为我发现我有自信，我知道自己可以找到解决的办法。"病人也指出，正念认知疗法允许他们发展更友善地对待自身体验的方法："这个项目帮助我发展了对事情本身以及生活之外的情境的接纳和同情的品质……之前这些从来没有出现过。"

这些评论我们能相信多少呢？虽然作为一个治疗师，我很高兴看到这些，但是它们是在项目结束时从这些人那里收集到的，那个时候他们可能会说一些好听的来取悦指导者。如果可以用系统的方法，独立于教师来收集这些信息可能会更好一些。Allen及其同事[140]做了一个这样的研究，他们采访了曾经参加Kuyken及其同事[108]的临床实验的病人，当时那个实验项目已经结束一年了，他们研究的结果提供了一个更特殊的、更长期的关于正念认知疗法效用的观点。回顾过去，病人们报告称他们可以更好地识别复发的诱因，如果抑郁症状存在威胁时他们可以激活自己，也可以改善与其他人的关系质量。例如，病人注意到他们对低水平的抑郁症状带来的躯体和认知的变化有高度的觉知，如果低落的情绪存在，他们会想办法投入中性的或者积极的活动中去，如做些园艺、遛狗或者做一个3分钟的休息时间。在人际关系方面，病人感觉与朋友和家人的关系更亲近了，而且对其他人的痛苦有了更多的同情心。关于正念认知疗法起作用的相关原理是病人描述他们可以更客观地看待抑郁，尤其是随着时间的推移，他们意识到想法仅仅是想法而已，抑郁并"不是我"。在正念认知疗法治疗期间，参与者可以知道还有其他人也有抑郁症，以及听到其他人谈论他们的经验，这使得病人可以更好地将症状作为情绪障碍的重要组成部分（"我只是想到我要疯了……我很惊讶到底有多少人也在那跟我想着一样的事情"），不再去评判他们是谁（"意识到你的想法并不能反映你就是一个什么样的人，这一点真的非常重要"）。从这个新的观点去接近抑郁的现象也使得参与者不会轻易去评判或者陷入想法本身中："这就像你已经有了一个意识，知道你本身存在这样一个方面……我们称它们为我们的想法……我觉得这非常有帮助。"

然而，这个研究中报告的改变范围让人印象深刻，我们也注意到这种量化的数据并不能说服我们更精明的同事，他们可能会说这个报告并不能很充分地回答这样的问题："在正念认知疗法中他们学到的最核心的东西是什么？"毕竟，这些数据是未被控制的，而且也不可能从没有觉知或不知道正在被测评的病人那里收集到。一个人怎么知道这个反馈是否只反映了正念认知疗法的成分，即病人感觉更热情或工作更努力，而不是关键的成分？建立正念认知疗法背后机制的科学数据是一个挑战，我们需要评价这些改变中哪些是可信的，哪些是伴随着治疗出现的。

正念认知疗法改变的过程是什么？

目前，无论是参与者的个人报告还是使用更正式的自我报告问卷的研究都表明，经过八周的课程，病人的心理功能发生了重大变化。自我报告的变化包括抑郁、焦虑、反刍、分心、失眠、紧张的下降，以及觉知、同情心、集中力、弹性、乐观及生活质量的上升。[141]认知也发生了变化：与控制组被试相比，正念认知疗法组的被试过度概括化的记忆降低。这是非常重要的，因为这种过度概括化的记忆与抑郁发生的易感性增强有关，与抑郁症状维持的增强有关。[142-144]但是，仍然存在这样一个问题：当人们接受正念认知疗法治疗时，会带来变化的所有因素中的哪些是构成或解释降低了抑郁复发这一效果的关键变量？

尝试去理解这些因素中的哪些因素帮助病人远离抑郁复发是一个很复杂的问题，特别是当有很多变量会变化时。为什么这是一个问题？一个原因是如果不能区分带来所有改变的关键成分，那么就会限制我们去改进正念认知疗法，精进我们的教学以及使它适应新的环境。为了更好地理解如何进行一个治疗，调查者使用了"中介分析"的统计方法。

让我们以正念认知疗法降低反刍的结果为例。众所周知，高水平的反刍更容易导致抑郁的复发，但是这个变量的降低可能是也可能不是解释正念认知疗法带来预防效果的关键因素。或许对病人来说，反刍的降低是使病人更好地觉知的替代物，也正是这个变化真正地维持了他们的良好状态。根据技术性定义，如果考虑一个变量作为中介变量，那它必须满足两个条件：与控制组相比，它在正念认知疗法组需要发生更大的变化；在结果上，它需要能解释治疗效果的大部分。回到反刍，我们想考察与控制组被试相比，正念认知疗法组被试反刍的下降程度是否更明显，然后，考察当正念认知疗法组和控制组这两组被试反刍的下降都从统计上被移出后，两组的复发率会有什么变化。如果正念认知疗法组病人的预防效果减弱了或者与控制组的病人的没什么差异了，那么我们可以非常肯定地说正念认知疗法对恢复期的抑郁病人是通过降低反刍来起效的。如果正念认知疗法的结果仍然保持不变，那我们就可以得出结论：反刍程度在正念认知疗法治疗后可能仍然会变化，但它并不起到关键的中介作用。

第一个综合性考察正念认知治疗的中介因素的研究是Kuyken及其同事[145]进行的，他们抽取了2008年他们的研究结果来考察一些明显的、理论驱动的变量的变化是否中介了15个月的正念认知疗法治疗与抑郁症状的下降。两个测量及其引人注目。第一个是Kentucky正念技能调查[146]（Kentucky Inventory of Mindfulness Skills），它用来评估正念的四个方面：观察——"我注意到了这个东西的气味和芳香"；描述——"即使当我非常不安时，我也可以用语言来描述"；有觉知地行动——"当我正在做一些事情时，我只聚焦于我正在做的事情，而不是关注其他的东西"；不带评价地接受——"我会注意我的情绪是如何影响我的想法和行动的"。第二个是Kuyken及其同事使用由Kristen Neff[147]开发的评估自我同情的量表，包括的条目如"当我感觉情绪很痛苦时，我会试着去关爱我自己"以及"我可以忍受自己的弱点和不足"。

Kuyken及其同事[145]研究的结果表明与控制组病人相比，八周的正念认知疗法课程使得病人们在觉知及自我同情方面都得到了提高，这些病人都坚持服用抗抑郁药物。此外，增强的觉知和自我同情可以显著地预测13个月后的抑郁水平。这些结果的优势源于它们先前的状态：由正念认知疗法的理论模型预测而来，而且统计上也是稳健的。那些没有获得觉知或者自我同情能力的病人更容易高发抑郁症状，这一事实是从八周课程中获得的觉知和自我同情的益处在正念认知疗法中起重要作用的证据。而且，这些发现对指导者也有直接的意义：正念认知疗法整体的目标是培养觉知和心理的存在模式；同情的体现作为"如何"进行正念教学的一个重要方面，也被量化数据证实。

但是在Kuyken及其同事[145]的研究结果中还有一个更加显著的方面。他们要求他们的病人参加一个情绪挑战的实验，这个实验类似于Zindel Segal及其同事于1999年和2006年（第二章中报告过）[53, 54]在测量抑郁易感性的早期研究中所用的实验。他们在相同的时间点测量了接受正念认知疗法治疗的小组以及药物治疗组。所有的人都接受悲伤情绪的诱导，包括听一段悲伤的音乐，回忆一件悲伤的个人事件。在情绪诱导之后，测量他们功能不良的态度。Segal及其同事当时（在1999年和2006年）发现，在情绪挑战后，病人在这个问卷中的得分显著增加了（如，病人越是表示"我应该在所有的时候都开心"），这个病人越容易在将来经历抑郁复发。

　　Kuyken及其同事的研究结果是非常有意思的。他们表明那些继续接受药物治疗的病人对这个实验的反应"很糟糕"（表现出更多功能不良的态度），他们在接下来的几年里也更容易抑郁复发。相反，在正念认知疗法小组里，相当高（甚至更高）水平的反应却没有任何的预测力。似乎正念认知疗法小组的病人学到了一些东西，虽然不会降低他们最主要的反应，但是却在复发方面降低了反应的影响。他们到底学到了什么带来了这种效应？正如图20.1展现的，这个图很清楚：自我同情的改变越大，预防的效果越好。

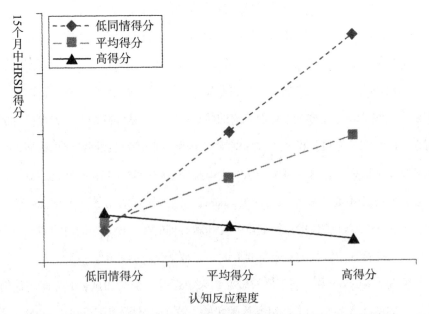

图20.1　正念认知疗法治疗期间同情的变化降低了认知反应的效果。

注：HRSD为Hamilton抑郁量表

那些学习到自我同情的人，虽然他们在情绪挑战实验中可能会经历相同的或者更加高水平的反应，但是他们可能最好地保护了自己，避免在将来进入抑郁期。

第二个中介分析是Beiling及其同事[148]所做的，他们考察了一个类似的变量组，这些抑郁的病人最初也接受抗抑郁药物治疗，一旦好转，就被随机分配到接受正念认知疗法组、维持药物治疗组或者安慰剂组，这与Segal及其同事[109]所做的实验一样。为了测量觉知，他们完成了实验问卷。[149]这是测量"元认知觉知"的问卷，测量一个人不被拉进他们的故事中去观察自己想法和情绪的能力。这个问卷中的题目举例如下："我可以观察不愉快的情绪而不被它们拉进去"；"我可以真实地看到'我不是我的想法'"。结果表明正念认知疗法组的病人在八周的课程后，觉知和元认知技能都提高了，但是那些服药的或者安慰剂组的病人并没有提高。与中介分析的结果一致，这些变化也与6个月后的低抑郁得分相关。

这两个实验很有意思的地方在于，它们描绘了两个同样有效预防抑郁复发的方法。然而，抗抑郁药物治疗潜在的机制是大剂量药物的作用，觉知的增强、自我同情以及对负性情绪的接纳，[150, 151]是接受正合认知疗法的病人会运用的技术，而且它们也是保持效益的重要驱动器。考虑到正合认知疗法的需要的对情感和认知过程的定性说明，似乎人们感觉到的心理上的改变与研究结果显示的内容有很多共鸣。

正念练习是如何影响大脑的？

几十年前，脑科学领域主流的观点认为我们的主观经验是大脑区域或者网络激活的产物，这些区域或网络分管不同的功能。这个关系看起来是一条单行道——一旦杏仁核被激活，我们立刻就会感觉到恐惧。为了回答反过来是否也正确，心理训练可能会重新改写脑回路，这通常被认为是大脑工作的功能性失误导致的。但是，当前有研究者提出"神经可塑性"的概念，这个观点认为某种特定形式的持续的心理训练可以改变脑活动，这个概念在脑科学领域站住了脚。研究人员现在开始询问这到底是如何发生的。

最初考察神经变化与正念冥想练习有关的研究中的一个是由Davidson及其同事[152]所做的，他们使用脑电图（electroencephalography，EEG）在八周的正念减压训练课程之前及之后评估了参与者的脑电波模式。这个工作的背景是：相对于右脑来说，左脑更活跃，而且前额区域与积极情绪类型相关——一个人对情绪反应的设定点是喜欢亲近（积极情绪）还是过度回避（消极情绪）。相反的模式则是消极情绪的标志。正念练习可以增加情绪的调节能力，甚至增加幸福的能力，那它是否对这个情感类型的生物测量也有一些影响呢？这个研究中的参与者不是临床病人，而是一个生物科技公司里的幸福项目组成员。研究结果发现，八周的正念练习后，与没有参加练习的控制组参与者相比，正念练习组的参与者左边不均匀激活的水平增强，持续6个月后发现向更多积极情绪转化的模式，重要的是，当参与者经历一个情绪挑战程序时，这一结果仍保持不变。也就是，正念减压训练后，参与者可以体验到同样多的悲伤情绪，但是同时保持了一种"开放"的态度，正是这个态度提示他们的悲伤很可能只是短暂的。

Barnhofer及其同事[153]重复了这个临床研究，之前抑郁过、有过自杀想法的22个病人被随机分配到正念认知疗法组或常规治疗组。所有的病人在研究开始时状态良好，但是有复发的高风险。脑电图的结果表明这两组病人在治疗之前左边和右边的前额叶区域激活水平相同，但是八周后，常规治疗组的病人在这个指标上表现出明显的下降，而正念认知疗法组的病人维持在治疗之前的水平。作者建议，对于有情感障碍的病人，正念练习可能不会增加指向积极情绪调节的脑区的平衡激活水平。

从这两个研究所得的结果可以看出，心理训练不仅有改变大脑的能力，它的应用还可以扩展到那些与情绪调节密切相关的程序中。对情感障碍的病人来说，在这些领域中新的大脑的学习可能是无价的。

训练你的思维，改变你的大脑

测量脑电波活性为研究正念练习对神经区域的影响提供了重要线索，但是这个方法是有局限性的，因为它太宽泛了。脑电图的记录可以精确定位左脑、右脑、前脑或后脑，但是关于特定脑结构的细节更难得到。随着神经成像的发展，神经变化与正念练习的关系可以用不同的方式检测出来，比如说测量脑结构大小的增加，或者在特殊的任务执行期间哪一个脑区更活跃或更低迷。Sara Lazar及其同事应用了来自核磁共振成像（magnetic resonance imaging, MRI）的高质量脑成像的优势来考察这个问题。

Lazar及其同事[154]报告称，通过冥想练习，被试控制注意及感觉加工的能力被影响了，特别是前额皮层及前脑岛的脑区（与非冥想者相比，冥想者的这些脑区明显增厚）。这个惊人的发现提示规律的冥想练习与这些脑区大小的增加有关。这是因为新的脑细胞的增长、突触联接增加，还是因为树突延长，目前还没有被确定，但是规则已经建立了。他们也发现这些区域增厚的程度与冥想练习的次数有关系，练习的次数越多，增厚程度越大，而不只是一个人练习与否。这可以进一步有力地证明训练的效果。

Hölzel及其同事[155]进一步报告了正念训练对神经的影响，他们在八周的正念减压训练项目之前及之后考察了没有过冥想经历的病人，并且将他们与冥想组的病人进行比较。她发现即便在这个相对短的时间里，仍可以观察到冥想者的左侧海马、后扣带回以及颞顶交界区的大脑皮层增厚了，这些脑区与自我相关加工、情绪学习及记忆有关。这是最强有力的数据中的一些，它们表明，通过在正念认知疗法以及正念减压训练中给人们提供不同类型的正念练习，教授他们一些技能，可以改变他们的大脑结构。

通过正念练习重新布置神经联接或者增加脑区大小都是可能的，这是一个令人振奋的发展，当本书的第一版出版时当然也没有考虑到这一领域。展望未来，我们需要去问自己，这些结果如何可以帮助我们优化正念认知疗法，以便病人可以了解如何与负性情绪工作，从而有效降低抑郁复发的风险。为了研究这种可能性，我们需要知道当人们感觉到悲伤时以及进行正念练习时到底发生了什么。

正念以及对悲伤的神经表达

在正念认知疗法中，强调的一个点是正念练习可以帮助病人把对悲伤的主观体验从对"感到悲伤意味着什么"的概念性分析中分离出来。既然帮助病人自己体验这些是正念认知疗法治疗的一个核心教学内容，那么能够用神经名词来描述它可以识别的特定脑区，这些脑区作为一个或模式的标志是更有效的。但是如何在一种设定下同时在被扫描者那里调查这两个模式呢？

Norman Farb及其同事[156]使用功能性核磁共振扫描（一种可以测量当被试进行心理任务时的脑活性的方法），他们训练参与者在被扫描的同时想一些自我描述的形容词。利用前期Watkins和Teasdale[157]的工作，这些问题反映了他们处于描述性或是分析性模式（"这个是在说我什么？"或"它是好的还是坏的？"），还是处于经验性的/具体的模式（"从这一刻到下一刻发生了什么？"或"我觉知到我身体上的什么？"）。一旦参与者被训练，就有可能检验出正念训练是如何与这两个模式相互影响的，并检验是否每一个模式都有一个独特的神经信号。他们考察了两组被试，一组是还未参与正念减压训练项目，第二组是已经完成了这个项目。

结果表明对于接受正念训练的参与者而言，他们的内侧前额叶皮层（通常与对自我相关的材料的分析相联系）有显著的缩减，他们的右侧单侧网络活性增强，包括外侧前额叶皮层以及内脏躯体的区域，如脑岛（与直接的、此刻的感觉体验有关）、次级躯体感觉皮层以及顶下小叶。对这些脑区之间的联结强度的分析表明那些没有参加正念练习的参与者的右侧脑岛与内侧前额叶皮层之间有很强的联结，而那些完成了正念项目的参与者在这一部分"没有联结"。这些区域的联结表明，通常情况下，一个人在没有开始思考关于自我的体验时是很难聚焦于此刻的躯体体验的。经过正念训练后，这个未联结的状态表明个体在这个时候可以将注意力保持在躯体体验上，而不会自动化地激活关于自我的"故事"。这些数据非常重要。这是支持将两个独立的自我觉知形式进行基础的神经解离的第一个研究，即虽然描述性和性模式习惯性地联结在一起，但是正念训练可以将它们分离。

我们已经看到了正念训练可以进一步对比描述性的和经验性的加工模式，可以产生足以被觉察到的联结的下降。与预防治疗（如正念认知疗法）最相关的一个问题是：病人是否可以在他们感觉到悲伤时学习做这些训练？

Farb及其同事[158]通过在扫描时给计划参与或者刚刚完成正念减压训练的病人看悲伤的和中性的电影剪辑来直接检验这一问题。对所有病人来说，悲伤情绪的激发与前额叶皮层中间的背区和前区激活有关，也与语言及概念加工中心有关。这些区域直接对应于分析性思维类型及以重评为特征的自我聚焦。在躯体感觉皮层以及右脑岛也发现了低水平的激活，这些区域能传递与区域情绪相关的躯体感觉信息。但是，当考察正念训练的效果时，完成了八周训练项目的小组在对悲伤的神经反应方面比那些没有参与训练的人要弱。这个模式变化了：与自我聚焦有关的前额叶区激活更少，而且现在脑岛有更多的激活。

正如我们看到的那样，评估体验到悲伤情绪时身体的反应并观察情绪的出现，同时又不陷入对它们的思考中，这是在接受正念减压训练和正念认知疗法期间需要练习的一项核心技能。当他们向之前经历的日常生活中的压力源或者挫折倾斜的太厉害时，这项技能可以通过正念帮助神经网络恢复平衡。

总之，我们并不想高估我们从脑科学中学到的东西，这一点很重要。我们将人们所说的正念认知疗法中有效的东西作为起点，发现当通过质性访谈及量化的方法来考察的时候，正念觉知和富有同情心的行动这两个主题有同等价值。理论表明这些要素的变化很重要。基于此，脑成像的数据表明，在这个项目中，注意可以从描述性模式转向实验性模式，这是神经层面的辨识，甚至当悲伤的想法和情绪存在时正念训练也可以引起这种转变。将来的研究可能会发现正念认知疗法其他的重要机制，但是这些来自多个数据的聚合结果为在这个项目中植入或者体现出高阶教学点提供了显著的支持。

第二十一章

临床应用

支持正念认知疗法的指导者和他们的病人

将正念训练与认知治疗的一些方面整合在一起是一种可以减少痛苦、提升幸福的方法，如果你对这样的一种可能性感到好奇，那么我们在这里提供了大量任由你支配的资源。当然，当这本书的第一版出版的时候并没有这些，目前正念接受到的更广泛的暴露应该可以使你更容易地适应这个话题。现在，我们提供一些指导你进一步探索的建议。

开始你自己的正念练习

在正念认知疗法中，一个核心的观点是，为了做好这个工作，治疗师应该进行他们自己的正念练习。这个原则虽然是最基本的，但是仍然在心理治疗圈里引发了一些争议，可能是因为冥想训练并不是心理治疗师的标准课程。

如果你想将你的脚趾头伸进水里，在你置身于个人练习之前你只是想找到关于正念的更多的东西，那么这里有很多极好的资源可以让你得到更多有用的信息。Jon Kabat-Zinn写了一本《所行即所在》（*Wherever You Go, There You Are*）[66]，这本书道出了把正念应用到日常生活的精髓，并且给出了练习的建议。另一个对洞察冥想做了更详尽描述的绝佳作品是由Joseph Goldstein和Jack Kornfeld[159]写的《寻找智慧的源泉：洞察冥想之路》（*Seeking the Heart of Wisdom: The Path of Insight Meditation*），大部分正念在临床上的应用方法都直接源于这本书。

另一方面，或许你准备真正尝试正念训练。最好的方法是有一个经验丰富的冥想指导师面对面教授你（下文会介绍如何找到这么一位指导师）。但是，最开始你可能想通过指导性的冥想指导语来"自己做做看"，这个指导性的材料可以在*www.guilford.com/MBCT_materials*这个网站上下载。

理论上，一个人可以通过与一个经验丰富的冥想指导师进行个人联系来学习冥想。冥想的形式多种多样，因此，如果想要成为一个正念认知疗法的指导者，那么重要的是要选择一个精髓和形式都与正念认知疗法程序一致的指导师。在练习中，这可能意味着要进一步探索由冥想中心提供的与西方洞察冥想传统相关的教学。有关冥想中心的信息可以参照如下：在美国北部马萨诸塞州Barre的洞察冥想中心（the Insight Meditation Society，*www.dharma.org*），或者在加利福尼亚Woodacre的精神摇滚（Spirit Rock，*www.spiritrock.org*）；在英国Devon的盖亚小屋（*www.gaiahouse.co.uk*）；在澳大利亚的洞察冥想网络（*www.dharma.org.au*）。

正念认知疗法指导者的训练指导原则

如果你是一个对将正念应用于临床感兴趣的治疗师或者咨询师，那么描述当前正念认知疗法训练机会的最好方法就是：它是初生的，是正在成长的。在牛津大学和埃克塞特大学，已经有研究生专门通过接受正念认知疗法训练得到硕士学位，班戈大学设有以正念减压训练和正念认知疗法为中心接受正念训练的硕士课程。

一个很常见的场景（尤其对于生活在北美的指导者来说）是你正在参加一个正念认知疗法的临床工作坊，或者治疗师的沉默正念静修，或者是正在从正念认知疗法指导者中找你的督导师，或者是建立了一个同辈督导小组。这些都是有用的经历，但是如果想绘制出你在这个过程中走了多远，那么设置一个路标对你可能是有帮助的。因此，我们决定列出一个我们考虑到的用正念认知疗法治疗情绪障碍病人的最常规要求的清单（见图21.1）。我们的目的是帮助指导者将他们持续的专业教学放在一个更加模块化的训练体验程序中，这样可以使正念认知疗法稳固和有力。我们的第二个目的是为了避免一些人只是有一点儿正念冥想的体验，如只读了一本书，就认为他们有能力操作正念认知疗法课程（见图21.1）。

下面是对用正念认知疗法治疗情绪障碍的治疗师的常规及最低要求：

1. 通过日常正式及非正式的练习表达对个人正念练习的持续承诺；

2. 在临床练习及心理健康训练方面有专业的资质，包括使用结构化的、实证的治疗方法来治疗情感障碍（如，认知行为治疗、人际关系治疗）；

3. 面对特定群体，有使用哪一种正念方法的知识和经验，包括教学的、治疗的经验；

4. 完成一个深度的、严格的、以正念为基础的教师训练项目，或者在12个月内有最低限度的监督途径（"监督途径"包括参加三次八周的课程，最开始作为参与者，第二次作为受训练者，第三次作为协助教师，并参与教学核心练习及课程实践方面的工作坊）；

5. 在持续坚持伦理行为的框架；

6. 持续参加由一个经验丰富的正念指导师指导的同伴督导，包括从一个经验丰富的正念指导者那里接受关于教学的阶段性的反馈，或者有计划地反馈课程的协同教学。

对于专业的持续发展，我们的建议如下：

1. 参加与居住有关的、由教师引导的正念冥想静修；

2. 与正念的同事持续进行同伴督导，分享体验并协作学习；

3. 参与进一步的训练，发展技能并加深对正念方法的理解，跟进近期关于正念方法的理论研究。

图21.1　对教授正念认知疗法的训练指导原则

支持我们的病人

我们为病人开发了一本《正念认知疗法工作手册》[160]，他们可以在八周的项目中使用（也可以在项目之外使用，无论有没有治疗师指导）。这本手册包括每节课程的内容描述、不同练习的理论以及对他们成长练习的重要提示。这个重要的资源是被设计用来作为课后资料、家庭练习表单、日历、诗歌、CD以及八周课程中涉及的其他内容的唯一来源。

对于那些想知道正念练习如何可以拓宽到处理更轻微的却更普遍存在的一些心理状态（如担忧和不幸福）的人，《穿过抑郁的正念之路》（*The Mindful Way through Depression*）[76]这本书可能会有帮助。Job Kabat-Zinn在这本书中叙述了七种指导性的冥想，他给读者们提供了一个比在正念认知疗法课程中提供的经典背景更宽广的背景。为了强化对正念认知疗法的原则和练习的持续承诺精神，很多正念中心在最后一节课程结束时会将这本书送给病人。Mark Williams和Danny Penman[161]写的《在疯狂的世界找到平和的实用指导》（*A Practical Guide to Find Peace in a Frantic World*）这本书是另一个选择，它对那些希望尝试更短时间的冥想练习以了解是否有他们预期的东西促使他们在整个正念认知疗法项目中去进一步探索的人会有帮助。它包括由Mark Williams叙述的冥想过程（见*www.franticworld.com*以及*www.oxfordmindfulness.org*）。

与《穿过抑郁的正念之路》[76]形式类似的一本书是《穿过焦虑的正念之路》（*The Mindful Way through Anxiety*）[162]，它主要是为那些受恐惧和焦虑困扰、想学习如何将传统的暴露技术整合进正念训练中的人，这样他们的生活可以更丰富多彩。同时，《自我同情的正念之路》（*The Mindful Path to Self-Compassion*）[163]这本书描述了面对困难时可以采取发展正念和同情的方式，帮助那些有自责倾向或完美主义的人。

结语

这个版本要接近尾声了。我们的目的在于讲述一个故事，这个故事告诉我们，我们之前的研究以及临床工作是如何让我们意识到这样一个紧迫的事实：抑郁症已经成为一个全球的问题，我们需要一个新的解决方法。我们描述了我们是如何找到由Jon Kabat-Zinn在马萨诸塞州立大学发展的正念的方法，以及接下来我们要如何回到心理科学中去指导我们发展正念认知疗法。所以，在这里我们提供了一个织锦——从研究中获得的新的理解与临床教学应用混杂在一起。

我们希望这本描述我们自己经历的书可以为你提供一张地图，这张地图可以在你行动时为你提供指导，在你独自旅行时给你提供勇气。如果你想教授正念认知疗法（或者在任何方面加深你的正念教学），那么你会发现你需要一遍又一遍地返回两个核心的基础以维持你的教学。这两个核心的基础是：你从自己的日常练习中学到的东西；在心理科学领域中学到的东西。

从这里开始，我们希望你自己的理解、练习可以允许你去引导那些向你寻求帮助的人，所以你也需要感到你有能力向他们展示他们是如何激发他们自己内部有力的资源，来培养他们友善及富有同情心的行动的。迟早，那些由你指导的参与者会欣赏这个工作的伟大力量：这个练习除了能够使他们从反刍思维的循环中走出来，还可以帮助他们提升生活质量及体验，随着时间的推移，他们会发现一种没有恐惧、没有对过去的反刍的全新的生活方式，带着超乎想像的勇气、同情心及笑容去拥抱"所有的灾难"。

当我们结束第二版时，我们要向为了进行这次非凡的旅程而被我们作为特殊案例的很多参与者致敬——无论是来自我们的课程还是研究——不论他们知道与否，他们都曾经是我们的导师，正是这些人的经历帮助我们去精进这个领域。透过他们的勇气，我们理解抑郁的方式以及我们提供给那些遭受抑郁的人的方法将永远不可能同从前一样了。

参考文献

1. Lepine JP, Gastpar M, Mendlewicz J, Tylee A. Depression in the community: The first pan-European study DEPRES. *International Clinical Psychopharmacology* 1997; *12*:19–29.
2. Parikh SV, Wasylenki D, Goering P, Wong J. Mood disorders: Rural/urban differences in prevalence, health care utilization and disability in Ontario. *Journal of Affective Disorders* 1996; *38*:57–65.
3. Weissman MM, Bruce LM, Leaf PJ. Affective disorders. In Robins LN, Regier DA, eds. *Psychiatric disorders in America: The Epidemiologic Catchment Area study.* New York: Free Press, 1990:53–80.
4. Kessler RC, Berglund P, Demler O, Jin R, Koretz D, Merikangas KR, Rush AJ, Walters EE, Wang PS. The epidemiology of major depressive disorder: Results from the National Comorbidity Survey Replication (NCS-R). *Journal of the American Medical Association* 2003; *289*:3095–3105.
5. Hasin DS, Goodwin RD, Stinson FS, Grant BF. Epidemiology of major depressive disorder: Results from the National Epidemiologic Survey on Alcoholism and Related Conditions. *Archives of General Psychiatry* 2005; *62*:1097–1106.
6. Keller MB, Lavori PW, Mueller TI, Coryell W, Hirschfeld RMA, Shea MT. Time to recovery, chronicity and levels of psychopathology in major depression. *Archives of General Psychiatry* 1992; *49*:809–816.
7. Sargeant JK, Bruce ML, Florio LP, Weissman MM. Factors associated with 1-year outcome for major depression in the community. *Archives of General Psychiatry* 1990; *47*:519–526.
8. Boyd JH, Burke JD, Gruneberg E, Holzer CE III, Rae DS, George LK, Karno M, Stoltzman R, McEvoy L, Nestadt G. Exclusion criteria of DSM-III: A study of co-occurrence of hierarchy-free syndromes. *Archives of General Psychiatry* 1984; *41*:983–959.
9. National Institute for Health and Clinical Excellence. *Depression: The treatment and management of depression in adults.* NICE guidance, Clinical Guidelines CG90, 2009.

10. Wells KB, Sturm R, Sherbourne CD, Meredith LS. *Caring for depression*. Boston: Harvard University Press, 1996.

11. Broadhead WE, Blazer DG, George LK, Tse CK. Depression, disability days and days lost from work in a prospective epidemiological survey. *Journal of the American Medical Association* 1990; *264*:2524–2528.

12. Adler DA, McLaughlin TJ, Rogers WH, Chang H, Lapitsky L, Lerner D. Job performance deficits due to depression. *American Journal of Psychiatry* 2006; *163*:1569–1576.

13. Murray CL, Lopez AD. *The global burden of disease: A comprehensive assessment of mortality and disability from disease, injuries and risk factors in 1990 and projected to 2020*. Boston: Harvard University Press, 1998.

14. Nathan KI, Musselman DL, Schatzberg AF, Nemeroff CB. Biology of mood disorders. In Nemeroff CB, ed. *The American Psychiatric Press textbook of psychopharmacology*. Washington, DC: American Psychiatric Press, 1995:439–478.

15. Healy D. *The antidepressant era*. Cambridge, MA: Harvard University Press, 1997.

16. Fournier JC, DeRubeis RJ, Hollon SD, Dimidjian S, Amsterdam JD, Shelton RC, Fawcett J. Antidepressant drug effects and depression severity: A patient-level meta-analysis. *Journal of the American Medical Association* 2010; *303*:47–53.

17. Fava GA, Offidani E. The mechanisms of tolerance in antidepressant action. *Progress in Neuro-Psychopharmacology and Biological Psychiatry* 2011; *35*:1593–1602.

18. Lewinsohn PM, Antonuccio DO, Steinmetz JL, Teri L. *The Coping with Depression course: A psychoeducational intervention for unipolar depression*. Eugene, OR: Castalia Press, 1984.

19. Becker RE, Heimberg RG, Bellack AS. *Social skills training treatment for depression*. Elmsford, NY: Pergamon Press, 1987.

20. Beck AT, Rush AJ, Shaw BF, Emery G. *Cognitive therapy of depression*. New York: Guilford Press, 1979.

21. Klerman GL, Weissman MM, Rounsaville BJ, Chevron E. *Interpersonal psychotherapy of depression*. New York: Basic Books, 1984.

22. Hollon SD, Stewart M, Strunk, D. Enduring effects for cognitive behavior therapy in the treatment of depression and anxiety. *Annual Review of Psychology* 2006; *57*:285-315.

23. Keller MB, Lavori PW, Lewis CE, Klerman GL. Predictors of relapse in major depressive disorder. *Journal of the American Medical Association* 1983; *250*:3299–3304.

24. Kessler RC, Demler O, Frank RG, Olfson M, Pincus HA, Walters EE, Wang P, Wells KB, Zaslavsky AM. Prevalence and treatment of mental disorders, 1990 to 2003. *New England Journal of Medicine* 2005; *352*:2515–2523.

25. Judd LL. The clinical course of unipolar major depressive disorders. *Archives of General Psychiatry* 1997; *54*:989–991.

26. Kupfer DJ. Long-term treatment of depression. *Journal of Clinical Psychiatry* 1991; *52 Suppl*:28–34.

27. Coryell W, Endicott J, Keller MB. Outcome of patients with chronic affective

disorder: A five year follow up. *American Journal of Psychiatry* 1990; *147*:1627–1633.

28. American Psychiatric Association. *Diagnostic and statistical manual of mental disorders* (4th ed., text rev.). Washington, DC: American Psychiatric Publishing, 2000.

29. Glen AI, Johnson AL, Shepherd M. Continuation therapy with lithium and amitriptyline in unipolar depressive illness: A randomized, double blind, controlled trial. *Psychological Medicine* 1984; *14*:37–50.

30. Frank E, Prien RF, Jarrett RB, Keller MB, Kupfer DJ, Lavori PW, Rush AJ, Weissman MM. Conceptualization and rationale for consensus definitions of terms in major depressive disorder. *Archives of General Psychiatry* 1991; *48*:851–855.

31. Gelenberg A, Freeman M, Markowitz J, Rosenbaum J, Thase M, Trivedi M, Van Rhoads R. *Practice guideline for the assessment and treatment of major depressive disorder* (3rd ed.). Washington, DC: American Psychiatric Publishing, 2006.

32. Hollon SD, DeRubeis RJ, Shelton RC, Amsterdam JD, Salomon RM, O'Reardon JP, Lovett ML, Young PR, Haman KL, Freeman BB, Gallop R. Prevention of relapse following cognitive therapy vs medications in moderate to severe depression. *Archives of General Psychiatry* 2005; *62*:417–422.

33. Rush AJ, Trivedi MH, Wisniewski SR, Nierenberg AA, Stewart JW, Warden D, Niederehe G, Thase ME, Lavori PW, Lebowitz BD, McGrath PJ, Rosenbaum JF, Sackeim HA, Kupfer DJ, Luther J, Fava M. Acute and longer-term outcomes in depressed outpatients requiring one or several treatment steps: A STAR*D report. *American Journal of Psychiatry* 2006; *163*:1905–1917.

34. Post RM. Transduction of psychosocial stress into the neurobiology of recurrent affective disorder. *American Journal of Psychiatry* 1992; *149*:999–1010.

35. Lin EH, Von Korff M, Katon W, Bush T, Simon GE, Walker E, Robinson P. The role of the primary care physician in patients' adherence to antidepressant therapy. *Medical Care* 1995; *33*:67–74.

36. Lewis E, Marcus SC, Olfson M, Druss BG, Pincus HA. Patients' early discontinuation of antidepressant prescriptions. *Psychiatric Services* 2004; *55*:494.

37. Reuters/Health. Few patients satisfied with antidepressants, 1999. Available at *www.reuters.com*.

38. Frank E, Kupfer DJ, Perel JM, Cornes C, Jarrett DB, Mallinger AG, Thas ME, McEachran AB, Grochocinski VJ. Three year outcomes for maintenance therapies in recurrent depression. *Archives of General Psychiatry* 1990; *47*:1093–1099.

39. Blackburn IM, Eunson KM, Bishop S. A two-year naturalistic follow-up of depressed patients treated with cognitive therapy, pharmacotherapy, and a combination of both. *Journal of Affective Disorders* 1986; *10*:67–75.

40. Evans MD, Hollon SD, DeRubeis J, Piasecki JM, Grove WM, Tuason VB. Differential relapse following cognitive therapy and pharmacotherapy for depression. *Archives of General Psychiatry* 1992; *49*:802–808.

41. Shea MT, Elkin I, Imber S, Sotsky SM, Watkins JT, Collins JF, Pilkonis PA, Beckham E, Glass DR, Dolan RT, et al. Course of depressive symptoms over follow

up: Findings from the NIMH Treatment of Depression Collaborative Research Program. *Archives of General Psychiatry* 1992; *49*:782–787.

42. Simons A, Murphy G, Levine J, Wetzel R. Cognitive therapy and pharmacotherapy for depression: Sustained improvement over one year. *Archives of General Psychiatry* 1986; *43*:43–50.

43. Vittengl JR, Clark LA, Dunn TW, Jarrett RB. Reducing relapse and recurrence in unipolar depression: A comparative meta-analysis of cognitive-behavioral therapy's effects. *Journal of Consulting and Clinical Psychology* 2007; *75*:475–488.

44. Beck AT. *Cognitive therapy and the emotional disorders.* New York: International Universities Press, 1976.

45. Kovacs MB, Beck AT. Maladaptive cognitive structures in depression. *American Journal of Psychiatry* 1978; *135*:525–533.

46. Weissman M, Beck AT. *Development and validation of the Dysfunctional Attitude Scale.* Paper presented at the meeting of the Association for Advancement of Behavior Therapy, Chicago, 1978.

47. Ingram RE, Atchley RA, Segal ZV. *Vulnerability to depression: From cognitive neuroscience to prevention and treatment.* New York: Guilford Press, 2011.

48. Teasdale JD. Negative thinking in depression: Cause, effect or reciprocal relationship? *Advances in Behaviour Research and Therapy* 1983; *5*:3–25.

49. Teasdale JD. Cognitive vulnerability to persistent depression. *Cognition and Emotion* 1988; *2*:247–274.

50. Segal ZV, Ingram RE. Mood priming and construct activation in tests of cognitive vulnerability to unipolar depression. *Clinical Psychology Review* 1994; *14*:663–695.

51. Miranda J, Persons JB. Dysfunctional attitudes are mood state dependent. *Journal of Abnormal Psychology* 1988; *97*:76–79.

52. Miranda J, Persons JB, Byers C. Endorsement of dysfunctional beliefs depends on current mood state. *Journal of Abnormal Psychology* 1990; *99*:237–241.

53. Segal ZV, Gemar MC, Williams S. Differential cognitive response to a mood challenge following successful cognitive therapy or pharmacotherapy for unipolar depression. *Journal of Abnormal Psychology* 1999; *108*:3–10.

54. Segal ZV, Kennedy S, Gemar M, Hood K, Pedersen R, Buis T. Cognitive reactivity to sad mood provocation and the prediction of depressive relapse. *Archives of General Psychiatry* 2006; *63*:749–755.

55. Kendler KS, Thornton LM, Gardner CO. Stressful life events and previous episodes in the etiology of major depression in women: An evaluation of the "kindling" hypothesis. *American Journal of Psychiatry* 2000; *157*:1243–1251.

56. Segal ZV, Williams JMG, Teasdale JD, Gemar MC. A cognitive science perspective on kindling and episode sensitization in recurrent affective disorder. *Psychological Medicine* 1996; *26*:371–380.

57. Nolen-Hoeksema S, Morrow J. A prospective study of depression and posttraumatic stress symptoms after a natural disaster: The 1989 Loma Prieta earthquake. *Journal of Personality and Social Psychology* 1991; *61*:115–121.

58. Treynor W, Gonzalez R, Nolen-Hoeksema, S. Rumination reconsidered: A psychometric analysis. *Cognitive Therapy and Research* 2003; *27*:247–259.
59. Lyubomirsky S, Nolen-Hoeksema S. Effects of self-focused rumination on negative thinking and interpersonal problem solving. *Journal of Personality and Social Psychology* 1995; *69*:176–190.
60. Teasdale JD, Segal ZV, Williams JMG. How does cognitive therapy prevent relapse and why should attentional control (mindfulness) training help? *Behaviour Research and Therapy* 1995; *33*:225–239.
61. Barber JP, DeRubeis, R. On second thought: Where the action is in cognitive therapy. *Cognitive Therapy and Research* 1989; *13*:441–457.
62. Simons AD, Garfield S, Murphy G. The process of change in cognitive therapy and pharmacotherapy for depression. *Archives of General Psychiatry* 1984; *49*:45–51.
63. Ingram RE, Hollon SD. Cognitive therapy for depression from an information processing perspective. In Ingram RE, ed. *Information processing approaches to clinical psychology*. Orlando, FL: Academic Press, 1986:261–284.
64. Teasdale JD. The impact of experimental research on clinical practice. In Emmelkamp PMG, Everaerd WTAM, Kraaimmaat F, van Son MJM, eds. *Advances in theory and practice in behaviour therapy*. Amsterdam: Swets & Zeitlinger, 1988:1–18.
65. Linehan MM, Armstrong HE, Suarez A, Allmon D, Heard H. Cognitive-behavioral treatment of chronically parasuicidal borderline patients. *Archives of General Psychiatry* 1991; *48*:1060–1064.
66. Kabat-Zinn J. *Wherever you go, there you are: Mindfulness meditation in everyday life*. New York: Hyperion, 1994.
67. Kabat-Zinn J. *Full castastrophe living: Using the wisdom of your body and mind to face stress, pain, and illness*. New York: Dell, 1990.
68. Kabat-Zinn J, Lipworth L, Burney R, Sellers W. Four-year follow-up of a meditation-based program for self-regulation of chronic pain: Treatment outcomes and compliance. *Clinical Journal of Pain* 1986; *2*:159–173.
69. Kabat-Zinn J, Massion AO, Kristeller J, Peterson LG, Fletcher KE, Pbert L, Lenderking WR, Santorelli SF. Effectiveness of a meditation-based stress reduction program in the treatment of anxiety disorders. *American Journal of Psychiatry* 1992; *149*:936–943.
70. Miller J, Fletcher K, Kabat-Zinn J. Three year follow-up and clinical implications of a mindfulness-based stress reduction intervention in the treatment of anxiety disorders. *General Hospital Psychiatry* 1995; *17*:192–200.
71. McLean P, Hakstian A. Clinical depression: Relative efficacy of outpatient treatments. *Journal of Consulting and Clinical Psychology* 1979; *47*:818–836.
72. Öst L-G. Efficacy of the third wave of behavioral therapies: A systematic review and meta-analysis. *Behaviour Research and Therapy* 2008; *46*:296–321.
73. Watzlawick P, Fisch R, Weakland J. *Change: Principles of problem formation and problem resolution*. New York: Norton, 1974.

74. Linehan MM. *Cognitive-behavioral treatment of borderline personality disorder.* New York: Guilford Press, 1993.

75. Wegner D. Ironic processes of mental control. *Psychological Review* 1994; *101*:34–52.

76. Williams JMG, Teasdale JD, Segal ZV, Kabat-Zinn J. *The mindful way through depression: Freeing yourself from chronic unhappiness.* New York: Guilford Press, 2007.

77. Miller WR, Rose GS. Toward a theory of motivational interviewing. *American Psychologist* 2009; *64*:527–537.

78. Crane C, Williams JMG. Factors associated with attrition from mindfulness based cognitive therapy for suicidal depression. *Mindfulness* 2010; *1*:10–20.

79. Feldman C. *The Buddhist path to simplicity.* London: Thorsons, 2001.

80. Salzberg S. Mindfulness and loving kindness. *Contemporary Buddhism* 2011; *12*:177–182.

81. Feldman C, Kuyken W. Compassion in the landscape of suffering. *Contemporary Buddhism* 2011; *12*:143–155.

82. Kabat-Zinn J. *Coming to our senses.* New York: Hyperion, 2006.

83. Barnhofer T, Chittka T, Nightingale H, Visser C, Crane C. State effects of two forms of meditation on prefrontal EEG asymmetry in previously depressed individuals. *Mindfulness* 2010; *1*:21–27.

84. Germer CK. *The mindful path to self compassion: Freeing yourself from destructive thoughts and emotions.* New York: Guilford Press, 2009.

85. Friedman RS, Förster J. Implicit affective cues and attentional tuning: An integrative review. *Psychological Bulletin* 2010; *136*:875–893.

86. Hayes SC, Wilson KG, Gifford EV, Follette VM, Strosahl K. Experimental avoidance and behavioral disorders: A functional dimensional approach to diagnosis and treatment. *Journal of Consulting and Clinical Psychology* 1996; *64*:1152–1168.

87. Oliver M. *Dream work.* Boston: Grove/Atlantic, 1986.

88. Hollon SD, Kendall P. Cognitive self-statements in depression: Development of an Automatic Thoughts Questionnaire. *Cognitive Therapy and Research* 1980; *4*:383–395.

89. Goldstein J. *Insight meditation: The practice of freedom.* Boston: Shambhala, 1994.

90. Crane R. *Mindfulness-based cognitive therapy.* London: Routledge, 2009.

91. Kolb DA. *Experiential learning: Experience as a source of learning and development.* Englewood Cliffs, NJ: Prentice Hall, 1984.

92. Padesky C. *Socratic questioning: Changing minds or guiding discovery?* London: European Congress of Behavioural and Cognitive Therapies, 1993.

93. Santorelli S. *Heal thyself: Lessons on mindfulness in medicine.* New York: Bell Tower, 1999.

94. Barks C, Moyne J. *The essential Rumi.* San Francisco: Harper, 1997.

95. Rosenberg L. *Breath by breath.* Boston: Shambhala, 1998.

96. Fennell M. Depression. In Hawton K, Salkovskis P, Kirk J, Clark D, eds. *Cognitive*

behaviour therapy for psychiatric problems. Oxford, UK: Oxford University Press, 1989:169–234.

97. Mathew KL, Whitney HS, Kenny MA, Denson LA. The long-term effects of mindfulness-based cognitive therapy as a relapse prevention treatment for major depressive disorder. *Behavioural and Cognitive Psychotherapy* 2010; *38*:561–576.

98. Dobson KS, Hollon SD, Dimidjian S, Schmaling KB, Kohlenberg RJ, Gallop RJ, Rizvi SL, Gollan JK, Dunner DL, Jacobson NS. Randomized trial of behavioral activation, cognitive therapy, and antidepressant medication in the prevention of relapse and recurrence in major depression. *Journal of Consulting and Clinical Psychology* 2008; *76*(3):468–477.

99. Bennett-Levy J, Butler G, Fennell M, Hackmann A, Meuller M, Westbrook, D. *Oxford guide to behavioural experiments in cognitive therapy*. Oxford, UK: Oxford University Press, 2004.

100. Oliver M. *House of light*. Boston: Beacon Press, 1990.

101. Carmody J, Baer RA. Relationships between mindfulness practice and levels of mindfulness, medical and psychological symptoms and well-being in a mindfulness-based stress reduction program. *Journal of Behavioral Medicine* 2008; *31*:23–33.

102. Mausbach BT, Moore R, Roesch S, Cardenas V, Patterson TL. The relationship between homework compliance and therapy outcomes: An updated meta-analysis. *Cognitive Therapy and Research* 2010; *34*:429–438.

103. Teasdale JD, Segal ZV, Williams JMG, Ridgeway V, Soulsby J, Lau M. Prevention of relapse/recurrence in major depression by mindfulness-based cognitive therapy. *Journal of Consulting and Clinical Psychology* 2000; *68*:615–623.

104. Ma SH, Teasdale JD. Mindfulness-based cognitive therapy for depression: Replication and exploration of differential relapse prevention effects. *Journal of Consulting and Clinical Psychology* 2004; *72*:31–40.

105. Kendler KS, Thornton LM, Gardner CO. Stressful life events and previous episodes in the etiology of major depression in women: An evaluation of the "kindling" hypothesis. *American Journal of Psychiatry* 2000; *157*:1243–1251.

106. Bondolfi G, Jermann F, der Linden MV, Gex-Fabry M, Bizzini L, Rouget BW, Myers-Arrazola L, Gonzalez C, Segal Z, Aubry JM, Bertschy G. Depression relapse prophylaxis with mindfulness-based cognitive therapy: Replication and extension in the Swiss health care system. *Journal of Affective Disorders* 2010; *122*:224–231.

107. Godfrin KA, van Heeringen C. The effects of mindfulness-based cognitive therapy on recurrence of depressive episodes, mental health and quality of life: A randomized controlled study. *Behaviour Research and Therapy* 2010; *48*:738–746.

108. Kuyken W, Byford S, Taylor RS, Watkins E, Holden E, White K, Barrett B, Byng R, Evans A, Mullan E, Teasdale JD. Mindfulness-based cognitive therapy to prevent relapse in recurrent depression. *Journal of Consulting and Clinical Psychology* 2008; *76*:966–978.

109. Segal ZV, Bieling P, Young T, MacQueen G, Cooke R, Martin L, Bloch R,

Levitan RD. Antidepressant monotherapy vs sequential pharmacotherapy and mindfulness-based cognitive therapy, or placebo, for relapse prophylaxis in recurrent depression. *Archives of General Psychiatry* 2010; *67*:1256–1264.

110. Jarrett RB, Kraft D, Doyle J, Foster BM, Eaves GG, Silver PC. Preventing recurrent depression using cognitive therapy with and without a continuation phase. *Archives of General Psychiatry* 2001; *58*:381–388.

111. Piet J, Hougaard E. The effect of mindfulness-based cognitive therapy for prevention of relapse in recurrent major depressive disorder: A systematic review and meta-analysis. *Clinical Psychology Review* 2011; *31*:1032–1040.

112. Hofmann SG, Sawyer AT, Witt AA, Oh D. The effect of mindfulness-based therapy on anxiety and depression: A meta-analytic review. *Journal of Consulting and Clinical Psychology* 2010; *78*:169–183.

113. Semple R, Lee J. *Mindfulness-based cognitive therapy for anxious children.* Oakland, CA: New Harbinger, 2011.

114. Bogels S, Hoogstad B, van Dun L, de Schutter S, Restifo K. Mindfulness training for adolescents with externalizing disorders and their parents. *Behavioural and Cognitive Psychotherapy* 2008, *36*:193–209.

115. Bowen S, Chawla N, Marlatt GA. *Mindfulness-based relapse prevention for addictive behaviors: A clinician's guide.* New York: Guilford Press, 2011.

116. Dimidjian S, Goodman SH. Nonpharmacological interventions and prevention strategies for depression during pregnancy and the postpartum. *Clinical Obstetrics and Gynecology* 2009; *52*:498–515.

117. McManus F, Muse K, Surawy, C, Williams JMG. A randomized clinical trial of mindfulness-based cognitive therapy vs. unrestricted services for health anxiety. *Journal of Consulting and Clinical Psychology* in press.

118. Rimes K, Wingrove J. Mindfulness-based cognitive therapy for people with chronic fatigue syndrome still experiencing excessive fatigue after cognitive behaviour therapy: A pilot randomized study. *Clinical Psychology and Psychotherapy* in press.

119. Philippot P, Nef F, Clauw L, Romrée M, Segal Z. A randomized controlled trial of mindfulness-based cognitive therapy for treating tinnitus. *Clinical Psychology and Psychotherapy* in press.

120. Chadwick P, Hughes S, Russell D, Russell I, Dagnan D. Mindfulness groups for distressing voices and paranoia: A replication and randomized feasibility trial. *Behavioural and Cognitive Psychotherapy* 2009; *37*:403–412.

121. Britton WB, Haynes PL, Fridel KW, Bootzin RR. Polysomnographic and subjective profiles of sleep continuity before and after mindfulness-based cognitive therapy in partially remitted depression. *Psychosomatic Medicine* 2010; *72*:539–548.

122. Piet J, Hougaard E, Hecksher MS, Rosenberg NK. A randomized pilot study of mindfulness-based cognitive therapy and group cognitive-behavioral therapy for young adults with social phobia. *Scandinavian Journal of Psychology* 2010; *51*:403–410.

123. Craigie MA, Rees CS, Marsh A, Nathan P. Mindfulness-based cognitive therapy for generalized anxiety disorder: A preliminary evaluation. *Behavioural and Cognitive Psychotherapy* 2008; *36*:553–568.

124. Kim B, Lee S-H, Kim YW, Choi TK, Yook K, Suh SY, Cho SJ, Yook K-H. Effectiveness of a mindfulness-based cognitive therapy program as an adjunct to pharmacotherapy in patients with panic disorder. *Journal of Anxiety Disorders* 2010; *24*:590–595.

125. Shawyer F, Meadows GN, Judd F, Martin PR, Segal Z, Piterman L. The DARE study of relapse prevention in depression: Design for a phase 1/2 translational randomised controlled trial involving mindfulness-based cognitive therapy and supported self monitoring. *BMC Psychiatry* 2012; *12*:3.

126. Foley E, Baillie A, Huxter M, Price M, Sinclair E. Mindfulness-based cognitive therapy for individuals whose lives have been affected by cancer: A randomized controlled trial. *Journal of Consulting and Clinical Psychology* 2010; *78*:72–79.

127. Bartley T. *Mindfulness-based cognitive therapy for cancer.* Hoboken, NJ: Wiley-Blackwell, 2011.

128. Schroevers MJ, Brandsma R. Is learning mindfulness associated with improved affect after mindfulness-based cognitive therapy? *British Journal of Psychology* 2010; *101*:95–107.

129. Geschwind N, Peeters F, Drukker M, van Os J, Wichers M. Mindfulness training increases momentary positive emotions and reward experience in adults vulnerable to depression: A randomized controlled trial. *Journal of Consulting and Clinical Psychology* 2011; *79*:618–628.

130. Crane C, Winder R, Hargus E, Amarasinghe M, Barnhofer T. Effects of mindfulness-based cognitive therapy on specificity of life goals. *Cognitive Therapy and Research* 2012; *36*:182–189.

131. Arch J, Craske, M. Mechanisms of mindfulness: Emotion regulation following a focused breathing induction. *Behaviour Research and Therapy* 2006; *44*:1849–1858.

132. Kenny M, Williams M. Treatment-resistant depressed patients show a good response to mindfulness-based cognitive therapy. *Behaviour Research and Therapy* 2007; *45*:617–625.

133. Eisendrath SJ, Delucchi K, Bitner R, Fenimore P, Smit M, McLane M. Mindfulness-based cognitive therapy for treatment-resistant depression: A pilot study. *Psychotherapy and Psychosomatics* 2008; *77*:319–320.

134. Barnhofer T, Crane C, Hargus E, Amarasinghe M, Winder, R Williams JMG. Mindfulness-based cognitive therapy as a treatment for chronic depression: A preliminary study. *Behaviour Research and Therapy* 2009; *47*:366–373.

135. van Aalderen J, Donders A, Giommi F, Spinhoven P, Barendregt H, Speckens A. The efficacy of mindfulness-based cognitive therapy in recurrent depressed patients with and without a current depressive episode: A randomized controlled trial. *Psychological Medicine* 2011; *3*:1–13.

136. Williams JMG, Alatiq Y, Crane C, Barnhofer T, Fennell MJV, Duggan DS, Hepburn S, Goodwin GM. Mindfulness-based cognitive therapy (MBCT) in bipolar disorder: Preliminary evaluation of immediate effects on between-episode functioning. *Journal of Affective Disorders* 2008; *107*:275–279.

137. Stange P, Eisner LR, Hölzel B, Peckham A, Dougherty D, Rauch SL, Nierenberg A, Lazar S, Deckersbach T. Mindfulness-based cognitive therapy for bipolar disorder: Effects on cognitive functioning. *Journal of Psychiatric Practice* 2011; *17*:410–419.

138. Weber B, Jermann F, Gex-Fabry M, Nallet A, Bondolfi G, & Aubry JM. Mindfulness-based cognitive therapy for bipolar disorder: A feasibility trial. *European Psychiatry* 2010; *25*:334–337.

139. Miklowitz DJ, Alatiq Y, Goodwin GM, Geddes JR, Fennell MJV, Dimidjian S, Hauser M, Williams JMG. A pilot study of a mindfulness-based cognitive therapy for bipolar disorder. *International Journal of Cognitive Therapy* 2009; *4*:373–382.

140. Allen M, Bromley A, Kuyken W, Sonnenberg SJ. Participants' experiences of mindfulness-based cognitive therapy: "It changed me in just about every way possible." *Behavioural and Cognitive Psychotherapy* 2009; *37*:413–430.

141. Dimidjian S, Segal Z. The clinical science of mindfulness training: Patient outcomes and change mechanisms. *American Psychologist* in press.

142. Williams JMG, Teasdale J, Segal Z, Soulsby J. Mindfulness-based cognitive therapy reduces overgeneral autobiographical memory in formerly depressed patients. *Journal of Abnormal Psychology* 2000; *109*:150–155.

143. Hargus E, Crane C, Barnhofer T, Williams JM. Effects of mindfulness on meta-awareness and specificity of describing prodromal symptoms in suicidal depression. *Emotion* 2010; *10*:34–42.

144. Heeren A, Van Broeck N, Philippot P. The effects of mindfulness on executive processes and autobiographical memory specificity. *Behaviour Research and Therapy* 2010; *47*:403–409.

145. Kuyken W, Watkins E, Holden E, White K, Taylor RS, Byford S, Evans A, Radford S, Teasdale JD, Dalgleish T. How does mindfulness-based cognitive therapy work? *Behaviour Research and Therapy* 2010; *48*:1105–1112.

146. Baer RA, Smith GT, Allen KB. Assessment of mindfulness by self-report: The Kentucky Inventory of Mindfulness Skills. *Assessment* 2004, *11*:191–206.

147. Neff K. The development and validation of a scale to measure self-compassion. *Self and Identity* 2003; *2*:223–250.

148. Beiling P, Hawley L, Corcoran K, Bloch R, Levitan R, Young T, MacQueen G, Segal Z. Mediators of treatment efficacy in mindfulness-based cognitive therapy, antidepressant pharmacotherapy, or placebo for prevention of depressive relapse. *Journal of Consulting and Clinical Psychology* 2012; *80*:365–372.

149. Fresco DM, Moore MT, van Dulmen MH, Segal ZV, Ma SH, Teasdale JD, Williams JM. Initial psychometric properties of the Experiences Questionnaire: Validation of a self-report measure of decentering. *Behavior Therapy* 2007; *38*:234–246.

150. Leary MR, Tate EB, Adams CE, Allen AB, Hancock J. Self-compassion and reactions to unpleasant self-relevant events: The implications of treating oneself kindly. *Journal of Personality and Social Psychology* 2007; *92*:887–904.
151. Raes F, DeWulf D, Van Heeringen C, Williams JMG. Mindfulness and reduced cognitive reactivity to sad mood: Evidence from a correlational study and a non-randomized waiting list controlled study. *Behaviour Research and Therapy* 2009; *47*:623–627.
152. Davidson RJ, Kabat-Zinn J, Schumacher J, Rosenkranz M, Muller D, Santorelli SF, Urbanowski F, Harrington A, Bonus K, Sheridan JF. Alterations in brain and immune function produced by mindfulness meditation. *Psychosomatic Medicine* 2003; *65*:564–570.
153. Barnhofer T, Duggan D, Crane C, Hepburn S, Fennell MJ, Williams JM. Effects of meditation on frontal alpha-asymmetry in previously suicidal individuals. *NeuroReport* 2007; *18*:709–712.
154. Lazar SW, Kerr C, Wasserman RH, Gray JR, Greve D, Treadway MT, McGarvey M, Quinn BT, Dusek JA, Benson H, Rauch SL, Moore CI, Fischl B. Meditation experience is associated with increased cortical thickness. *NeuroReport* 2005; *16*:1893–1897.
155. Hölzel BK, Carmody J, Vangel M, Congleton C, Yerramsetti SM, Gard T, Lazar SW. Mindfulness practice leads to increases in regional brain gray matter density. *Psychiatry Research: Neuroimaging* 2011; *191*:36–42.
156. Farb NAS, Segal ZV, Mayberg H, Bean J, McKeon D, Fatima Z, Anderson AK. Attending to the present: Mindfulness meditation reveals distinct neural modes of self-reference. *Social Cognitive and Affective Neuroscience* 2007; *2*:313–322.
157. Watkins E, Teasdale JD. Rumination and overgeneral memory in depression: Effects of self-focus and analytic thinking. *Journal of Abnormal Psychology* 2001; *110*:353–357.
158. Farb NAS, Anderson AK, Mayberg H, Bean J, McKeon D, Segal ZV. Minding emotions: Mindfulness training alters the neural expression of sadness. *Emotion* 2010; *10*:25–33.
159. Goldstein J, Kornfeld J. *Seeking the heart of wisdom: The path of insight meditation.* Boston: Shambhala, 1987.
160. Teasdale JD, Williams JMG, Segal, ZV. *The mindfulness-based cognitive therapy workbook.* New York: Guilford Press. Manuscript in preparation.
161. Williams JMG, Penman D. *Mindfulness: A practical guide to finding peace in a frantic world.* London: Piatkus Books, 2011.
162. Orsillo SM, Roemer L. *The mindful way through anxiety: Break free from chronic worry and reclaim your life.* New York: Guilford Press, 2011.
163. Germer CK. *The mindful path to self-compassion: Freeing yourself from destructive thoughts and emotions.* New York: Guilford Press, 2009.